长三角医院建设与运维系列丛书

医院建设运维管理创新实践案例精选

[第五辑]

主 编 魏建军 朱 根 张 威 石礼忠

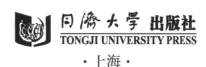
同济大学 出版社
TONGJI UNIVERSITY PRESS
·上海·

内 容 简 介

近年来,新材料、新技术、新设备和新工艺(以下简称"四新")的创新应用,已成为提高医院建设运维水平、助力医院高质量发展的关键支撑。智慧化医院基建以及后勤的创新管理与数字赋能,毋庸置疑是推动医疗行业前行的核心驱动力之一。然而,究竟如何凭借"四新"来提升服务质量与效率,优化资源配置,进而为医疗设施的建设和服务打造更坚实的保障,助力医疗行业迈入更高层次的发展阶段,以更好地造福社会大众,诸多此类事宜引发了每一名医院建设管理者的深入思考。本书即以此为课题,进行了一些探索和研究。

本书面向医院建设者和管理者,力求为相关专业人员提供参考。

图书在版编目(CIP)数据

医院建设运维管理创新实践案例精选/魏建军等主编. --上海:同济大学出版社,2024.9. --(长三角医院建设与运维系列丛书 / 魏建军主编). -- ISBN 978-7-5765-1350-9

Ⅰ. R197.324

中国国家版本馆 CIP 数据核字第 2024MH7502 号

医院建设运维管理创新实践案例精选

主编　魏建军　朱　根　张　威　石礼忠

责任编辑　姚烨铭　　责任校对　徐春莲　　封面设计　张　微

出版发行	同济大学出版社　www.tongjipress.com.cn
	(地址:上海市四平路 1239 号　邮编:200092　电话:021-65985622)
经　销	全国各地新华书店
排　版	南京文脉图文设计制作有限公司
印　刷	上海安枫印务有限公司
开　本	787 mm×1092 mm　1/16
印　张	26.5
字　数	581 000
版　次	2024 年 9 月第 1 版
印　次	2024 年 9 月第 1 次印刷
书　号	ISBN 978-7-5765-1350-9
定　价	178.00 元

医院建设运维管理创新实践案例精选

本书编委会

BOOK EDITORIAL BOARD

前 言

随着科技的飞速发展,互联网、大数据、人工智能等新兴技术已经深刻地改变了我们的生活和工作方式。医疗行业作为社会发展的重要组成部分,也在经历着前所未有的变革。其中,智慧化医院后勤的创新管理与数字赋能,成为推动医疗行业发展的关键力量。

长三角医院建设与运维国际论坛,作为由上海、江苏、浙江和安徽四地医院建筑与后勤专业组织共同构建的交流平台,积极促进长三角地区的学术互动与经验互换,拓展与国际机构的学术对话,专注于国内外行业动态,整合区域内的优势资源,正越来越显现出其领头羊作用。该论坛旨在引领医院建设与运营管理的国际化趋势,探索新的理念、模式和方向,不断提升医院基础设施和后勤管理的专业水平。自2016年起,我们借助该论坛已取得丰硕的成果,其中"长三角医院建设与运维系列丛书"即是其显著成就之一。在长三角医院同行的共同努力下,该丛书陆续记录了区域内医院在建设、设施、数字化、创新管理等方面的宝贵经验和智慧,为在全国医院领域中从事后勤工作的人员提供了翔实的素材和学习范例。

作为"长三角医院建设与运维系列丛书"的第五辑《医院建设运维管理创新实践案例精选》,着重探讨未来新常态下医院在智慧后勤、数字赋能及创新运维的发展方向和目标。这些案例记述了众多医院建设者在长期实际工作中积累的知识经验和在建设过程中的心得体会,它们凝聚着无数从业者的智慧。在此,我们要向那些无私分享自己成果的撰稿者和辛勤耕耘的建设者表示衷心的感谢,并对那些为这本案例集提供指导和支持的行业专家表达诚挚的谢意。

由于编写任务繁重,编纂时间仓促,虽经多轮审核校正,难免仍存有疏漏或欠缺之处,恳请读者批评指正,也期待业界专家不吝赐教,以帮助我们将来编撰出更完善、更精彩的作品。

目 录

第三篇　设施设备

第四篇　数字赋能

第一篇

创新管理

　　随着人民群众对就医服务质量要求的不断提升,医院医疗服务不再仅局限于狭义的医疗技术服务,还包含人民群众在医院整个诊疗过程中接受的各项后勤服务,如挂号咨询、陪检照护、环境设施、餐饮服务、停车引导、电梯司乘及设备提供等。传统后勤服务管理模式存在人员配备不达标、服务体系不健全、服务效率低下和成本费用较高等问题日益凸显,医院后勤的服务水平已经成为影响人民群众就医体验满意度的重要因素。

　　本案例以中国科学技术大学附属第一医院(以下简称"中国科大附一院")南区后勤管理服务实践案例为切入点,总结分析医院后勤科学化管理的经验和做法。分析现阶段大型公立医院后勤管理服务面临的困境,提出对策建议,全方位提升患者就医体验和满意度,贯彻"健康中国"战略的根本要求,为医院高质量发展保驾护航。

1. 案例背景

　　新的发展时期,人们对健康生活的品质追求以及人类疾病的多样化和复杂化发展等外部环境的改变,极大地促进了医疗机构的改革升级。尤其是面对当前《"健康中国 2030"规划纲要》的医疗卫生体制改革,公立医院的生存压力更加凸显,医院之间的竞争也进一步加剧。提升医疗机构的核心竞争实力是促进医疗机构可持续发展的必然选择。

　　中国科大附一院是集医疗、教学、科研、预防、保健康复和急救为一体的大型公立三级甲等医院(图 1),医院规模位列全国前 10,现有职工总数 7 200余人,开放床位 5 750 张,2023 年服务门、急诊患者 670 万人次,住院患者 35万人次。2012 年以来,因所在地合肥市居住人口规模快速攀升,来院就医人数持续高速增长,医疗需求日趋多元。以中国科大附一院南区分院为例,门、急诊量从 2010 年不足 1 000 人/d,至 2023 年上升超过 5 500 人/d,同时,从以心脑血管治疗为主体、床位 800 张的专科医院,至 2023 年已转型为覆盖内外妇儿学科、实际开放床位超 2 000 张的大型综合性医院。

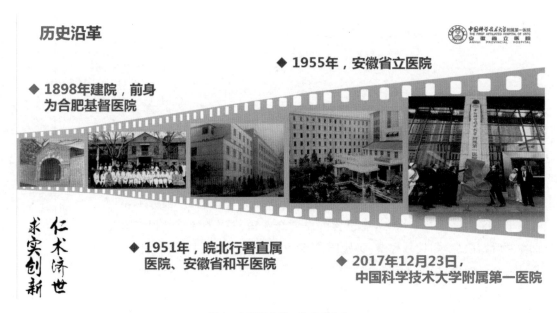

图 1　中国科大附一院前世今生

在高容量的就医需求下,医院高负荷运转对后勤服务保障带来巨大挑战,让后勤服务保障面临服务质量提升、安全保障和成本管控等多重压力。后勤服务作为患者与医院发生接触最多、最早的窗口,贯穿于患者在医院诊疗医、食、住、行等各个方面,极大影响着患者对就医服务整体满意度的评价。医院后勤服务管理水平落后造成的服务缺失、缺位、失能,往往是引发医患矛盾的重要因素,成为制约公立医院高质量发展的短板。

面对这些现实问题,中国科大附一院作为省内代表性大型公立医院,肩负着为全省人民提供优质医疗服务的社会责任,必须加快后勤服务管理意识提升,建立优质高效的医疗服务后勤服务管理体系,有效提升医院后勤服务水平。

2. 案例实施

健全并完善后勤运营管理体制机制,实行科学规范管理。加强集团预算、招标一体化、扁平化管理实施,清晰界定总院和分院区管理权限,保持分院区在总院统一领导下的相对自主运行。围绕管理后勤核心要素"人、财、物"三个方面,推进集团化医院后勤服务高质量发展。

2.1　高质量服务体系构建

核心要素是"人",推进医院后勤一体化现场管理,实现高质量后勤管理服务(图2)。探索推进对后勤智能化服务子平台进行集中数字化整合,同时将后勤保障的水、电、气暖、空调各类维修和应急,以及临床其他后勤需求进行资源整合,实现统一调度管理,提高后勤智能化服务水平,不断优化改进后勤服务,实现后勤高质量发展。

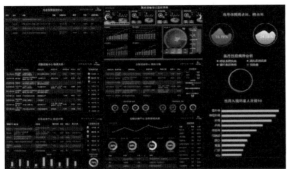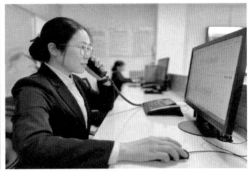

图 2　集成整合后勤服务平台,实时监督服务全流程——加强"人"的管理

建设一站式服务平台。中国科大附一院基于服务中台模式,综合运用大数据、人工智能、物联网等先进技术手段,构建后勤服务管理"一站式"集成化信息服务平台(简称"一站式服务平台"),将医废溯源管理平台、后勤报事报修平台、后勤耗材 SPD 管理平台、运送陪检平台、生活照护管理平台、在线点餐与便民生活服务平台、后勤在线评价与投诉建议平台、医用气体在线安全监测平台、电梯安全预警平台、自助通行系统平台等 10 多个平台进行集中数字化整合,同时将后勤保障的水、电、气暖、空调各类维修和应急,以及临床其他后勤需求进行资源整合,实现统一调度管理,提高后勤智能化服务水平,从而对医院后勤服务管理的日常运营、管理及作业进行大数据分析,实现线上线下一体化、作业数据可视化、管理决策智能化。

患者生活服务智能化。为了方便患者及陪护人员在院生活需求,大力推行无接触式服务,开发了面向患者及陪护人员的专用微信小程序,小程序后台自动连接一站式服务平台。患者及陪护人员通过扫描医疗区域张贴的"后勤保障服务码上办"二维码,即可发起"报事报修""运送陪检""在线点餐""生活照护""便民服务"等多项在院需求。此外,推行生活服务"一卡通",患者入院时在住院大厅综合窗口办理生活服务"一卡通",实现在院期间门禁、就餐、洗澡、停车、生活消费一卡通行,为患者提供了便捷服务。

服务人员调度智能化。整合后勤资源,组建后勤服务调度中心,并按照 10086 模式开通后勤保障服务热线(4111),采用语音接入、人工客服、电脑派单模式 24 小时进行服务,实现服务人员调度智能化。医院职工或患者作为需求发起者,只需要拨打热线号码(4111),或从微信小程序、App 端下达需求任务指令,服务调度中心人员即做好相关任务记录,减少职工及患者对后勤保障需求的判断难度,同时,服务调度中心人员将任务指令录入系统,由系统自动化派工、监督、统计和分析。以中央运送智能系统为例,中国科大附一院通过智能手机 App,对接智能工单分单及派单系统,对运送任务进行统筹管理,实现运送标本、病人护送、运送药品等的科学调度,医疗文书、标本定期收集等运送项目实现预约提醒、到时提醒、超时提醒。

持续强化人员优质服务规范。在后勤服务中,一线服务人员的礼仪规范是优质服务的核心体现。从仪表、行为、语言三大礼仪要素,在后勤服务人员中推动开展"四个一行动",即一点头、一微笑、一言行、一举止。在服务过程中,要求后勤服务人员规范化着装,以主动耐心热情的服务对待就医人群,做到有问必答,耐心倾听,用规范的礼仪让就医人群感受到医院贴心的服务,用行动让患者少跑路、少排队。同时,优化陪检服务人员的工作时间和工作流程,推动错峰陪检,适度缩短患者检查等候时间,提升患者就医体验。此外,通过评选表扬先进、推广总结经验,提升后勤服务人员的自我技能,进一步提高为患者和临床服务的效率和质量,积极主动服务于职工、患者。

2.2 运营成本管控体系构建

核心要素是"财",系统整合资源,推动各院区统一高效运营,建立健全各院区资源统一调配机制,着力实施各院区资源集聚化配置和集约化管理,最大限度合理降低消耗支出(图3)。不断推进对各院区智慧后勤运营管理子平台进行集中数字化整合工作,对医院后勤日常设施设备维保运行、管理及作业借助大数据分析手段,争取实现服务线上线下一体化、作业数据可视化、工时绩效可量化和品控管理精准化。

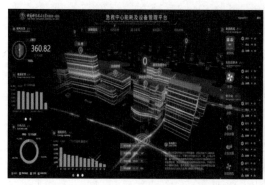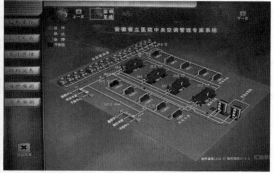

图3 以降低消耗支出为目标,集聚化配置和集约化管理——加强"财"的成本管控

推行标准工时绩效管理,精确管控人力成本。外包服务人员的人力成本在医院后勤服务运营成本中占比最高,其人力成本核算、工作量认定、积极性调动长期以来一直是后勤服务管理的难点之一。推行后勤人力成本分摊到科室,物业人员岗位设定细化到科室,服务费用结算审核到科室,最大程度节约人力资源,在此基础上推行标准工时绩效管理。2019年在机电维修方面,综合工作类别、技术难易程度、完成时效性、服务对象需求等因素,总结梳理机电维修涉及水、电、暖通、综合四大类共计196小项标准工时,推行"工分制"考核,即每个服务人员每完成1项维修工作,可获得对应的标准工时,月度累计的标准工时即是该服务人员的总工分,构成服务人员绩效工资。2020年进一步将该做法推广到运送陪检服务。

通过标准工时绩效管理,将服务人员薪酬与其总工分直接挂钩,大幅提升了服务人员工作主动性和效率。同时,后勤管理部门通过分析各个服务人员的每日工作量、工分完成情况,可以有效掌握各个工种实际工作负荷,从而更精准测算后勤服务整体的实际需求,有助于实现服务质量、服务规范、服务需求的整体动态平衡,最大程度地管控人力成本。

推进后勤耗材 SPD 管理,精细管控耗材成本。针对后勤耗材探索 SPD 管理模式,不仅能有效消除耗材浪费成本,还能有效解决后勤物资最后一百米配送难题。编制全品类后勤物资明细目录,将其细分为六大项共计 914 个品目,随后导入后勤一站式服务平台中的"后勤耗材库房管理"子平台。各科室涉及后勤物资维修物品请领时通过线上发起,由后勤人员送达科室;双方交接时,须由领用人扫码确认物权转移。通过实施这一模式,实现后勤物资使用消耗量和产生费用的实时结算,帮助医院掌握最合理的安全库存,量化各品类物资供货周期,使安全库存与供货周期联动衔接,实现医院在不影响科室实际使用的前提下,把资金垫付降到最低程度,使得现场库存物资总量最小化,降低了医院资金成本。同时,让医院能够及时准确地掌握各科室后勤耗材使用情况,与科室成本挂钩,使医院各项成本核算更加精确,并通过合理报表分析反馈给各科室,引导科室节约使用后勤物资,从而从多个维度达到精细化管控耗材成本的目的。

强化能源集中控制管理,精准管控能耗成本。按照公共机构节能要求,持续强化各类能源、各项用能设施集中控制管理。实施节能技改,落实能源计量与节能监管。将空调系统、液氧预警系统、公共照明、热水系统、大型设备用电作为能耗控制核心,实施了节能改造,并在用能终端安装能源计量设备,从而掌握各个用能单元实时运行状况。

2.3 设施设备协同管理体系构建

核心要素是"物",推动构建"数智一体"、互联互通的"医院后勤保障服务生命线"(图 4)。借助信息化平台,综合运用物联网、云计算、大数据等技术手段,深入探索借鉴"城市生命线"模式,围绕"安全"核心要素整合后勤总体管理架构跨院区搭建风险感知实时监测平台,通过前端传感反馈设备的有效投入,逐步构建医院后勤保障核心水电气暖及重点设施设备运行状况实时监测整体网络,从而实现技术资源实时联动,提前预警,高效应对各类突发状况的发生。

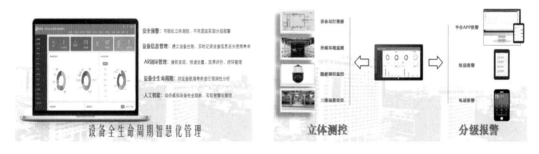

图 4 跨院区整合技术资源,探索构建医院后勤保障生命线——加强"物"的管理

建立设施设备全生命周期管理。对医疗、供电、给排水、消防、电梯、空调、安防及网络等相关设备,进行分类台账登记、制订日常维保计划并执行。通过对设备运行参数、运行环境、运行状态的大数据综合分析,实现设备全生命周期智能化管理,有效延长设备使用寿命。例如,建设液氧智慧安全管理系统,利用感知系统设备多维数据采集、智能预测系统收

集液氧站运行信息并进行云算法分析,再由手机 App 端远程监控实时报警,通过智能管控来有效降低液氧系统维修故障率,通过提前发现故障、提前处理故障,降低运维成本和安全风险。

强化餐饮卫生健康与品质管理。在卫生健康安全管理方面,以"健康餐饮"为理念,持续提升餐饮品质。一方面,组建伙食监管委员会,定期召开餐饮管理沟通会议,借助医院工会等第三方力量进一步加强餐饮安全管理;另一方面,通过上线满意度调查电子问卷平台,不定期收集医护人员和患者需求,及时对存在的不足进行梳理并改进。此外,定期开展"餐饮美食文化活动周""餐饮安全管控我参与""餐饮安全食物中毒应急演练""餐饮安全我监管""餐饮原材料验收我把关"等系列活动,不断提升餐饮安全管控水平。

完善医疗危废可追溯闭环管理。启用智能医疗废弃物管理平台,加强医疗废弃物收集转运安全管控建设,实现医疗废物院区内全流程可追溯闭环管理。在具体操作中,医废收集人员手持 Pad,扫描各医疗区域医废收集点二维码,自动录入医废编号、产生部门、医废类型和医废重量等信息要素。打包封口医疗废物称重后,自动生成打印条码纸,将其贴在医废袋上,收送人员和收集点科室人员在手持 Pad 上双签字后医疗废物被送达暂存点,同时,医废信息实时上传后台医废智能统计系统,提升医疗废弃物的安全管理水平。

加强突发性事件应急预案管理。每年开展安全生产月活动,对全院设施设备进行脆弱性检查分析,在完善各类后勤应急处置预案、组织应急演练方案的同时,严格执行维保计划,对专业维保单位的工作质量进行评价考核,加强岗位培训和专项技能培训,开展岗位练兵和技能比武,保障各项操作规范、安全、可靠。医院组织外包单位联合开展供电应急、水管爆裂、防汛防洪、电梯困人、医用气体故障抢修、医废运送泄漏处置及食物中毒等后勤服务类核心应急预案演练。通过针对性的预案演练,强化了后勤人员的安全意识,熟悉了应急处置标准流程和操作要点,提高了面对突发安全意外时的现场应急处置能力。

3. 案例成效

始终坚持"以人民健康为中心",努力打造成值得患者托付生命的医院。在后勤服务管理探索实践中,后勤服务更加注重患者的切身感受,医院从过去注重单一的医疗水平建设,到现在注重医疗服务全方位、全流程就医体验的提升,把患者就医满意度的提升作为开展医疗、后勤等一切工作的准则。后勤满意度得到显著提升,后勤服务综合满意度从 89.7% 提升至 92.3%,增长 2.6 个百分点,餐饮满意度从 83.1% 提升至 87.9%,增长 4.8 个百分点。

通过实施现代医院后勤服务管理体系,显著提升了后勤服务水平。面对持续快速增长的高容量医疗服务需求,医院后勤服务秩序井然,为医疗、教学、科研等工作提供了电、水、气、冷、暖、衣、食、住、行、用等全方位的高质量、高效率服务保障,并在后勤服务保障过程中实现了安全事故"0"发生,尤其是自新冠肺炎疫情暴发以来,有效保障了医院安全平稳运行。同时,面对高负荷运转压力,医院后勤运营成本得到有效控制。例如,作为后勤服务主要成本之一,后勤能源支出费用稳中有降,每万元收入后勤支出、每万元收入能源费用支出两项行业考核指标逐年降低;在后勤劳务人员数量和人员成本未增加的情况下,平均机电维修服务日均完成工作件数增加 2.43 件,每单运送陪检服务用时缩短 17%。

形成了行业示范效应,推动了医疗行业后勤服务发展。中国科大附一院南区后勤服务管理体系建设,获得医院行业协会的高度认可,先后荣获中国医院管理奖银奖 1 项,安徽省医院科技创新一等奖和二等奖各 1 项,编制并发布医院行业标准 2 项。后勤服务管理相关做法也已经在医疗行业内外得到关注和推广应用。后勤人性化举措得到社会广泛关注和好评,获得新华社、新华网和多家省、市电视台等多家主流媒体的关注和报道。

4. 结语

紧紧围绕实施健康中国战略要求,以国家有关指导文件为依据,中国科大附一院南区为更好地服务患者和职工,建立了与医院高质量发展相匹配的后勤保障服务管理体系,充分利用科技赋能,提升后勤服务效能;导入精益化思维,在满足服务质量和效率的前提下,有效管控运营成本;全方位加强医院安全管理,保障患者和职工生命安全,在有效保障医院高容量、高负荷运营的前提下,实现了后勤服务质量、效率与运营成本的均衡发展。

(撰稿:中国科学技术大学附属第一医院　盛文翔　董宇欣　梁朝全　郑雨辰)

浅谈大型综合医院电力安全保障与应急实操

合肥京东方医院是由京东方科技集团投资建设的集急救、医疗、教学、科研、健康管理和智慧康养等于一体的大型三级综合性医院。医院位于合肥市新站区东方大道与文忠路交叉口,一期占地 134 亩(1 亩 = 666.667 m²),建筑面积 20 万 m²,开放床位 1 000 张。2019 年获批安徽省首批互联网医院;2021 年通过 JCI 国际标准医院认证,并正式成为上海大学医学院教学医院;2022 年,被安徽省科技厅设立为"外国专家服务之家"。医院设置 48 个一、二级诊疗科目,重点发展骨科、心血管、神经、肿瘤、妇儿、生殖、健康管理及康复医学等学科。

1. 电力安全管理与应急实操对于大型综合医院的重要性

医院是救死扶伤的重要场所,人员密集、弱势群体(患者)居多、设备集中。电力安全管理与应急实操是保障医院正常运行的基础保障。尤其对于大型综合医院电气设备量多、用电负荷大、患者流量大,更必须加强电力安全管理,构建相对应的应急预案,并积极展开应急实操训练,持续优化完善应急预案,确保在突发事件发生时能够快速、有效地响应,这直接关系着大型综合医院的运营安全,更与广大患者的人身安全密切相关。

医院的医疗设备是治疗患者的基础,大多数设备都需要以电能为动力源,如果电力设备出现故障,可能会导致医疗设备无法正常运行,从而影响患者的治疗。例如,若因电力系统不能正常持续运行,将无法对手术中的患者开展抢救措施,会直接危及患者生命。只有确保电力安全,并做好相应的应急实操管理才能够确保医院电力供应的稳定性和可靠性,从而为患者提供更好的医疗服务,提高医疗质量,确保患者的人身安全。

另外,在突发事件发生时,如火灾、地震等自然灾害或人为灾害时,电力供应的稳定性和可靠性直接影响到救援工作的开展和人员疏散的效率。如果没有应急处理机制,不仅会影响医院的正常运营,包括各项检查和治疗的进行,更会加重火灾事故的后果,危及患者和医务人员的生命安全。因此,医院应该加强电力安全管理和应急实操管理,提高医务人员应对突发事件的能力,确保医院的正常运营和医疗质量。

2. 影响医院电力安全的因素分析

以大型综合医院相关资料为基础,可知影响大型综合医院电力安全的因素主要有以下几点。

(1)设备老化。大型综合医院很多都位于城市中心,没有拓展的空间,因此设备更新改造的条件差,很多设备都是在非更换不可的情况下才进行更新。这使得设备老化成为影响电力安全的重要因素。

(2)电气安全管理体系不够完善。电气安全管理缺乏系统性,许多目前仍在使用基于管理者个人经验的传统的电源管理方法。此外,监督和制约缺乏有效性,缺乏故障的原因分析,很难从实际工作层面防止类似事件再次发生。

(3)缺乏安全意识。医院的电力保障维护一线服务人员缺乏足够的专业能力,电源管理在大多数的大型综合医院处于外包状态,医院自己的专业技术人员由于受编制和重视程度的影响,很难得到补充。

(4)院内负荷大且不稳定。大型综合医院的负荷主要是以核磁、放射、放疗、CT、手术室、伽玛刀、锅炉、动力设备、大型异步电动机拖动的风机、压缩机以及异步电动机拖动的泵、中央空调、电梯、照明系统等为主,它们功率大、耗能大,使医院成为用电负荷大户。医院的运行负荷是极不平稳的,日负荷曲线变化很大,上班期间负荷高,下班后负荷急速下降。

(5)外部供电系统不稳定。供电不稳定会出现电压波动的情况,甚至受到同一变电站下其他单位生产、施工作业等因素的影响,供电线路损坏的情况。电压波动会对精密仪器造成关停机,严重时可能会导致整个院内供电系统瘫痪。

(6)用电负荷逐步扩容。随着现代化医院建设中新设备的增加,医院的用电负荷会不断增加,这就会进一步提高电力系统的负荷,增加安全管理风险。

(7)末端设备 UPS、稳压设备的配置不齐全。一级负荷中特别重要的负荷、一级负荷末端设备在配置中需要根据相关要求及实际情况配置相匹配的 UPS 不间断电源,提高供电的连续性。精密仪器受压降的影响大,故需要考虑在末端设备增加稳压设备,提高供电的稳定性。

3. 电力安全管理措施分析

3.1 完善电力安全管理制度

医院电力安全管理制度是保障医院电力安全的基础,医院应设置电力管理组织,制订完善的电力安全管理制度,明确各级责任,确立电力安全工作流程,完善电力设备台账及维护管理制度,并加强监督和制约,包括设备巡检、故障处理、应急预案等。同时应建立完善的电力设备台账,记录设备的运行状态、检修记录等,以便及时发现设备故障。

3.2 加强对电力系统的检修维护

医院电力设备和供配电线路的维护和更新对于保障医院电力安全至关重要。医院应关注电力设备的维护和更新,定期检查和维护电力设备,及时排除故障,确保设备的正常运行。同时医院应加强供配电线路的维护和更新,定期检查线路的安全性,及时排除故障,确保线路的可靠运行。医院应采用先进的电力设备和技术,提高电力设备的可靠性和稳定性。例如,采用高性能的断路器和接触器,提高设备的保护精度和响应速度;采用节能设备和技术,降低医院的用电能耗。此外,医院应加强电力设备的巡检和监测,建立完善的巡检和监测制度,记录设备的运行状态和故障情况,及时发现和解决设备故障。同时,积极与国家电网供电公司沟通,阶段性地邀请专业团队的指导与协助,最大程度地保障院内供电的安全性。

3.3 加强电力安全教育和培训

医院应加强电力安全教育和培训,提高医务人员对电力安全的认识和技能水平,包括电力安全管理制度和应急预案的基本知识和操作规程,以及电力设备的安全使用和操作技巧。同时,医务人员也应加强自身电力安全意识,严格遵守电力安全管理制度和应急预案的操作规程,避免因个人行为导致电力安全事故的发生。

4. 电力系统停电倒闸应急实操工作要点分析

4.1 应急实操前的准备工作

(1)应急实操前,应当把本次倒闸工作的目的、影响范围、计划操作时间和计划停电时长描述清楚,公布在医院沟通群或公告中,便于受影响的科室提前知晓和安排相关工作。根据每个科室和区域特性,后勤保障部对停电影响进行风险评估,确认会影响到哪些公共设施和医疗设备。在停电后有哪些应急供电设备(如柴油发电机组,UPS设备,内置电池的麻醉机等)可以正常提供电力,在停电前安排专人进行检查和测试,确保可以正常工作。由于倒闸过程中全院将分区域停电,为了将影响降到最低,相关工作拟选在夜间23点后开展。

(2)医院应当成立停电应急协调小组,由院长或行政院长担任组长。后勤保障部部长担任现场指挥组组长,各科室安排专人夜间加班,负责停电前的检查、过程中的监督和恢复供电后的确认工作。应急协调小组应明确当天参与停电工作的人员名单和工作职责。其中指挥组负责整体工作的把控,协调各科室的确认工作,发布各个阶段的开始和完成情况,以及过程中出现的应急处置。供电保障组负责柴油发电机组及高压柜的倒闸操作,以及送电后的恢复供电工作。动力保障组负责空调系统,水泵房等机房设备的恢复工作,保障正常的供水供冷供气。电梯救援组负责断电前停梯,供电后恢复电梯以及电梯的故障处理。巡视抢修组负责恢复供电后,巡视各科室病房设备设施运行情况,若发现异常及时处理。后勤保障组负责对医院各科室与后勤物业的统一调度,接到报修信息安排相关人员处理。

（3）召开停电倒闸专项会议，召集各部门、各科室的负责人，重点宣导本次停电倒闸方案中的各项工作细节和安全注意事项，研讨停电后可能出现意外后所采取的应对措施，比如急诊手术的转运路线、病区的应急照明、停电恢复的流程优化等。力求最大化减少停电的时间和对医疗工作的影响。

4.2 模拟操作熟悉流程

根据停电倒闸方案，确定工作流程。由当天操作人员提前完成倒闸操作票的填写，监护人对照操作票的内容核对目前开关柜运行状态、倒闸开关的名称编号以及倒闸顺序，并检查绝缘用具和操作工具的完整性和可靠性。操作票审批通过后，由操作人员和监护人在变电站模拟屏和现场进行手指口述模拟演练，熟悉倒闸的整个流程。

4.3 停电倒闸过程中的管控措施

（1）设备热身检查。由电力维保单位提前到达现场对即将投入使用的变压器、高压柜、低压柜进行系统性检查和安全性能测试，特别是二次回路端头的紧固除尘、变压器的耐压测试、开关柜小车接地刀等操作机构要一一排查，减少日后故障的发生率。

（2）应急物资管理。打印倒闸操作工器具清单，由倒闸人员提前将绝缘用具、倒闸操作工具、应急工具（如手电筒、对讲机、柜门钥匙等）以及指示牌整理出来并摆放在第一步操作的位置区域，减少遗漏工器具所消耗的时间，提高操作效率。

（3）安全技术交底。在现场召集参加倒闸工作的全体人员进行倒闸前的动员，进行安全技术交底，落实倒闸流程的时间安排，汇报步骤以及故障应急处置办法。做好现场防误操作措施，严把现场管理，堵住误操作的漏洞。

（4）科室停送电自查自评制度。落实停电当天值班的科室负责人和联系电话，组建专项微信群，下发科室停送电自查自评表，要求科室当天值班人员进行填写。停电前确认医疗设备和电脑是否正常关闭，内置电池的设备是否充满电，并备注应急处置的求助电话（如后勤、信管、医工等）。

（5）电梯管理。根据停电流程，分时间段关闭和开启电梯，保证应急事件电梯使用不受影响。在停电前公示停电期间电梯的使用时间，便于科室医护人员和病患家属的使用以及保安对电梯厅的人员疏导。恢复供电后由电梯维保人员逐一巡视检查，解决故障。实操过程中，必须确保至少有一台电梯满足急诊通往 ICU 和手术部。

（6）倒闸操作管理。进行倒闸操作时，操作人员和监护人员同步进行。穿戴好安全绝缘用具，严肃认真逐一完成操作票上的指令，下达操作指令，复述确认，记录操作时间，检查确认最终运行状态。

停电时，先停负荷侧再停电源侧，在停电前可先将终端的大型设备通过控制面板关闭，降低突然断电造成的设备故障。送电时，先送电源侧再送负荷侧，负荷开关逐一进行，减少因送电电流冲击引起的设备损坏。

倒闸操作完成后应及时更换开关柜状态指示牌（运行、热备、冷备），同时检查保护连接片和联络柜自投自复的旋钮状态是否符合要求,防止因人员疏忽造成的操作遗留问题。

（7）恢复送电的管控措施。

① 大型设备的恢复。停送电过程中由熟悉设备的值班人员值守现场,检查设备参数和阀门状态,做好提前供电的准备。根据设备的开机条件和顺序,逐一开启和检查配套设备的运行参数,满足条件后方可开启设备。开启后实时观察运行情况,正常后汇报可以进行末端设备的开启。

② 医疗设备的恢复。科室停送电负责人在接到恢复供电的通知后,自行检查和确认设备的恢复情况,若没有正常恢复,及时向应急联系人反馈情况。由巡视抢修组每个楼层每个科室进行排查,确保电源柜和末端设备是否正常供电,特别是不能自启动的设备（如空调,医疗设备）,待恢复到正常工作模式后汇报给指挥组。

③ 自控软件的恢复。断电会造成电脑的关闭,恢复供电后应由专业人员重新打开设备的控制软件和系统（如 BA 系统、净化系统、智能照明系统等）,对于出现的异常应及时处理。

5. 停电倒闸应急实操工作事后总结

编制年度停电倒闸应急预案,通过实操演练,实现三个验证:验证预案的可实施性、合理性、有效性;验证人员（操作人员、科室配合人员等相关人员）是否具备相关作业的能力;验证应急物资是否充分。通过反复磨合、验证才能够使电力系统停电倒闸工作更加高效、安全地实施。医院停送电的影响涉及全院各科室、各部门,需要注意的细节非常多,要考虑的因素需要更周全,只有全面的准备、过程的控制、结果的确认,以及所有相关科室人员的配合等一系列的周密安排,才能够顺利、安全、高效地完成整个供电系统的倒闸工作。

6. 结语

大型综合医院电力安全与应急实操是医院运营管理体系中的重要组成部分,因此在各医院的实际运营中,需要进一步加强对医院电力安全影响因素的分析,从多方面入手,加强电力安全管理,并制订相对应的应急预案,积极开展应急演练,同时还需要成立专门的应急队伍,不断提升医院电力系统的安全稳定性和面对突发事故的应急、应对能力。

参考文献

[1] 杜晖.医院安全用电存在的问题及管理对策研究[J].科技视界,2019,292(34):257-258.

[2] 任祺.医院电力安全技术措施的探索与研究[J].建设监理,2020,251(5):54-56.

[3] 吕丽华,陈美芬,孙倩,等.公立医院应急管理体系建设的实践与思考[J].卫生经济研究,2021,38(10):71-73.

（撰稿:合肥京东方医院）

1. 引言

　　根据国家卫生健康委规划与信息司统计数据,全国近 2 300 多所三级医院,约 230 万张床位,年均能耗达 6 650 万 t 标煤,其中电能消耗占比最大,一般在 70% 左右,甚至更高,节能减排已成大趋势。在医院年度总能耗费用的基础上实现节能降耗,所节约的能耗费用按照双方约定比例共享,实现医院、服务公司、社会三方的共赢。本项目在降低蒸汽使用量的同时,既减少了燃煤产生的粉尘等大气污染,更减少了碳排放,推进了能源向安全、高效、低碳发展,给全社会带来环境效益。

2. 项目综述

2.1 项目背景

　　医院新院区规划选址位于:学位路(206 国道)以东、纬三路以南,经三路以西,宜秀大道(环城北路)以北。该区域占地面积 282 亩(1 亩 = 666.667 m²)。医院新院区按国家三级甲等医院建设标准规划设计建设,其设计规模为:总用地面积逾 18 万 m²,总建筑面积逾 23.9 万 m²,如表 1 所示。其中建设有:

　　(1)三级甲等综合性医院,设置床位 1 500 张。

　　(2)职业病专科医院,设置床位 200 张。

　　(3)老年养护院,设置床位 1 000 张。

　　一次性规划设计报批,分期建设,计划投资人民币 8 亿元。

表 1　医院建筑面积表

单位名称 建筑面积	门诊楼	医技楼	2#住院楼	3#住院楼	行政办公楼	养护楼	感染专科楼	配套楼		地下室
								高压氧舱	锅炉房	
建筑面积（地上）/m²	29 984.6	60 313	20 359	20 359	17 165	41 501.3	6 680	605.1	478.2	
建筑面积（地下）/m²	41 084.4									
建筑高度/m	19.1	42.5	47.7	47.7	20.7	23.6	19.1	5.6	6	
层数	4	10	12	12	5	6	4	1	1	
总建筑面积/ 总空调面积/m²	239 042.4/134 748.3									

2.2　项目内容

安庆市一院新院区总建筑面积 239 042.4 m²，总空调面积 134 748.3 m²（表 2）。新院区的空调制冷、采暖设计共配置了一个能源站，为地下室、1#住院楼、2#住院楼、3#住院楼、医技楼、门诊楼、行政楼、感染专科楼、养护楼、体检楼提供夏季空调冷冻水和冬季采暖热水，利用蒸汽发生器提供供应室蒸汽消毒，利用太阳能 + 蓄热式电热锅炉提供卫生热水，利用蓄热式电热开水锅炉提供医院的开水。

表 2　医院实际空调面积表

区域	空调面积/m²	能源解决方式
地下室	1 050.3	能源站
2#住院楼	12 952.2	
3#住院楼	13 735.2	
医技非洁净区	22 371	
医技洁净区	4 640	
1#住院楼	13 231	
门诊楼	22 417.6	
行政楼	11 888.7	
感染专科楼	4 166	
养护院、体检楼	27 550	
	134 002	

2.3　编制依据

方案编制依据的现有国家相关法律和法规、规范、标准如下：

（1）安庆市相关水文、气象、燃气、电力状况；

（2）关于本项目的相关专业提资；

（3）中国建筑、安全、电气、燃气等相关设计规范，包括：

《建筑设计防火规范》（GB 50016—2014）；

《民用建筑供暖通风与空气调节设计规范》（GB 50736—2012）；

《公共建筑节能设计标准》（DB 22/436—2007）；

《锅炉房设计规范》（GB 50041—2008）；

《直燃型溴化锂吸收式冷（温）水机组》（GB/T 18362—2008）；

《溴化锂吸收式冷（温）水机组安全要求》（GB 18361—2001）；

《城镇燃气设计规范》（GB 50028—2006）；

《城镇供热直埋热水管道技术规程》（CJJ/T 81—2013）；

《城镇供热管网设计规范》（CJJ 34—2010）；

《城镇供热管网工程施工及验收规范》（CJJ 28—2004）；

《建筑给水排水设计规范》（GB 50015—2009）；

《工业循环水冷却设计规范》（GB/T 50102—2003）；

《建设项目经济评价方法与参数》（第三版）。

2.4　项目投资估算

本项目包括低谷电加热蓄能供暖系统、水冷离心式冷水机组/水冷螺杆式蓄冷水机组供冷系统、电加热蓄能热水系统、蓄热开水项目、电蒸气项目等五部分的可行性研究、方案设计、设备、运输、安装、调试和服务等内容（不包括所需供电设施及基建费用），总投资人民币2 570.6万元。

3. 项目方案

3.1　方案简介

（1）供暖系统：系统采用全低谷电加热蓄能技术，全部利用低谷时段将蓄热水箱下层的低温水抽出加热，加热后的热水（95℃）储存在水箱上层，直至将水箱中的水全部加热到95℃时停止加热。采用水—水板式换热器，将95℃的热水交换成50～55℃的热水，送入医院风机盘管系统。新建蓄热水箱、水—水交换器及相关配套装置等。

（2）供冷系统：选用水冷离心冷水机组作为制冷主机，同时配置制冷辅助设备，即冷却塔、冷冻水泵、冷却水泵和分集水器等，新建蓄冷水池进行部分水蓄冷。

（3）热水系统：采用太阳能系统＋7台蓄热式电热锅炉系统，有太阳能时尽量利用太阳能，没有太阳能时采用蓄热电热锅炉加热，以恒压方式供应生活热水。蓄热式电锅炉系统均设置在每栋大楼楼顶。

（4）蒸汽系统：在供应室就地配置高温相变蓄热蒸汽系统，直接提供供应室消毒蒸汽使用。

（5）开水系统：采用7台蓄热式电热开水锅炉，利用低谷电加热，供应住院部分的饮用开水。蓄热式电开水锅炉设置在每栋病房楼的楼顶。

（6）电力系统：高压10 kV进线，新6台2 500 kVA箱式变电站，供应6台2 000 kW的电热锅炉及低压电机和低压电力。

3.2 采暖需求分析及选型方案

3.2.1 采暖需求热力需求

能源站供暖热力设备配置计算。

（1）技术参数

表3为医院建筑物的热指标及热负荷、采暖时间表。

表3　医院建筑物的热指标及热负荷、采暖时间表

序号	功能区	空调面积/m²	热指标/W	热负荷/kW	采暖时间/h
1	1#住院楼	13 231	60	793	24
2	2#住院楼	12 952.2	65	841	24
3	3#住院部	13 735.2	71.7	985	24
4	养护院、体检楼	27 550	53	1 451	24
	以上小计：	67 468.4	以上小计：	4 070	
5	医技非洁净区	22 731	42.8	955	12
6	医技洁净区	4 640	94 W	437	12
7	感染专科楼	4 166	69 W	289	12
8	门诊楼	22 417.6	44.34 W	994	12
9	行政楼	11 888.7	49.2 W	481.5	12
10	地下建筑	1 050.3	34 W	35.7	12
	以上小计：	66 893.6		3 192.2	
11	合计：	134 362			

其中，24 h需要供暖的面积67 468.4 m²，白天12 h需要供暖面积66 893.6 m²。根据《民用建筑供暖通风与空气调节设计规范》（GB 50736—2012）相关规定，室内温度为18～21℃，室外计算温度−5℃，医院24 h需要4 070 kW采暖负荷，12 h需要采暖负荷3 192.2 kW。

（2）现行蓄热电热锅炉分时电价

分时电价如下。

09:00—12:00	17:00—22:00	0.608 6 元/(kW·h)
08:00—09:00	12:00—17:00	0.419 6 元/(kW·h)
22:00—23:00		0.419 6 元/(kW·h)
23:00—08:00		0.268 6 元/(kW·h)

由以上分时电价得知,低谷电用得越多,运行成本就越低。

（3）计算医院逐时负荷热量

医院逐时负荷热量如表4所示。

表 4　能源站最大需求日分时热负荷分布表　　　　　　　　　单位:kW·h

时间	负荷系数	24 h 热负荷	12 h 热负荷	电力时段
23:00—24:00	0.9	3 663	0	电力低谷
00:00—01:00	1	4 070	0	电力低谷
01:00—02:00	1	4 070	0	电力低谷
03:00—04:00	0.95	3 866.5	0	电力低谷
04:00—05:00	0.95	3 866.5	0	电力低谷
05:00—06:00	0.9	3 663	0	电力低谷
06:00—07:00	0.9	3 663	0	电力低谷
07:00—08:00	0.9	3 663	2 873.0	电力低谷
08:00—09:00	0.85	3 459.5	2 713.4	电力平段
09:00—10:00	0.85	3 459.5	2 713.4	电力高段
10:00—11:00	0.75	3 052.5	2 394.2	电力高段
11:00—12:00	0.75	3 052.5	2 394.2	电力高段
12:00—13:00	0.7	2 849	2 234.5	电力平段
13:00—14:00	0.7	2 849	2 234.5	电力平段
14:00—15:00	0.75	3 052.5	2 394.2	电力平段
15:00—16:00	0.75	3 052.5	2 394.2	电力平段
16:00—17:00	0.8	3 256	2 553.8	电力平段
17:00—18:00	0.8	3 256	2 553.8	电力高段
18:00—19:00	0.85	3 459.5	2 713.4	电力高段
19:00—20:00	0.85	3 459.5	0	电力高段
20:00—21:00	0.85	3 459.5	0	电力高段
21:00—22:00	0.85	3 459.5	0	电力高段

（续表）

时间	负荷系数	24 h 热负荷	12 h 热负荷	电力时段
22:00—23:00	0.9	3 663	0	电力平段
	总热量	79 365	30 166.29	109 531.29
	低谷总热量	30 525	2 872.98	33 397.98
	平段总热量	22 181.5	14 524.51	36 706.01
			非低谷时段热量合计：	70 103

从表 4 可以得出：最大需求日的总热量需求为 113 601 kW·h，非低谷时段热量需求为 76 133 kW·h，低谷时段热量需求为 37 467 kW·h。

3.2.2　电热锅炉选型

根据最大需求日的负荷需求 113 601 kW·h，需要提供的电能计算如下。

因低谷时段有 9 h，电热锅炉需全量提供 109 531 kW·h 的热量，故所需电热锅炉的功率为：

109 531 kW·h ÷ 9 h = 12 170 kW

选择 6 台 380 V、功率 2 000 kW 的电热锅炉，即可满足使用要求。

3.2.3　蓄热水箱容量选型

由于非低谷时段的日热量需求为 70 103 kW·h，每立方米 50 ℃ 的水加热到 95 ℃ 可以蓄热 52 kW·h，故水箱容积为 70 130 ÷ 52 = 1 348 m³。

考虑设计裕量，选用 2 台容积为 800 m³ 的蓄热水箱。

3.3　制冷量需求分析及选型方案

采暖蓄热电锅炉选型为：6 台单台功率 2 000 kW 的电热锅炉、蓄热水箱容积 1 600 m³（800 m³ 水箱 2 只）。

3.3.1　制冷需求分析

（1）室外计算参数

室外计算参数见表 5。

表 5　室外计算参数表

参数季节	干球温度/℃		湿球温度/℃	空调日平均温度/℃	相对湿度		室外平均风速/m	大气压力/hPa	最多风向
	空调	通风			空调	通风			
夏季	35.3	31.8	28.1	32.1	—	66%	2.9	1 002.3	ENE
冬季	2.9	4	—	—	75%	—	3.2	1 023.3	ENE

（2）室内设计参数

室内设计参数见表 6。

表6 室内设计参数表

房间功能	夏季		冬季		人员密度 (m²/人)	照明密度 (W/m²)	新风量 (m³/h×人)	允许噪声值/dB
	温度/℃	相对湿度	温度/℃	相对湿度				
电梯厅	26	≤65%	18	—	5	7	10	45
商店	26	≤60%	18	—	6	10	20	45
办公室	25	≤60%	18	—	4	9	30	45
治疗配药	25	≤60%	20	—	5	9	5次/h	45
病房	26	≤60%	20	—	4	5	2次/h	45
走道休息室	26	≤65%	20	—	4	4	2次/h	45

（3）负荷指标

负荷指标见表7。

表7 负荷指标

序号	功能区	空调面积/m²	冷指标	冷负荷/kW·h	空调制冷时间
1	1# 住院部	13 231	100	1 323.1	24 h
2	2# 住院楼	12 952.2	100	1 295.2	24 h
3	3# 住院楼	13 735.2	100	1 373.5	24 h
4	养护院、体验楼	27 550	100	2 755	24 h
			24 h冷负荷小计：	6 746.8	
5	医技非洁净区	22 371	120	2 684.5	12 h
6	医技洁净区	4 640	200	928	12 h
7	门诊楼	22 417.6	120	2 690.1	12 h
8	行政楼	11 888.7	120	1 426.6	12 h
9	感染专科楼	4 166	120	499.9	12 h
10	地下室	1 050.3	90	94.5	12 h
			12 h冷负荷小计：	8 323.7	
			最大冷负荷合计：	15 070.6	

（4）计算医院逐时负荷

医院逐时负荷见表8。

表 8　能源站最大需求日分时冷负荷分布表　　　　　　单位:kW·h

时间	负荷系数	24 h冷负荷	12 h冷负荷	电力时段
23:00—24:00	0.16	1 079.5		电力低谷
00:00—01:00	0.16	1 079.5		电力低谷
01:00—02:00	0.16	1 079.5		电力低谷
02:00—03:00	0.25	1 686.7		电力低谷
03:00—04:00	0.25	1 686.7		电力低谷
04:00—05:00	0.25	1 686.7		电力低谷
05:00—06:00	0.5	3 373.4		电力低谷
06:00—07:00	0.59	3 980.6		电力低谷
07:00—08:00	0.67	4 520.4	5 576.9	电力低谷
08:00—09:00	0.67	4 520.4	5 576.9	电力平段
09:00—10:00	0.75	5 060.1	6 242.8	电力高段
10:00—11:00	0.84	5 667.3	6 991.9	电力高段
11:00—12:00	0.9	6 072.1	7 491.3	电力高段
12:00—13:00	1	6 746.8	8 323.7	电力平段
13:00—14:00	1	6 746.8	8 323.7	电力平段
14:00—15:00	0.92	6 207.1	7 657.8	电力平段
15:00—16:00	0.84	5 667.3	6 991.9	电力平段
16:00—17:00	0.84	5 667.3	6 991.9	电力平段
17:00—18:00	0.74	4 992.6	6 159.5	电力高段
18:00—19:00	0.74	4 992.6	6 159.5	电力高段
19:00—20:00	0.5	3 373.4		电力高段
20:00—21:00	0.33	2 226.4		电力高段
21:00—22:00	0.16	1 079.5		电力高段
22:00—23:00	0.16	1 079.5		电力平段
	总冷量	90 272.2	82 487.9	172 760.1
	低谷总冷量	20 172.9	5 576.9	25 749.8
	平段总冷量	36 635.1	43 865.9	80 501.0
	高段总冷量	33 464.1	33 045.1	66 509.2

从表 8 可以得出:总冷量需求为 172 760 kW·h。

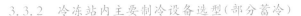

3.3.2 冷冻站内主要制冷设备选型(部分蓄冷)

(1) 配置 2 台单台制冷量为 7 384 kW(2100RT)的水冷离心冷水机组,功率 1 343 kW,冷冻水温度 7℃/12℃,冷冻水流量 1 267 m³/h,冷却水温度 32℃/37℃,冷却水流量 1 497 m³/h。

(2) 配置 1 台单台制冷量为 2 039 kW(580RT)的水冷离心式冷水机组,功率 372 kW,冷冻水温度 7℃/12℃,冷冻水流量 350 m³/h,冷却水温度 32℃/37℃,冷却水流量 413 m³/h。

(3) 配置 4 台冷冻水泵,流量 950 m³/h,扬程 35 m,功率 132 kW。采用三用一备方式运行,其中一台为变频。

(4) 配置 4 台冷却水泵,流量 1 200 m³/h,扬程 20 m,功率 90 kW,采用三用一备方式运行,其中一台为变频。

(5) 配置 2 台横流方形冷却塔,循环水量 2 037 m³/h,功率 22 kW×3,冷却水温度 32℃/37℃,湿球温度 27.5℃。

3.4 生活热水需求分析

3.4.1 住院部热水方案

住院部有 3 幢住院楼,每幢住院大楼有 500 张床位,按每张床位平均需要 60℃热水 60 L 计算,500 张床位每天最大需要 500×60 L $= 30$ m³ 的热水。考虑设计余量,每幢楼顶安装 1 台蓄热式电热锅炉,蓄水容积 30 m³,配备太阳能集热管 2 500 根,有太阳能时主要利用太阳能,在太阳能较弱或没有时用蓄热式电热锅炉主供。

按冬天进水温度 5℃,洗浴温度 55℃,$\Delta T = 55 - 5 = 50℃$,$\Delta m = 25 \times 10^3$ kg。需要的热量 $Q = C \times \Delta m \times \Delta T = 25\,000 \times 50 = 125 \times 10^4$ kcal,即需要 125 万 kcal 热量,折算成用电量为 $125 \times 11.6 = 1\,450$ kW·h。

因低谷电时间为 9 h,所以电热锅炉功率为:1 450 kW·h ÷ 9 h = 161 kW。

考虑设计余量,电热锅炉功率按 210 kW 选取,即住院部安装 3 台蓄热容积 30 m³、电热功率 210 kW 的蓄热式电热锅炉。

3.4.2 养护院热水方案

养护院及体验楼共 4 幢楼,每幢楼有 250 张床位,共 1 000 张床需要热水。每床洗浴按 60 L 温度为 55℃的热水计算,每幢楼需要 250×50 kg $= 12.5 \times 10^3$ kg 的热水,考虑设计余量,按 15 t 考虑。

按冬天进水温度 5℃,洗浴温度 55℃,$\Delta T = 55 - 5 = 50℃$,$\Delta m = 15 \times 10^3$ kg。需要的热量 $Q = C \times \Delta m \times \Delta T = 15\,000 \times 50 = 75 \times 10^4$ kcal,即需要 75 万 kcal 热量,折算成用电量为 $75 \times 11.6 = 870$ kW·h。

因低谷电时间为 9 h,所以电热锅炉功率为 870 kW·h ÷ 9 h = 96 kW。

即最终选用蓄热式电热锅炉 4 台,功率 120 kW,容积 15 m³,蓄热锅炉型号为 GNCB 120—15000。每台配备太阳能集热管 1 500 根。有太阳能时主要利用太阳能,在太阳能较弱或没有时用蓄热式电热锅炉主供。

3.5 蒸汽需求分析

医院每天上班 8 h 供应室需要蒸汽,每小时最大需要 0.3 t、175℃,8 h 需要 2.4 t,平均率按 80% 计算,每天需要 2 t 蒸汽。

用户每天要用蒸汽量 2 t、0.7 MPa(表压)的蒸汽,查蒸汽的焓值,100℃ 的饱和水的焓值为 417 kJ/kg,0.7 MPa(表压)饱和蒸汽的焓值为 2 768 kJ/kg,则产生 2 t 蒸汽需要的热量 $Q = (2\ 768 - 415) \text{kJ/kg} \times 2\ 000\ \text{kg} = 112 \times 10^4 (\text{kcal})$,即需要 112 万 kcal 的热量。折算成用电量为 $112 \times 11.6 = 1\ 300$ kW·h 的电能。

冬天从 5℃ 的水加热到 100℃ 的饱和水,2 t 的水需要的热量 $Q = c \times \Delta T \times \Delta m = 1 \times 95 \times 2 \times 10^3 = 19 \times 10^4$ kcal,即 19 万 kcal 的热量,折算成用电量为 $19 \times 11.6 = 220.4$ kW·h 的电能。

综上所述,在冬天工况下产生 2 t、0.7 MPa(表压)的饱和蒸汽,需要电量 $1\ 300 + 220.4 = 1\ 520$ kW·h,每吨蒸汽需要电量 $1\ 520 \div 2 = 760$ kW·h,考虑 10% 的损耗,计每吨蒸汽耗电量为 $760 \times 1.1 = 836$ kW·h。

因在低谷和平段时间加热,高峰采取蓄热,则每天运行费用如下:

2 t×860 kW·h×0.268 6 = 461 元/天,年需要 461×365 = 168 265.00 元,蒸汽价格为 26 317÷144 = 182 元/t。

3.6 开水需求分析

采用蓄热式电锅炉供应病房楼及养护楼的饮用开水,在每幢住院楼楼顶安装 1 台蓄热式电热开水炉,每人按 3 瓶开水计算,每床 6 L,锅炉总容积 3 m³,功率 60 kW,住院部 3 台,养护楼 4 台,共计 7 台蓄热式电开水锅炉。

4. 投资估算

4.1 项目投资

4.1.1 采暖部分

(1) 380 V 电热锅炉	2 200 kW	6 台
(2) 蓄热分层装置	800 m³	2 台
(3) 设备安装	—	—
(4) 板式换热器	300 m²	3 台

4.1.2 制冷部分

(1) 冷冻站主要设备		3 套
主变 380 V 侧开关柜	4 000 A	6 台
(2) 冷冻站工程安装		1 项
(3) 冷冻站附属设备		1 套

4.1.3 热水部分

(1) 住院部蓄热式电热水锅炉(GNCB 210—30000)		3 台

(2) 养护中心蓄热式电热锅炉(GNCB 120—15000)　　　　4 台

(3) 系统安装　　　　7 套

4.1.4　蒸汽部分

(1) 相变蓄热装置(GNXR 200—6000—G—380 V)

(2) 风—蒸汽交换器

(3) 低压电缆 + 蒸汽管道安装

4.1.5　配电投资

(1) 2 500 kVA 干式变压器　　　　6 台

(2) 10 kV 出线柜 1 250 A　　　　2 台

(3) 10 kV 出线柜 630 A　　　　7 台

(4) 10 kV 计量柜　　　　2 台

(5) 10 kV 分段柜 1 250 A　　　　1 台

(6) 10 kV 隔离柜 1 250 A　　　　1 台

(7) 10 kV 母设柜　　　　2 台

(8) 380 V 出线柜 4 000 A　　　　6 台

(9) 380 V 电容器柜　　　　4 台

(10) 直流电源　　　　1 套　　2 面柜

(11) 380 V 电缆 4×300　　　　1 000 m

4.1.6　蓄热式电开水炉

(1) 住院部蓄热式电热水锅炉(GNCB 60—3000)　　　　3 台

(2) 养护中心蓄热式电热锅炉(GNCB 60—2000)　　　　4 台

(3) 系统安装　　　　7 套

4.2　技术介绍

4.2.1　全量蓄能锅炉技术

蓄热装置采用上下两层冷热水分层技术,保证冷热水不相混合。

蓄热电锅炉系统设有三种运行模式,分别为:加热模式,蓄热模式,紧急加热模式。

(1) 加热模式为 23:00 后系统全额或部分启动加热,Vh1 受换热器出水温度 Th1 控制自动调节,保证换热器出水温度在设定值(比如设定 55℃)。Vh2 关,Vh3 开,将水箱下层的低温水抽出加热,加热后的热水(95℃)储存在水箱上层,直至将水箱中的水全部加热到 95℃时停止加热。

(2) 蓄热模式为 8:00 以后系统不加热,Vh1 受换热器出水温度 Th1 控制自动调节(比如设定 55℃)。Vh2 开、Vh3 关,水泵从水箱上部抽水,换热后的冷水(50℃)储存到水箱底部。

(3) 紧急加热模式为换热器出水温度低于设定的 75℃时(可设定),锅炉紧急启动,向系统加热,以维持出水温度。

采暖出水温度 Th1 设定恒温 55℃（根据实际热负荷，采用动态调节），出水温度受电动调节 Vh1 控制，出水温度高于 50℃。图 1 所示为供暖系统流程图。

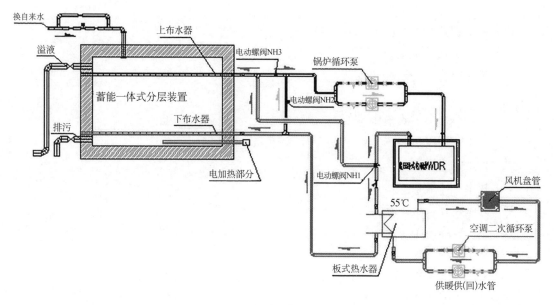

图 1   供暖系统流程图

4.2.2   蓄热电热锅炉恒压供应热水系统

图 2 为蓄热电热锅炉热水系统流程图。低谷电时间到时，蓄热式电锅炉自动进水，自动加热水温，达到设定温度时，电热锅炉在低谷时段自动启动，使用全低谷电能，节约运行费用。

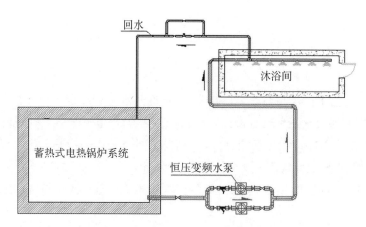

图 2   蓄热电热锅炉热水系统流程图

4.2.3   用电离心机组高效制冷＋水蓄冷

10 kV 离心主机采用变频调节负荷，自动根据工况调整负荷输出，减少耗电功率，达到最佳能效比，能效比高达 5.5 以上。

（1）系统组成：水蓄冷系统由蓄冷水槽（含布水系统）、蓄冷水泵、放冷水泵、板式换热器、控制系统以及阀门、管道等组成（图3）。

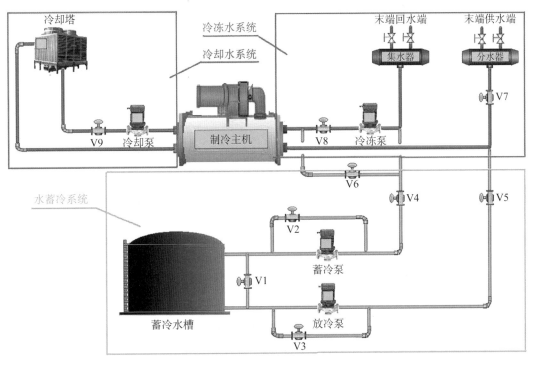

图3　制冷系统流程图——部分蓄冷

（2）蓄冷罐蓄冷过程：蓄冷罐、蓄冷水泵、V4、V6、制冷主机、V5、V3、蓄冷罐（其余阀门关闭）。

（3）蓄冷罐放冷过程：蓄冷罐、V1、放冷水泵、V5、V7、分水器——集水器、V4、V2、蓄水罐（其余阀门关闭）。

（4）主机供冷过程：制冷主机、V7、分水器——集水器、冷冻水泵、V8、制冷主机（其余阀门关闭）。

（5）蓄冷罐与主机联合供冷过程：在蓄冷罐放冷的同时，可以启动冷冻水泵，制冷主机与蓄冷罐联合向用户供冷。

4.2.4　高温相变蓄热蒸汽技术

（1）低谷电时段电加热开始加热，使钢管内的熔盐熔化储热，储热温度400℃，熔盐熔化、凝固温度260～280℃。

（2）在白天电力平段时启动变频风机循环，供应风—水交换器的一次侧的热量，风温为400℃左右。

（3）离心高温风机根据蒸汽出气温度（如设定为170℃）自动变频运转。

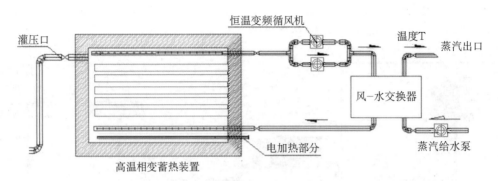

图 4 高温相变蓄热蒸汽流程图

5. 结语

指导思想:合理的系统优化方案、设备配置方案和品牌选型,能降低初始投资,减少运行损耗,提高运行可靠性,降低运营费用以及缩短电厂建设周期,对投资成本的回收都具有重要的意义。

比选方法:设计出多套设备组合方案,对设备方案进行具体量化分析,对设备的初始投资、能耗、使用寿命和运行维修成本等进行全寿命周期经济分析,得出各方案的经济指标,选出最优设备方案。

（撰稿:歙县人民医院　安徽中磊环境工程有限公司　吴仁权　李家忠）

1. 安庆市第一人民医院情况分析

1.1　安庆市第一人民医院三个院区(孝肃路院区、龙山院区、华中路院区)情况介绍

安庆市第一人民医院(以下简称为"市一院")作为三级甲等医院现有龙山院区、孝肃路院区、华中路院区三个院区,占地面积 317 亩(1 亩 = 666.667 m²)(图1)。目前设置床位 3 630 张(其中在建老年养护院 1 000 张),在职职工 2 000 人,专业技术人员 1 800 人,有 49 个临床医技科室,以长三角一体化发展和安庆市人民政府与安徽医科大学合作共建安徽医科大学附属安庆第一人民医院为契机,贯彻新发展理念,构建新发展格局,奋力实现高质量发展,努力成为省内一流的三级甲等医院,打造皖西南区域医疗中心。

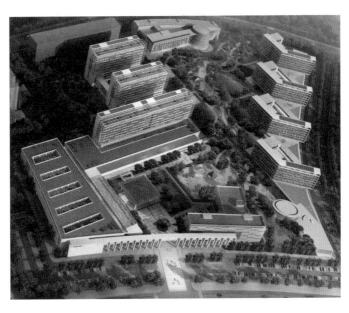

图 1　安庆市第一人民医院

1.2 市一院总务科基本情况介绍

市一院的总务科基础工作任务包含：物业、超市、食堂、污水处理站、医疗废弃物、洗涤公司、物资配备、总务类物资招标采购及小件零采。

科内情况是：总务科采购专职相关人员为3人，分别为科长1人、副科长1人、科员1人。其中，正科长主要负责统领科内的所有采购任务；副科长主要负责科内所有采购工作进度推进、攻坚克难等工作；科员主要负责科内所有采购任务具体实施、联系使用科室及各供货商、售后对接、整理采购申请和采购计划资料、制作上会材料。

2. 市一院总务科具体采购措施

2.1 总务科内一切采购行为的大前提是《安庆市第一人民医院采购管理办法》

市一院总务科严格遵照《安庆市第一人民医院采购管理办法》执行各项采购申请和采购计划，严禁违规招标采购。

根据《安庆市第一人民医院采购管理办法》第四章第十五条"使用非财政性资金采购的项目，采购组织形式按照采购限额分为医院集中采购和部门自主采购"和第四章第十六条规定要求，总务科按货物类采购金额是否大于3万元、后勤物资材料类物资采购金额是否大于3万元、服务类采购预算金额是否大于3万元作为医院集中采购标准进行立项。

简单来说，我院实行招采分离制度，单笔采购项目总金额若大于等于3万元，则必须先由总务科牵头上会立项，后由专门的招投标科室进行医院集中采购；对小于3万元的采购项目则由科室自主采购。

2.2 金额达到医院集中采购标准的项目（采购金额大于等于3万元）

金额达到医院集中采购标准的项目（货物类采购金额达到大于等于3万元），采购流程为：先由使用科室提出采购申请；后由总务科根据使用科室提供的采购参数进行市场询价；最后经院长办公会或院党委会一起研究讨论是否同意项目立项。

总务科专门将院内日常使用的百货类物品（如：毛巾、折叠床、水瓶等）集中统计，选用医院集中采购的方法。

首先通过物流中心（库房）对上一年度日用百货使用量进行汇总，对使用量较大的物品进行制表。

再根据表格内物品对市场主流品牌进行询价（三家经销商），询得价格从高到低排列后选取中间价为参考控制价（单项如果只有2家报价则取平均数为参考控制价），即招标采购的单项最高限价。

最后结合单项最高限价和上一年度使用量即可得出安庆市第一人民医院百货类物资供货预算价，服务期限为两年，进而得出总预算价金额，并按实际采购量计算。

经上会大家讨论一致通过后，对该项目进行资料整理，交由市一院招投标办公室进行公开挂网招标。从该项目的招标流程上看，总务科仅为先期项目进行立项，招标过程全程不参与,直到招标完成后总务科才作为管理者与中标单位对接。

从审计监察的角度来看,这种采购方法无疑是可靠的,在往后的审计检查中手续最齐全,流程最规范,因为正式的招标资料原件全部在招投标办公室,基本排除总务科人为干涉招标过程。

2.3 金额未达到医院集中采购标准的自主采购项目(采购金额小于 3 万元)

一般采购任务总务科通过以政府采购平台"徽采云"采购,紧急或特殊采购任务总务科通过密封报价和议价的采购方式进行。

2.3.1 政府采购平台——徽采云

从 2023 年开始,政府采购平台宜采商城正式合并入"徽采云",政府采购统一平台"徽采云"正式启用(图 2)。平台内集中分 2 类采购,一是政府集中采购(集采目录),二是集采目录外的自主采购。

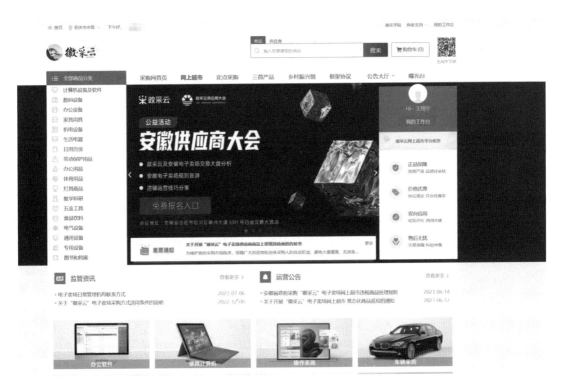

图 2 徽采云平台

(1)政府集中采购是根据《安庆市财政局文件》(财国资〔2017〕435 号)和安徽省政府集中采购目录及标准(2022 年版),针对集采目录以内的物资采购(如空调、碎纸机等)作出严格要求。以在"徽采云"零采壁挂式空调为例,若是非财政拨款单位可直接下单采购;市一院虽然是自负盈亏,没有财政拨款的自筹资金单位,但由于是事业单位的性质,被划入财政拨款单位要求。下单购买空调前,须在采购指标管理里申报"非计划采购指标申请",通过上级监管部门市卫健委和市财政审批后方可进行"采购计划申请",然后再通过第二轮上级监管部门市卫健委和市财政审批,通过后才能进行空调下单(图 3)。期间根据财国资〔2017〕435 号文件要求,还需在各申请的附件里附上医院采购资金来源、资金预算和房间面积,并加盖公章的图片加以佐证。

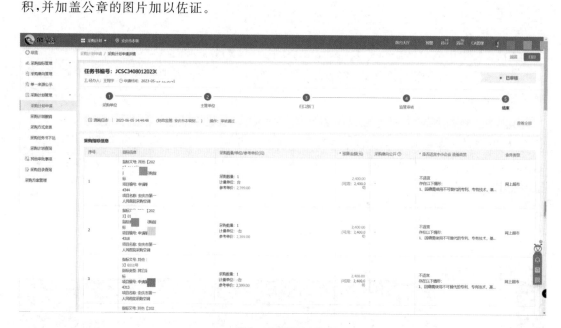

图 3　采购计划申请

整个过程进行下来需要耗费一定时长,通常是 2 周内能完成所有采购流程,所以为保证各临床科室正常的诊疗活动的进行,市一院针对集采目录以内的商品通常采用提前做计划的方式以保证采购任务及时完成。

(2)自主采购是指对集采目录以外的商品进行采购,相对于集中采购流程,自主采购自由很多,可以根据医院需要对单一商品下单采购,使用体验类似于一般的网上商城购物。从采购流程上看,总务科整个采购行为经过政府平台,受政府平台监管。

从审计监察的角度来看,这种采购方法同样无疑是非常可靠的,经过上级监管部门市卫健委和市财政局的 2 轮审批,确保了采购过程的合法与合规。同时所有采购资料在网上均有保存,在资料保管上更具灵活性。

2.3.2　密封报价采购

密封报价采购方法多用于紧急或特殊物品采购,例如防汛抢险物资。总务科在"徽采云"平台不能满足采购要求的情况下,对购买物品进行市场询价,要求报价的经销商在密封报价函内必须提供有营业执照(资质)和加盖公章的报价单。在收到至少 3 家经销商的密封报价函后,此次密封报价才能成立。满足 3 家密封报价后,总务科邀请市一院财务科和市一院审计科一起,打开密封报价函,以有效最低价原则确定第一中标经销商,并以会议纪要形式对招标结果记录留档。

从采购流程上看,总务科整个采购行为公开透明,报价函全部密封原装未拆。

从审计监察的角度来看,这种采购方法较为可靠,经过3家及以上的经销商密封报价,开标过程中有财务科和审计科2个不同科室参与,整个采购过程的透明度具有信服力。

2.3.3　议价采购

议价采购方法多用于小额物品采购,例如日用百货或办公文具的增加项。在医院日常工作中偶尔会出现合同计划内没有的采购申请,以实际情况为例,市一院眼科需要采购办公文具合同内没有的"相片纸"3包,经市场了解,A4大小的"相片纸"市价为18元/包,3包价格为54元。购买前,总务科先确定"相片纸"属于办公文具内的"纸张类",然后要求医院办公文具中标商提供盖有公章的"相片纸"议价单,最后通过邀请财务科和审计科现场讨论,在确定议价单上价格的合理性后签字留档。

从采购流程上看,总务科首先确定小额物品的商品类别(如是百货类,则要求医院百货类中标商提供议价单;如是水电维修类,则要求医院水电维修中标商提供议价单),避免了随意指定供货商的无序采购行为。

从审计监察的角度来看,这种采购方法相对合理,议价过程中有财务科和审计科2个不同科室参与,确保了采购过程中的公开性、公平性。

3. 结语

随着医院发展,医院采购任务逐渐增多,市一院在不断摸索中提炼采购经验,规避采购风险,优化采购方法。市一院采用的招采分离、政府采购平台、密封报价和议价的四种采购方法有效地避免了以采取拆分项目、化整为零方式,或以单一来源采购、临时采购、临床指定等名义规避公开招标,从而通过邀标、议标、单位内部招标等方式,搞利益输送等风险。市一院的采购工作部署虽较为详尽,但对采购工作的阶段性目标、时间控制、评价指标有待进一步明确。为了更好地为医院临床一线服务,我们必须勇担责任,以强化廉洁思想教育和改进采购工作方法为突破口,不断加强党风廉政体系建设,用严格的制度塑造出过硬的工作作风,严格遵照《安庆市第一人民医院采购管理办法》执行各项采购申请和采购计划,严禁未经公开招标、带量采购、谈判议价等方式确定价格的采购。

(撰稿:安庆市第一人民医院　王翔宇　丁伟)

江苏省中西医结合医院合同能源管理实践

公立医院肩负"医疗、卫生、救治、科研"重任,尤其是进入新时期以来,人们对医疗需求及医疗服务品质的要求日益增长,是医疗机构在节能工作中面临的巨大挑战。医院既要确保高质量发展,又要实现节能降碳目标,两种理念在一定程度上是冲突的,如何找到二者之间的平衡点并使之互补,是当前面临的主要问题。目前医院后勤服务市场上产品、技术、服务林林总总,其中先进实用的不少,但也存在"滥竽充数"之流,在选择的过程中,误判、误选的风险可能存在,将在一定程度上影响医院节能工作的开展。医院部分服务工作已实现社会化,仍然存在服务人员良莠不齐的现象,且由于专业人才匮乏,导致部分服务不到位、工作不精细、整改无实质效果等,人才匮乏制约着医院后勤的高质量发展。

1. 合同能源管理实施背景

1.1 政策背景

(1)"十四五"规划指出:加快推动绿色低碳发展,推进重点行业和重要领域绿色化改造,推动能源清洁低碳安全高效利用。

(2)2020年9月,习近平总书记在第75届联合国大会上明确提出"双碳"目标,即中国努力争取2030年前实现碳达峰,2060年前实现碳中和。

(3)习近平总书记在党的二十大报告中强调:"加快节能降碳先进技术研发和推广应用,倡导绿色消费,推动形成绿色低碳的生产方式和生活方式。"

1.2 节能需求

医院作为具备节能潜力的公共机构,积极响应政府号召及国家卫健委开展经济管理年活动的要求,进一步加强节能管理工作,推进节约型医院建设,实现节能减排的目标,合理降低医院运行成本,提升精细化管理水平。

1.3 后勤社会化

随着社会经济的高速发展,国家财政体制不断健全,服务产品供给不断丰富,社会分工不断细化,尤其是思想意识的不断解放,使得后勤服务社会化正以前所未有的速度、力度向前推进。后勤服务社会化引进了专业的人员、技术和先进的产品,将提升医院后勤服务品质,促进医院建立健全后勤管理机制。

2. 医院基本情况

江苏省中西医结合医院(单位性质:事业单位)是专业从事中医药研究的省属公益类科研机构、三级甲等综合性中西医结合医院、南京中医药大学第三临床医学院、全国重点中西医结合医院,也是国家药物临床试验机构、国家住院医师规范化培训基地。

医院位于南京市红山路十字街 100 号,地属亚热带季风气候区,全院总建筑面积 68 771 m²,单位人员数量为 8 560 人(含住院、在编、外协、教学人员),年门诊量约 101 万人次,开放床位 850 张,医院主能源为电、天然气,2017—2019 年三年平均电耗量及燃气耗量折合能耗 19 306 380 kW·h,折合标煤 2 374 863 kg(表 1)。

表 1 医院实施合同能源管理之前能源耗量统计

统计项 年份	建筑面积(m²)	综合能耗 (kg 标煤/年)	单位面积能耗 (kg 标煤/m²·年)
2017 年	68 771	2 242 789	32.61
2018 年	68 771	2 500 120	36.35
2019 年	68 771	2 381 679	34.63
三年平均	68 771	2 374 863	34.53

3. 合同能源管理实施概况

2020 年 8 月医院实施了合同能源管理,完成了供冷供热系统、分体空调、照明等相关设施的节能改造升级,以及中央空调系统运维服务外包。以设备节能和管理节能,实现了建筑节能 15% 以上,运维服务外包提升了服务品质,同时完善节能管理制度,合同能源管理是医院节能降碳与高质量发展的示范。

3.1 完善节能管理制度

节能服务企业根据医院实际情况和管理要求,制订了包含节能运行、设备设施管理、运营、值班、维保、报修、考核等一系列制度文件(图 1),相关制度融入医院后勤管理中,起到了完善和提升的作用,为医院节能服务工作提供了制度保障。

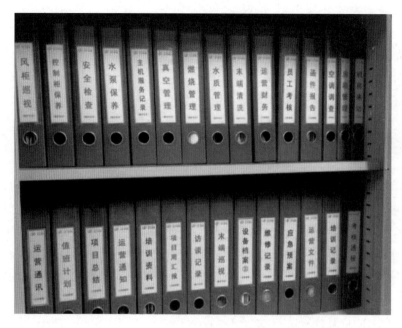

图 1　中央空调运行记录文件

3.2　成立节能领导小组

医院非常重视节能工作的开展,在确认各项节能制度的同时也成立了节能专项小组,由分管后勤院长任组长、总务处长任副组长,总务处下属部分人员、部分外协单位人员为小组成员(图 2),负责节能工作的开展及宣传。提升职工及患者的节能意识,杜绝能源资源、餐饮消费、办公用品的浪费现象,细化到一盏灯、一粒米、一张纸。节能服务企业进驻后,其派驻的运营团队并入医院节能专项小组,优化了组织架构,节能服务成果更显著。

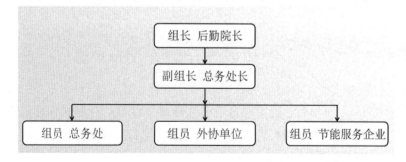

图 2　节能小组架构

3.3　节能改造

医院与节能服务企业确认了可行的建筑节能改造计划。由节能服务企业对院内供冷系统、供热系统、照明系统、分体空调进行了全面的双碳改造升级。

3.3.1 制冷系统优化

加装 1 台 C120 磁悬浮节电空调（图 3），解决原 2 台螺杆机能效衰减及制冷量不足的问题。新增磁悬浮节电空调保障了系统稳定性，磁悬浮节电空调制冷 COP6.3，单项节能率 40%。

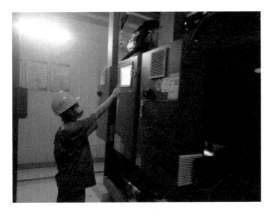
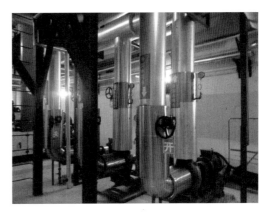

图 3　磁悬浮节电空调　　　　　　　　　　　　　图 4　水泵变频

3.3.2 输配系统优化

根据输配系统的实际运行情况，为 2# 温水泵、2# 冷却水泵加装变频器（图 4），水泵根据运行情况自动调节负荷，采用零阻力过滤器替换系统两处 Y 形过滤器，单项节能率 30%。

3.3.3 冷却水系统优化

更换部分冷却塔填料，加强冷却水水质处理工作的实施以清除和预防结垢，增加一组冷却塔配合磁悬浮主机使用（图 5）。系统优化后，冷却水温下降 2~3℃，单项节能率 15%。

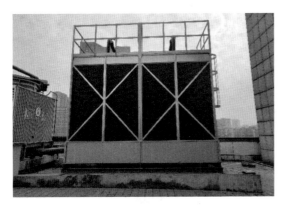
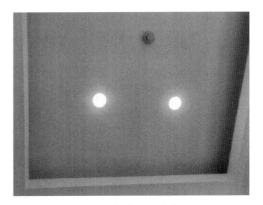

图 5　冷却塔优化　　　　　　　　　　　　　　　图 6　灯具 LED 改造

3.3.4 照明系统改造

对 8# 楼区域传统照明灯具进行 LED 改造，改造后照度及均匀度均优于改造前（图 6）。总改造数量 1 000 余盏，基本实现了全院照明改造目标，单项节能率 50%。

3.3.5 分体空调节能控制

加装 100 台分体空调和 VRV 节能控制器(图 7),实现分体空调、VRV 运行管理节能。运行模式为:开启的空调在无人使用时自动停止运行,空调温度过高、过低时自动调节,解决了能源浪费的问题,单项节能率 10%。

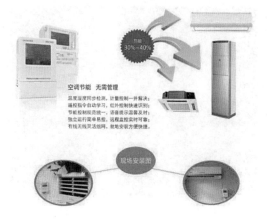

图 7 分体空调节能控制器

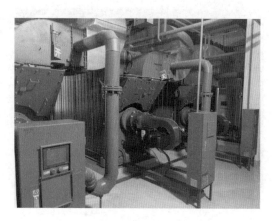

图 8 真空热水锅炉

3.3.6 供冷供热系统改造

采用 3 台 BZR160 真空热水锅炉及 2 台 1 t/h 蒸汽发生器替换原有 2 台 4 t/h 蒸汽锅炉(图 8)。新增锅炉及蒸汽发生器属非特种设备,杜绝了锅炉爆炸风险且不需要年检,安全管理得到大幅提升。同时采用了超低氮技术,使燃烧排放远低于排放标准。并结合系统管路改造(并管),实现了供冷供热系统优化,单项节能率 20%。

3.3.7 搭建能耗监控平台

搭建能耗监控平台(图 9)以提升能效管理水平,系统对通过能源供应系统的节点总计量表计数据与节点以下的分计量表计数据之和实时智能统计分析,判断平衡与否,以便及时发现偷漏等非正常能源消耗,从而达到安全用能,减少非正常能耗的目的,实现节能管理。

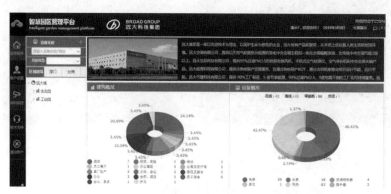

图 9 能耗监控平台

3.3.8 建设标准化机房

对原有机房进行升级改造,包括采取系统保温、地面整修、设置设备标识标牌、机房环境整改等措施(图 10),制定设备操作流程、系统运行指南、运营制度等运行操作的规范性文件,实现中央空调系统机房标准化。

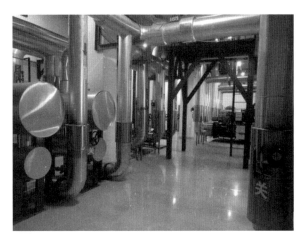
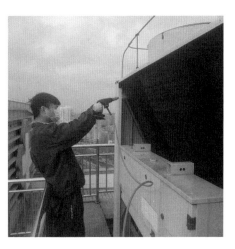

图 10 标准化机房   图 11 专业运维服务

3.4 运维服务外包

节能服务企业派驻专业运营团队进驻项目,负责中央空调系统运营、维保工作,由一家专业单位对整体效果负责,杜绝了推诿、扯皮现象,在保障系统节能运行的同时又提升了服务品质(图 11)。

4. 成果效益

4.1 成果效益一览

合同能源管理成果效益如表 2 所示。

表 2 合同能源管理成果效益一览

序号	项目	成果效益	备注
1	改造资金	医院免费获得节能改造	节能服务企业全额投资
2	空调运营	医院获得专业的中央空调系统运营服务	节能服务企业负责医院中央空调系统运营
3	系统维保	医院中央空调系统相关维保工作由一家单位承担,责任统一、服务时效性有保障	包含制冷主机、锅炉、输配系统、冷却塔、末端、水质处理和太阳能系统等

序号	项目	成果效益	备注
4	用能成本	医院每年节省运行成本 60 万元	节能服务企业与医院约定的合同能源管理服务费比医院自行管理节省 60 万元
5	后勤管理	"服务专业＋能效提升"满足医院后勤精细化管理要求	节能服务企业负责节能改造＋节能服务,比单一的节能改造或外包服务更具实用性
6	社会效益	年节省标煤 431 t	综合节能率为 18.15%

4.2 合同能源管理前后能耗分析

医院自 2020 年实施合同能源管理,于 2021 年年底完成节能改造(含二期增加的锅炉改造)。2020 年、2021 年、2022 年电耗量、天然气耗量较 2017—2019 年平均能耗呈下降趋势,其中 2022 年达到节能量峰值,在合同能源管理服务年限内趋于平稳。如表 3、表 4 和图 12 所示。

表 3　合同能源管理实施前后能源耗量对比

类别	2017—2019 年年均	2020 年	2021 年	2022 年
折合能耗(kW·h)	19 307 829	18 266 750	16 883 630	15 803 180
折合标煤(kg)	2 374 863	2 246 810	2 076 686	1 943 791

表 4　医院合同能源管理社会效益

类别　　　　　　年份	2020 年	2021 年	2022 年
节省能耗(kW·h)	1 041 079	2 424 199	3 504 649
节省标煤(kg)	128 053	298 176	431 071
节能率	5.39%	12.56%	18.15%
减排 CO_2(kg)	1 037 956	2 416 926	3 493 856
种树量(棵)	56 719	132 072	190 921

4.3 服务品质提升

节能服务公司派驻专业运营团队常驻医院服务,提供中央空调系统日常操作、维保维修、节能管理和日常维护等工作。运营团队进驻后关注院区用能系统存在的难点、痛点,集中力量重点处理并解决,得到临床的支持。

服务现场规范化管理,日常加强巡视发现问题并提前处理,确保设备管理维保工作量

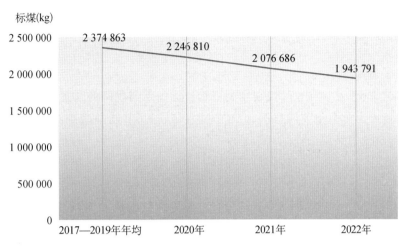

图 12　合同能源管理实施后能源耗量走势

大于维修工作量。制订中央空调循环清洗计划,提高末端设备换热效率,提升末端空调舒适度。

如图 13 所示,每月 1～2 次调研临床意见与建议,加强医院后勤服务与临床的互动,并由临床对节能服务公司的中央空调服务满意度进行评分(据统计,综合每月评分达 98 分),并引入考核机制改进服务质量,不断提高临床满意度。

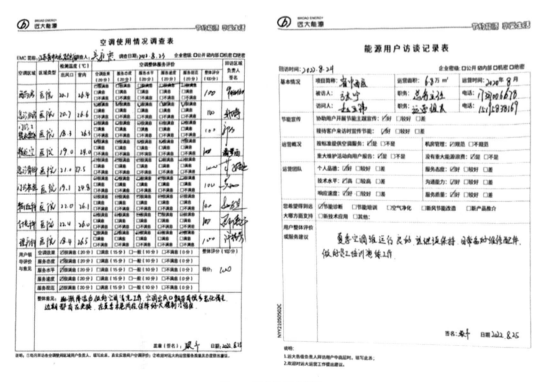

图 13　服务满意度评价

5. 经验总结

5.1 节能思路

贯彻落实"双碳"及"十四五"规划相关节能目标关系到我国的长远发展,医院作为用能大户,极具节能潜力。强化节能意识、做好节能宣传、善用节能举措是深挖节能潜力以实现"双碳"目标的有效思路。

5.2 节能实践

医院一贯把节能减排作为工作重点,院领导特别组织成立专项小组,各级部门执行。医院通过自行开展节能专项工作并陆续完成了加装太阳热水系统、电梯能量回馈、部分照明 LED 改造和卫生热水刷卡等改造,且取得了一定的效益。同时积极探索综合节能方案,以争取更大的节能成果。

5.3 专业节能

此前,陆续有节能服务企业来访希望与医院达成合作。逐一接触后,医院分别进行调研和论证,最终选择了托管型合同能源管理。这种模式的主要优势在于节能改造基本包含了医院建筑用能系统的方方面面,并且能为医院提供全方位的中央空调系统运营维保服务,节能 + 服务更专业。

5.4 长期节能

医院节能降碳工作已取得阶段性成果,直观地体现了合同能源管理的优势。二期是医院发展规划的重点项目,二期节能运行是医院的一项重点专项工作,现有的合同能源管理模式是实现二期节能降碳的重要思路。立足全院及未来发展,医院已将节能视作长期行为,节能可持续成为医院常态。

5.5 调研学习

积极参加后勤精细化管理学术会议、后勤高质量发展高峰论坛等会议,学习同行优秀的节能工作经验,了解先进的节能产品和技术。同时,通过实地调研的方式增长见闻,拓宽医院高质量发展、绿色发展之路。

(撰稿:王小堃)

医疗技术的进步使得医院建筑和设施的功能结构越来越复杂,对于能源的需求越来越高。据统计,医院建筑能耗是一般公用建筑的 2 倍,所以,加强医院能耗科学管理具有必要性。近年来,国家对于能源的重视程度极大提升,政府和相关社会机构出台政策、标准、指导性文件为医院节能工作开展提供政策支持和技术指导,希望医院在保证医疗工作正常开展的前提下,最大限度地节能,并为患者和医护工作者提供健康、适用和高效的使用空间。能耗数据分析是开展节能管理工作的必要环节,有效的数据统计分析对于辅助能耗管理决策、提升设备运行效率、降低医院运行成本具有促进作用。

上海市质子重离子医院(以下简称"医院")是以质子重离子放射治疗技术为主要治疗手段的肿瘤医疗中心,2015 年 5 月开业,至 2023 年 5 月,已累计治疗 5 600 余例肿瘤患者。其中,2022 年治疗量达到 1 025 例,位居全球同类设备年度治疗量之首。质子重离子系统结构复杂,除加速器外,配套的供配电、工艺冷却水、暖通空调等系统均属于高能耗设备,全年综合能耗最高达 7 103.3 tce,年能耗支出费用约 2 000 万元,是医院的一项重要运行成本。为此,医院后勤保障团队充分利用技术和管理手段,在保障设施正常运行的前提下,提升能耗利用效率。本文基于医院开业 8 年,即 2015—2022 年的能耗数据,阐述医院设施管理中的节能成效,对质子重离子设施相关的高能耗系统的节能方法进行说明。分析当前节能工作中面临的问题,探索进一步节能、降成本的对策。

1. 质子重离子医院的能耗数据统计(2015—2022)

1.1 能耗用量统计分析

医院从 2015 年开业以来,治疗量逐年稳步上升。在保障设备设施稳定运行的基础上,采取积极的控制能耗策略。图 1 所示为 2015—2022 年医院年治疗人数、用电量、用气量和用水量统计数据,其中,图 1(a)为各年度治疗人数统计数据;图 1(b)为各年度年用电量统计数据;图 1(c)为各年度用气量统计数据(本文中用气指天然气);图 1(d)为各年度用水量统计数据。通过图 1 的统计数据可以分析出以下结果:

(1) 如图 1(a)所示,年度治疗人数从 2015 年开业初期的 283 人上升至 2022 年的 1 025 人,治疗人数上升 3.6 倍。尤其是在 2022 年度,在受疫情严重影响下,治疗量与 2021 年相比,依然实现了小幅增长。

(2) 如图 1(b)所示,在用电量方面,随着医院治疗人数的上升,用电量在 2017 年达到最高值,为 2 119.5 万 kW·h。从 2017 年开始,医院的节电工作开始显现成效,2018 年至 2022 年稳步下降。2022 年总用电量降至 1 805.6 万 kW·h,与 2017 年的用电量最高值相比,降低 14.8%。

(3) 如图 1(c)所示,在天然气用量方面,2016 年天然气用量 61 万 m³,为开业 8 年内的最高值。从 2017 年开始,节气工作开始显现成效,2019 年,天然气用量 46.5 万 m³,为开业 8 年的最低值,与最高值相比,降低 23.8%。

(4) 如图 1(d)所示,在水用量方面,2017 年水用量 12.3 万 m³,为开业 8 年内的最高值。2018 年开始,节水工作初显成效,2020 年降至最低值 6.6 万 m³,与最高值相比,降低 46.3%。

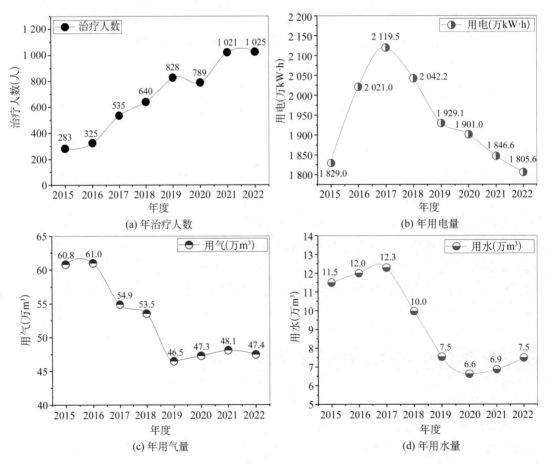

图 1 2015—2022 年度治疗人数和用电、气和水的总量

上海市地方标准《市级医疗机构建筑合理用能指南》(DB31/T 553—2012)定义电力(等价值)折算标准煤系数为 0.3 kgce/(kW·h),天然气折算标准煤系数为 1.299 71 kgce/m³。国家标准《综合能耗计算通则》(GB/T 2589—2020)定义用水量折算标准煤系数为 0.257 1 kgce/t。以电力、天然气和水的标准煤系数将医院于 2015—2022 年各年度用电、天然气和用水量折合为标准煤,并得出综合能耗,所得数据如图 2 所示。综合能耗折算公式如公式(1)所示。

$$\text{综合能耗(tce)} = \frac{0.3 \times \text{用电量(kW·h)}}{1\,000} + \frac{1.299\,71 \times \text{用气量(m}^3)}{1\,000} + \frac{0.287\,1 \times \text{用水量(m}^3)}{1\,000}$$

(1)

根据图 2 统计数据显示,2017 年综合能耗最高,为 7 103.3 tce。2017 年至 2022 年综合能耗稳步下降,2022 年综合能耗降低至 6 052.8 tce,与最高值相比,降低 14.8%。综合上述数据分析可知,医院综合能耗用量控制成效显著。

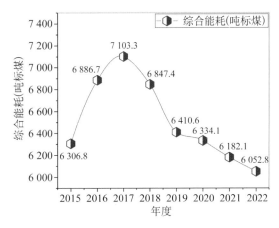

图 2　综合能耗(tce)

1.2　能耗费用统计分析

图 3 所示为医院 2015 年至 2022 年的能耗费用统计数据,其中,图 3(a)为开业 8 年的综合电费、燃气费和水费占比;图 3(b)为各年度总电费;图 3(c)为各年度总燃气费;图 3(d)为各年度总水费。图 4 所示为医院于 2015—2022 各年能源平均价格统计数据,其中,图 4(a)为各年平均电价;图 4(b)为各年平均燃气价;图 4(c)各年平均水价。需要注意的是,供电局收取的电价采用的是分时段价格计量,而图 4(a)所示的平均电价为年总电费数据(图 3b)除以年总用电量(图 1b)数据所得的均值。综合分析图 3 和图 4 数据,可得出以下结果:

(1) 如图 3(a)所示,电费占比最高,占所有费用的 85.24%;其次为燃气费,占 12.08%;剩余为水费,占 2.68%。

(2) 如图 3(b)所示,年总电费 2017 年最高,为 1 921.47 万元,伴随着用电量的降低[图 1(b)]以及均价下降[图 4(a)]的综合作用,年总电费 2020 年最低,为 1 115.44 万元。2021 年开始,电价上涨,虽然用电量降低,但是总的用电费用在 2021 年至 2022 年上涨。

(3) 如图 3(c)所示,年总燃气费用 2015 年最高,为 272.56 万元,伴随着燃气费用下降 [图 4(b)]和燃气用量降低[图 1(c)],2015 至 2020 年总燃气费用逐年下降,至 2020 年最低,为 183.85 万元。从 2021 年开始,燃气费用上涨,而燃气用量基本维持稳定,使得年总燃气费用在 2021 年至 2022 年上涨。

(4) 如图 3(d)所示,年总水费 2017 年最高,为 65.27 万元,伴随着用水量的降低 [图 1(d)]以及用水单价的稳定,2017—2020 年用水费用降低,2020 年用水费用最低,为 33.42 万元。2021—2022 病人量增加以及 2022 年疫情期间的气泡管理,使得 2021—2022 年用水量增加,且 2022 年用水均价上涨[图 4(c)],使得 2021—2022 年用水费用上涨。

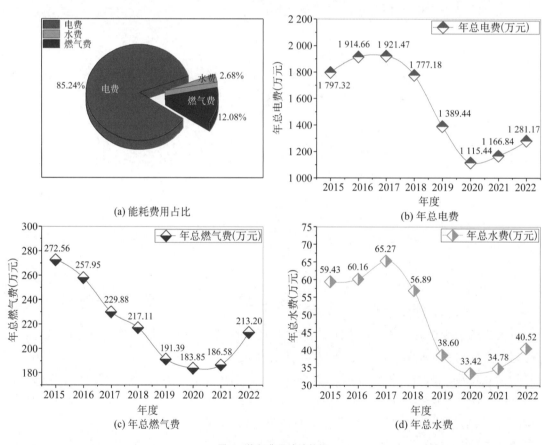

(a) 能耗费用占比

(b) 年总电费

(c) 年总燃气费

(d) 年总水费

图 3　能耗费用统计数据

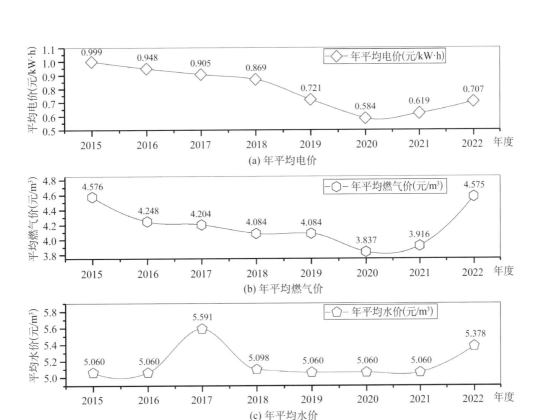

图 4   年平均价格统计

1.3   治疗病人的人均能耗成本和万元收入能耗统计分析

质子重离子医院能耗以质子重离子加速器及辅助设施为主,医院收入也主要源于质子重离子治疗。为了分析医院能耗费用与治疗人数的关系以及收入费用与能耗支出的关系,采用人均能耗成本来衡量单个病人治疗所需的综合能耗成本,如公式(2)所示。采用万元收入能耗占比来衡量能耗费用与收入的关系,如公式(3)所示。

$$人均能耗成本 = \frac{总能耗成本(万元)}{治疗人数} \tag{2}$$

$$万元收入能耗占比 = \frac{年总能耗(tce) \times 10\,000}{年总收入(元)} \tag{3}$$

如图 5 所示为 2015—2022 年的病人人均能耗成本统计数据,其中,开业初期因治疗人数较少,人均能耗成本较高。其中,2015 年最高,为 7.52 万元/人,伴随着病人治疗数量的增加,人均能耗成本 2015—2021 年逐年下降,至 2021 年降至 1.36 万元/人。2022 年度因总能耗费用上涨(图3),而病人治疗量较 2021 年增加不多,所以 2022 年病人人均能耗成本较 2021 年上涨。

图 6 所示为 2015—2022 年的万元收入能耗占比,其中,开业初期医院收入较低,万元收

入能耗占比较高。其中,2015年万元收入能耗占比最高,为0.66。伴随着医院治疗量增加,万元收入能耗占比下降,至2021年降至最低,为0.14。2022年因疫情影响,虽然治疗量较2021年略有增长[图1(a)],综合能耗也降低(图2),但综合收入较2021年明显降低,使得2022年的万元收入能耗占比较2021年略有上涨。

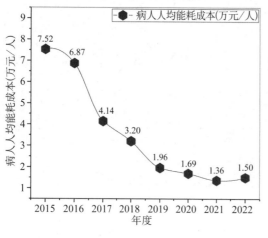

图5 病人人均能耗成本　　　　　图6 万元收入能耗占比

2. 节能措施与成效

2.1 医院节能重点分析

为明确医院节能重点,对医院的能耗占比进行分析。从图3(a)的能耗费用占比可以发现,用电费用最高,占85.24%,进一步将用电量占比按设备类型和建筑区域进行划分,如图7所示。其中,图7(a)为按设备类型统计的用电量占比,图7(b)按建筑区域统计。

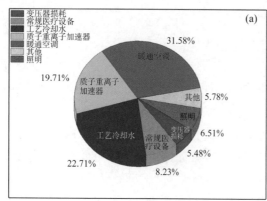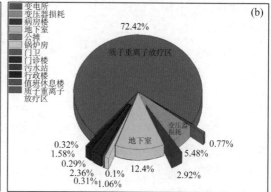

(a)按设备类型统计　　　　　(b)按建筑区域统计

图7 用电量占比

从图7(a)可以发现,按照设备类型统计中,暖通空调、工艺冷却水、质子重离子加速器、常规医疗设备和照明是最主要的用电设备。从图7(b)可以发现,按照区域统计,质子重离子放疗区和地下室是主要的用电区域。因常规医疗设备节能空间有限,所以,用电方面的节能重点在于质子重离子系统区域内的设备,包含暖通空调、工艺冷却水、质子重离子加速器和照明四类设备。

图8所示为用气和用水占比,其中,图8(a)为用气占比,图8(b)为用水占比。在用气方面,锅炉用气占比最大,占总用气量的96%;在用水方面,冷却塔用水占比最大,占总用水量的51%。所以,节气方面主要以锅炉节气为主;节水方面,以控制冷却塔用水为主。

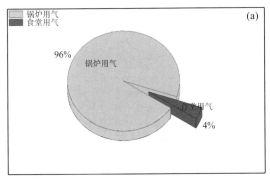
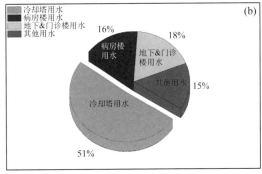

(a) 用气占比　　　　　(b) 用水占比

图8　用气和用水占比

2.2　节能措施与成效分析

基于能耗占比较大的部分,开展节能改造,并进行日常重点管理。其中,在节约用电方面,主要针对暖通空调、工艺冷却水、质子重离子加速器和照明四个系统进行节能改造和管理。在节约天然气方面,主要针对燃气锅炉进行节能改造;在节约用水方面,主要针对空调冷却塔进行节水控制。主要节能措施和成效分析如表1和图9所示,其中,图9(a)为暖通空调系统2015—2022年的用电量;图9(b)为工艺冷却水系统2015—2022年用电量;图9(c)为质子重离子加速器2015—2022年用电量;图9(d)为照明系统2015—2022年用电量。

表1　质子重离子医院的节能措施

类型	系统	措施	成效
节约电能	暖通空调	(1)设置暖通空调综合能耗控制系统对主要耗电设备,包括冷源、冷却塔、锅炉水泵进行控制优化;(2)更换高效磁悬浮离心冷水机组;(3)空调机组改造为变频控制;(4)精密空调升级改造	从2017年开始,暖通空调系统的能耗逐年稳步下降,2022年暖通空调系统综合用电544.5万kW·h,比2017年的717.8万kW·h降低24.1%[图7(a)]
	工艺冷却水	设置质子重离子加速器负载模式识别与循环冷却水能耗自动控制系统,充分利用环境的自然冷却能力,并逐步进行参数优化。	从2017年开始,工艺冷却水系统能耗稳步下降,年度总用电量从2017年度的全年503.8万kW·h降低至2022年度的406.3万kW·h,年降低量97.5万kW·h,降幅19.4%[图9(b)]

（续表）

类型	系统	措施	成效
节约电能	质子重离子加速器	(1)病人治疗能量优化；(2)病人治疗的大分割技术设计与应用，缩短单个病人的治疗时间	从2018年开始，质子重离子加速器能耗稳步下降，年度总用电量从2018年度的全年429.8万kW·h降低至2022年度的360.2万kW·h，年降低量69.6万kW·h，降幅16.2%［图7(c)］
	照明	(1)PT区采光走廊、质子重离子加速器设备区更换LED灯，室外路灯更换LED节能灯；(2)楼梯间、停车库等区域增加感应雷达	从2017年开始，照明系统能耗下降，从2017年度的131.8万kW·h降低至2021年度122.3万kW·h，年降低量69.6万kW·h，降幅7.2%［图7(d)］
节约天然气	燃气锅炉	设置锅炉烟气余热回收系统，充分利用烟气的余热	改造后天然气年用量46.5万m³，比改造前每年约61万m³节约用气约每年14.5万m³，降幅23.8%［图1(c)］
节约用水	空调冷却塔	补水浮球阀位置控制与溢水监测	用水量从2017年度开始下降，2020年降至最低值6.6万m³，与最高值相比，降低46.3%［图1(d)］

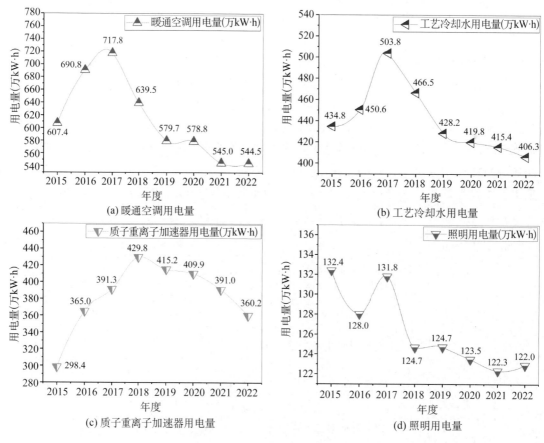

(a) 暖通空调用电量

(b) 工艺冷却水用电量

(c) 质子重离子加速器用电量

(d) 照明用电量

图9　主要用电设备年用电量统计

3. 当前问题及未来节能的探索

3.1 当前的主要问题讨论

通过对医院 2015—2022 年的能耗用量、能耗费用和节能措施进行分析,可以发现,医院的能耗用量得到了有效的控制,在医院治疗人数增加的同时,能耗量稳步下降。然而,医院能耗管理依然面临一些问题,主要包括以下几点。

(1) 通过能耗均价分析(图 4)可以发现,2021—2022 年电能、天然气和水的均价出现明显上涨,从而使得综合能耗费用、病人人均能耗成本和万元收入能耗占比在 2022 年出现增长。

(2) 2022 年 12 月,上海市发改委发布《关于进一步完善我市分时电价机制有关事项的通知》,进一步强化区分了峰谷电价。在分时电价较 2022 年进一步增加的同时,还增加了尖峰电价。这一新的规定使得医院的用电成本进一步增加。其中,每天的 22:00 至次日 6:00 为低谷时段,电费单价为 0.291 9 元/kW·h;每年的 7、8 和 9 月的 6:00—8:00、15:00—18:00 和 21:00—22:00 为平时段,其他月份的 6:00—8:00、11:00—18:00 和 21:00—22:00 为平时段,电费单价 0.686 1 元/kW·h;每年的 7、8 和 9 月的 8:00—15:00 和 18:00—21:00 为高峰时段,其他月份的 8:00—11:00、18:00—21:00 为高峰时段,电费单价为 1.211 7 元/kW·h;在高峰时段的基础上,每年的 7 月和 8 月的 12:00—14:00 为尖峰时段,电费单价为 1.507 3 元/kW·h。图 10 所示为 2021 年、2022 年和 2023 年的电费谷平峰单价对比,可以发现,单价逐年上升,且 2023 年进一步区分尖峰和峰值的电费单价,医院的用电成本显著增加。

(3) 当前,医院的治疗处于满负荷状态,治疗时间在每日的 6:00 至 23:00 之间,电功率较大的时间涵盖了大部分峰、尖峰电价时间段。图 11 所示为在 8 月份某一个治疗日的配电系统的功率曲线,包含两路进线的功率和总功率。分析图 11 可以进一步发现,在当前的工作模式下,电价上涨将会极大提高用电费用。

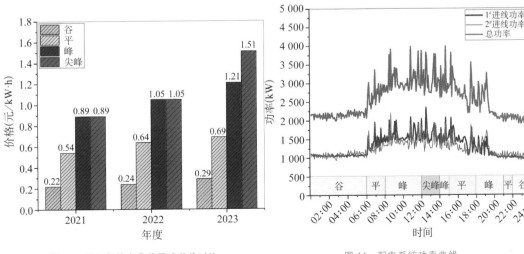

图 10 近三年的电费谷平峰单价对比   图 11 配电系统功率曲线

3.2 未来的探索

伴随着能耗单价的增长以及医院治疗量增加,未来节能的难度将越来越大。为实现能耗成本的有效控制,未来将从光伏技术应用、储能技术应用、热泵技术应用和能耗评估与科学节能规划几个方面进一步开展节能工作。

(1)光伏技术应用:太阳能作为一种高效、无污染的可再生资源,目前在全球受到广泛的重视,太阳能开发和利用有着极大的潜力。而屋面空间和地面停车场空间利用是值得考虑的光伏应用场所。质子重离子医院建筑物顶部、地面停车场区域面积有约 5 600 m^2,可安装单晶硅光伏组件。医院区域的太阳能年总辐射量为 1271.6 kW·h/m^2。通过测算,全年可获得至少 130 万 kW·h 的电量。如果将这一部分电量与医院供配电系统并网,主要用于峰值电价时供电,将有效降低用电成本。

(2)储能技术应用:储能技术是指通过介质或者设备,把一种能量形式用一种或者转换成另一种能量形式存储起来,需要时以特定能量形式释放出来的可控制储存与循环过程。当前应用比较多的储能方法包括电池储能和通过相变材料储能或蓄冷。根据医院用电负荷,初步核算可配置一套 18 MWh 的储能系统,在每日的 22:00—次日 6:00 的电价谷时段充电,在电价峰值时段释放储存的电量,从而实现削峰填谷的作用。通过这一方法,能够有效降低用电成本。

(3)热泵技术应用:热泵系统由压缩机、换热器、节流器、吸热器和压缩机等装置构成冷媒循环系统。冷媒在压缩机内完成气态的升压升温过程,温度高达 100℃,高温冷媒进入换热器加热循环水,同时冷媒自身冷却转化为液态,当它运行到吸热器后,液态冷媒迅速吸热蒸发再次转化为气态,同时温度下降至零下 20℃ 至 30℃,这时吸热器周边的空气就会源源不断地将低温热量传递给冷媒。冷媒循环实现了空气中的低温热量转变为高温热量并加热循环水的过程。初步核算,采用 6 台制热量为 167 kW 的风冷热泵机组,可替代锅炉72.5% 的负荷。因风冷热泵的平均效率较高,通过风冷热泵与燃气锅炉的循环水并网运行,可以有效降低综合能源成本。

(4)能耗评估与科学节能规划:能耗科学评估即对能源的计量准确性、能源利用的合理性、能源管理的科学化进行系统化的统计、模拟、计算、对比和评价,通过评估结果,制订进一步的节能计划。质子重离子医院的节能工作目前已进入瓶颈期,通过系统化的能耗评估来挖掘节能潜力具有必要性。

4. 结语

节能降耗一直以来是医院后勤保障部门所关注的重要工作内容,这一工作能够为医院运行成本控制提供有效辅助,也能衡量医院后勤保障团队的关键绩效。质子重离子医院运行 8 年的能耗统计数据表明,医院后勤保障团队在节能降耗方面成效显著,但未来依然面临挑战。为了实现医院能耗的持续优化,后勤保障团队将不断吸收新知识和技术,深入分析和挖掘已有数据,评估投资成本效益,为医院科学能源管理、成本控制以及绿色运维提供支撑。

（撰稿:上海市质子重离子医院）

基于 BIM-CFD 仿真模拟技术的口腔医院诊疗空间建设研究与探索

1. 项目研究背景

口腔疾病诊疗过程中,操作性诊疗较多,在口腔诊疗空间内,医患沟通、患者咳嗽、打喷嚏及漱口等会产生飞沫,医用器具会产生大量气溶胶(Aerosol),存在很大的感染风险。同时考虑在突发疫情情况下"不全面停诊"的需求,研究建设"平疫结合"的口腔医院诊疗空间,这是业内目前的迫切需求。而口腔医院诊疗空间所涉及的空调系统、口外负压等系统均为重点研究方向,本次研究基于 BIM-CFD 仿真模拟,研究口腔诊疗空间的气流规律,以达到最大限度地控制气溶胶影响,从而优化空调系统的参数设置与诊疗空间布局。

1.1 主要研究内容

结合上海市口腔医院闵行院区项目的建设,重点研究口腔医院诊疗空间所涉及的空调的送风方式、房间的隔断距离和高度、口外负压系统应用等主要方面,主要研究内容如下。

基于 BIM-CFD 仿真模拟,研究口腔诊疗空间的气流规律,以最大限度地控制气溶胶影响,从而优化空调系统的参数设置,结合平时状态和疫情状态的需求,进行机电设备的选型、管线的铺设、末端设备的配置。主要研究了自然状态、口外负压作用、空调"高送低排,定向气流"作用、口外负压和空调共同作用 4 种工况下的气流运动轨迹及相关规律,为机电设备深化设计和医疗流程优化提供依据。

1.2 主要研究目标

基于 BIM-CFD 口腔医院诊疗空间气流模拟分析,获得相关气流运动规律,据此进行口外负压和空调系统的深化设计,提高诊疗空间防疫抗疫能力,降低气溶胶扩散和疫情传播的风险。

2. 基于 BIM-CFD 口腔医院气流模拟分析口腔医院诊疗空间建设研究

口腔门诊在诊断、治疗时通常以一个口腔综合治疗台为中心,医患接触多,诊疗空间狭小,相邻治疗台之间缺少封闭性隔离。口腔治疗时手机高速旋转产生的飞沫和气雾、石膏模型和义齿打磨产生的大量复杂污染粉尘悬浮于空气中,对治疗台和器具表面、辅助用具以及医生工作服造成污染。尤其是喷粉洁牙时产生的高速喷沙、液体和唾液混合流对口腔诊室造成的污染,更加严重威胁着口腔医务工作者和患者的身体健康。本文基于计算流体力学 CFD 方法模拟气溶胶在空气中的运动情况,为空调的送风方式、房间的隔断距离和高度、口外负压设备使用提供依据。

2.1 自然状态下病患口腔喷出的气溶胶运动规律研究

(1) 工况 1:研究只有人口腔中喷出的气溶胶、无口外负压、无空调送风。

工况 1 的模拟方法借鉴了文献中的测试方法,目的是测试口腔产生喷溅物的喷溅范围,以确定口腔诊室中牙科综合治疗台的卫生安全距离,设置屏障的合理位置及安全高度。

模型的简化几何如图 1 所示,流场的入口边界条件是口腔,速度取 0.4 m/s,出口边界是外流域,人体、桌面和地面都是无滑移边界条件;气溶胶的边界条件是入口是口腔,每隔 0.1 s 释放 100 粒颗粒,持续 1 s 时间。气溶胶的直径包含 1 μm、10 μm、50 μm、100 μm、250 μm、500 μm、1 000 μm,既含有气溶胶、小飞沫还有大直径的固体颗粒。

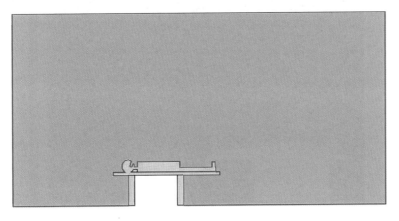

图 1　工况 1 几何模型图

(2) 结果及分析:不同时刻气流速度分布云图见图 2～图 5。

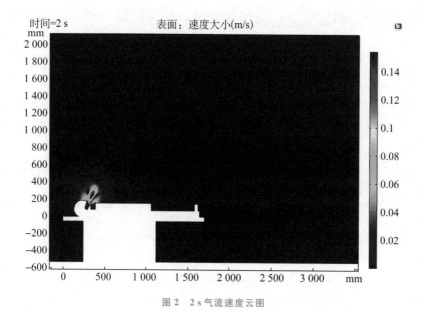

图2   2 s气流速度云图

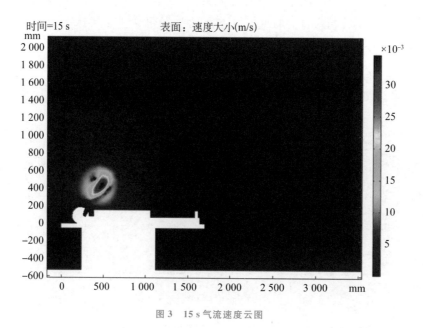

图3   15 s气流速度云图

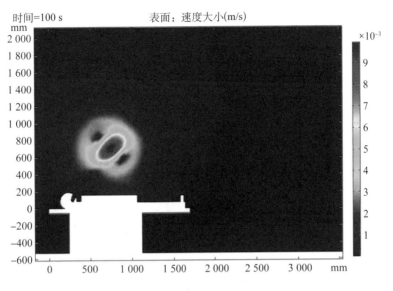

图 4　100 s 气流速度云图

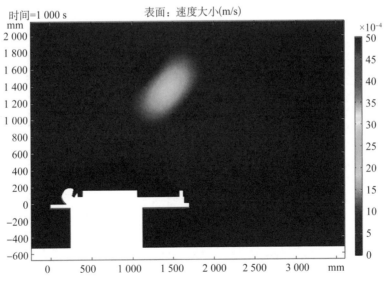

图 5　1 000 s 气流速度云图

（3）不同时刻粒子运动分布（粒子颜色表示颗粒直径大小）见图6～图13。

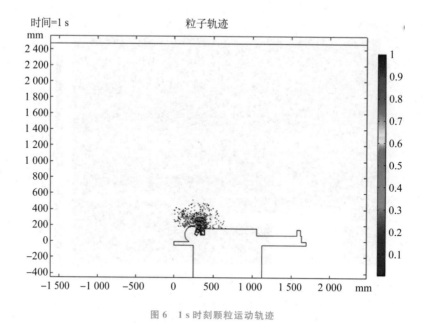

图6　1 s时刻颗粒运动轨迹

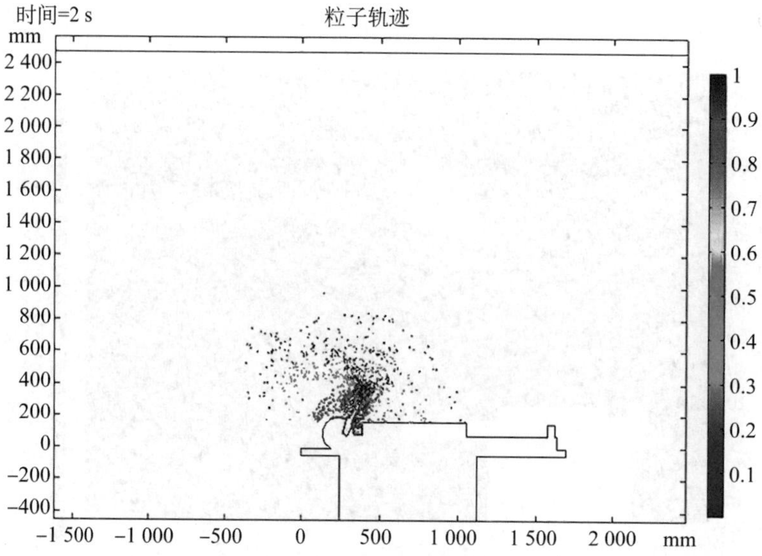

图7　2 s时刻颗粒运动轨迹

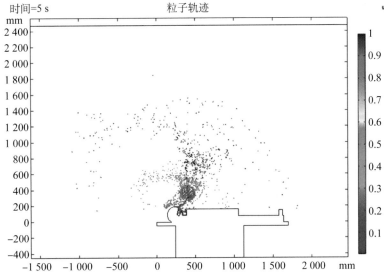

图 8　5 s 时刻颗粒运动轨迹

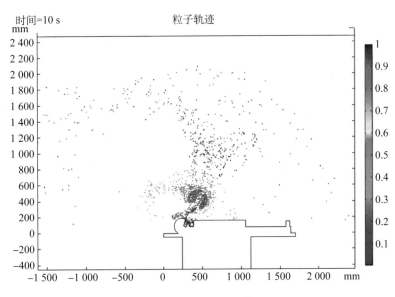

图 9　10 s 时刻颗粒运动轨迹

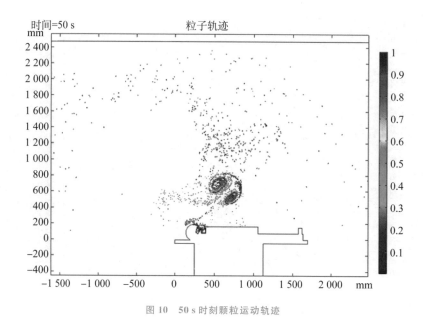

图 10　50 s 时刻颗粒运动轨迹

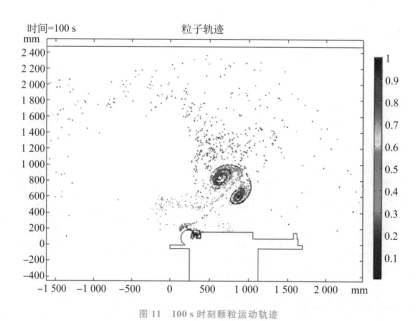

图 11　100 s 时刻颗粒运动轨迹

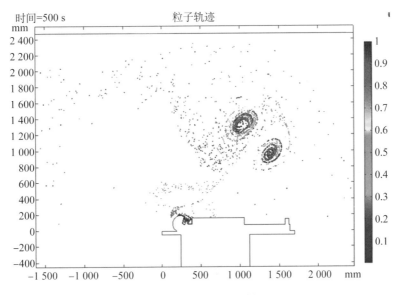

图 12　500 s 时刻颗粒运动轨迹

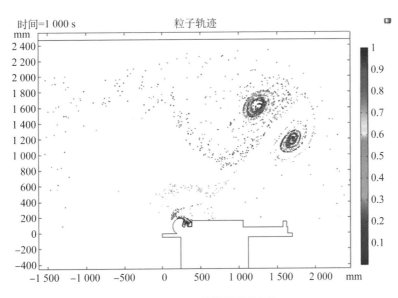

图 13　1 000 s 时刻颗粒运动轨迹

（4）分析：从速度云图中可以看出，口腔呼吸产生的气流在空气中传播还是比较慢的，而且运动的距离越远，速度衰减得越小。从颗粒运动轨迹来看，1～5 s内，直径为 1 000 μm 的大颗粒在获得初速度之后，挣脱了流场对该颗粒的曳力快速地向上方及四周运动，受流场的影响很小。很快运动范围扩散到水平方向距离 1.8 m，高度方向 2.2 m。反观 1～500 μm，它们的运动规律受流场的曳力影响很大，几乎跟随着气流的运动。最终在 1 000 s 时刻，直径在 1～500 μm 颗粒运动的范围为水平距离 1.7 m，高度为 1.8 m。考虑到直径 1 000 μm 这种大颗粒数量不可能这么多，所以结果只取 1～500 μm 颗粒运动范围。

（5）小结：水平方向最远喷溅距离为 1 700 mm，距操作诊疗约 1 300 mm处的垂直方向喷溅高度达 1 800 mm。这与文献给出的结论非常接近，也间接证明该仿真的可靠性。

2.2　口外负压下气溶胶运动规律研究

（1）工况 2：口外负压、无空调送风。

工况 2 我们重点关注口外负压装置可以吸收多少气溶胶以及口外负压装置不同方位、不同距离布置时对吸收气溶胶有何影响。计算如图 14 所示。

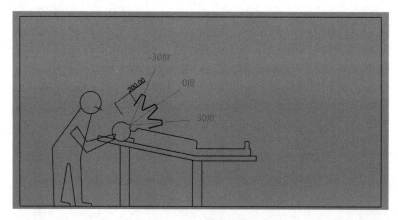

图 14　工况 2：口外负压装置布置图

对于工况 2 给出以下假设：①口腔治疗时手机高速旋转产生的飞沫和气雾、石膏模型和义齿打磨产生的大量复杂污染粉尘沿着口腔喷射出时是均匀的；②喷粉洁牙时会产生高速喷沙、液体和唾液混合流，文献指出喷粉洁牙时产生的高速喷沙、液体和唾液混合流对口腔诊室会造成污染，但是未指出高速为多大速度，故我们假定取 5 组 10 m/s、20 m/s、30 m/s、40 m/s、50 m/s；③检测口腔正上方 1.1 m 位置吸附颗粒数量为逃逸颗粒。

当口外负压装置布置距离人体口腔 20 cm，负压装置正对着口腔位置定义为 0°，如图 14 所示。口外负压装置出口气流速度为 34 m/s。流场如图 15 所示。

粒子入口速度 30 m/s，释放时间间隔 0.01 s，释放 50 次，每次释放粒子数为 100 个，入口粒子直径分布为 1 μm、10 μm、50 μm、100 μm、250 μm、500 μm。粒子不同时刻释放过程如图 16～图 21 所示。

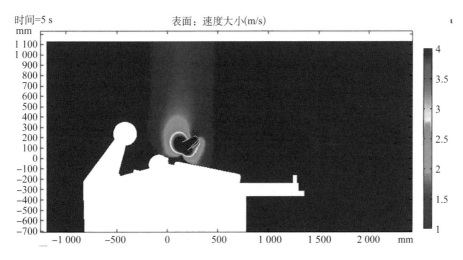

图 15　口外负压气流速度云图

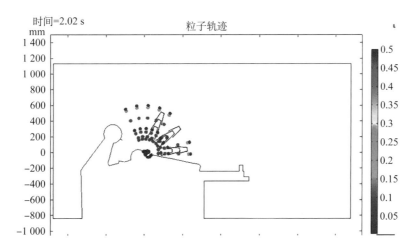

图 16　0.02 s 时刻粒子轨迹图

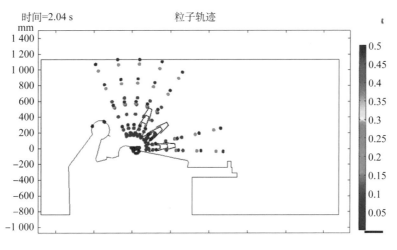

图 17　0.04 s 时刻粒子轨迹图

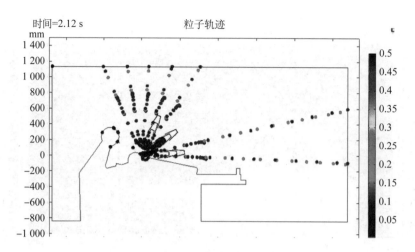

图 18　0.12 s 时刻粒子轨迹图

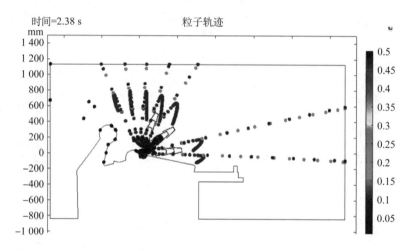

图 19　0.38 s 时刻粒子轨迹图

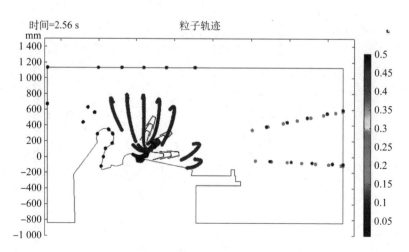

图 20　0.56 s 时刻粒子轨迹图

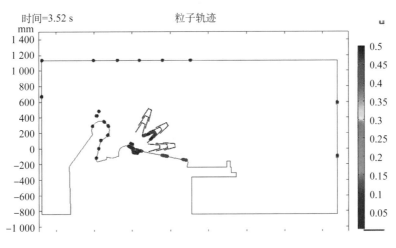

图 21　1.52 s 时刻粒子轨迹图

（2）结果分析：从粒子轨迹云图里可以发现，粒子直径 250 μm、500 μm 当获得 30 m/s 初速度时，可以挣脱流场的曳力运动到流体区域以外的室内空间中，检测到逃逸的颗粒数量为 6 200 个，总共释放的颗粒数量为 30 600 个，故口外负压装置吸收率 30 600 − 6 200/30 600 × 100% = 79.7%。

表 1 列出了 0°角下粒子在不同初始速度下、口外负压装置离口腔不同距离下的负压装置吸收率。

表 1　在 0°角下负压装置吸收率

	距离 20 cm	距离 30 cm	距离 40 cm
粒子速度 10 m/s	89.8%	89.7%	87.61%
粒子速度 20 m/s	79.9%	79.7%	75.5%
粒子速度 30 m/s	79.7%	79.67%	74.51%
粒子速度 40 m/s	79.5%	79.58%	73.86%
粒子速度 50 m/s	72.5%	71.7%	66.34%

表 2 列出了 30°角下粒子在不同初始速度下、口外负压装置离口腔不同距离下的负压装置吸收率。

表 2　在 +30°角下负压装置吸收率

	距离 20 cm	距离 30 cm	距离 40 cm
粒子速度 10 m/s	90.22%	80.06%	85.46%
粒子速度 20 m/s	80.4%	80.07%	77.12%

	距离 20 cm	距离 30 cm	距离 40 cm
粒子速度 30 m/s	80.06%	79.28%	76.93%
粒子速度 40 m/s	80.4%	79.0%	76.96%
粒子速度 50 m/s	73.2%	72.2%	69.93%

表 3 列出了 -30°角下粒子在不同初始速度下、口外负压装置离口腔不同距离下的负压装置吸收率。

表 3　在 -30°角下负压装置吸收率

	距离 20 cm	距离 30 cm	距离 40 cm
粒子速度 10 m/s	89.54%	88.56%	87.91%
粒子速度 20 m/s	79.9%	78.56%	76.8%
粒子速度 30 m/s	79.67%	78.48%	76.5%
粒子速度 40 m/s	79.41%	78.27%	76.54%
粒子速度 50 m/s	75.65%	73.86%	71.08%

从表 1～表 3 这三表中可直观地发现,粒子出口速度越快、粒径越大越容易挣脱负压对粒子产生的曳力而逃逸到流体域外部(室内空间)。当粒子初始速度为 50 m/s 时,直径小于等于 50 μm 的粒子可以完全被吸收;当粒子初始速度为 20～40 m/s 时,直径小于等于 100 μm 粒子可以完全被吸收;当粒子初始速度为 10 m/s 时,直径小于等于 250 μm 粒子可以完全被吸收;故气溶胶(粒径<50 μm)几乎都被吸收,只有大颗粒、液体会有逃逸到室内空间。如图 22、图 23 所示。

其他两个指标角度和距离,从结果来看其实对于吸收率来说表现并不明显,其实本质上来看,是当负压产生的流场对于颗粒的曳力作用大于颗粒获得初始动能时,颗粒将无法逃逸。从流线图中可以看出,口腔上方的气流流线已经覆盖了上部空间,调节距离和角度气流依然会覆盖空腔上部空间。

(3) 小结:口外负压装置设置角度从 -30°到正 30°都可以,距离从 20 cm 到 40 cm 也可以,这样对于医生来说,控制负压装置就不需要那么严格,可调控的范围还是比较大的。至于高速(大于等于 50 m/s)产生的颗粒(直径大于等于 100 μm)是无法捕获的,除非采用更大的负压装置,该结论与文献一致(文献表述:尤其是喷粉洁牙时产生的高速喷沙、液体和唾液混合流,应用综合治疗机的强吸引器头也很难将其完全吸走,导致其散布于诊室环境中,对诊室环境的污染很严重)。

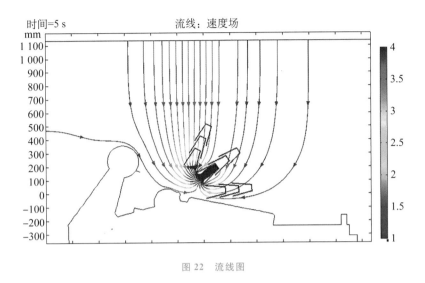

图 22　流线图

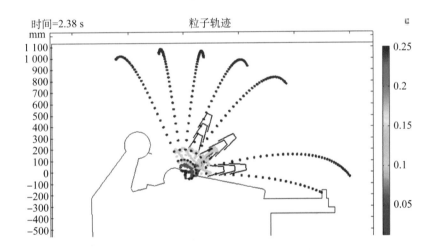

图 23　粒子初速度 10 m/s，直径 1～250 μm 粒子运动轨迹

2.3　空调"上送风、侧下回风"时气溶胶运动规律研究

（1）工况 3：空调上送侧回，无口外负压状态。

工况 3 我们取某一个典型的房间为研究对象，考察空调在上送侧回的情况下，口腔喷射出的颗粒（粒径取 1 μm、10 μm、20 μm、50 μm、100 μm、200 μm）在气流作用下的运动情况。房间、病人和医生位置如图 24 所示。

工况 3 边界条件：空调上部为速度入口，V_inlet 等于 2. 411 m/s，侧边回风速度为 1. 276 m/s，门和走廊的边界条件为压强 0 Pa，房间隔板、地面、病人、医生和躺椅都是无滑移边界条件。现在将速度入口设为变量，分为 0. 5 m/s、1 m/s、1. 5 m/s、2 m/s、2. 411 m/s。流线图如图 25～图 28 所示。

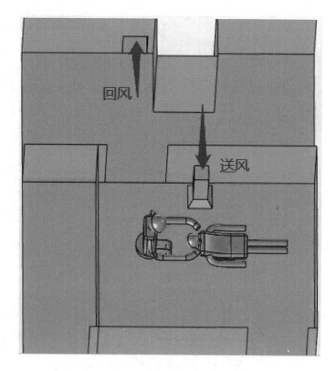

图 24 工况 3 医生、病人布置示意图

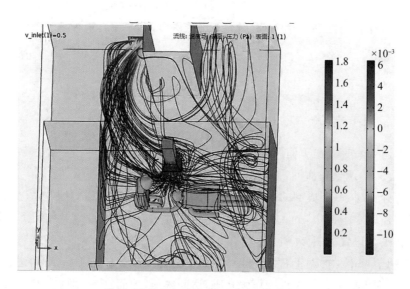

图 25 工况 3:入口速度为 0.5 m/s 的流线图

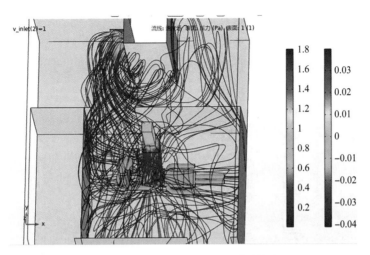

图 26　工况 3:入口速度为 1 m/s 的流线图

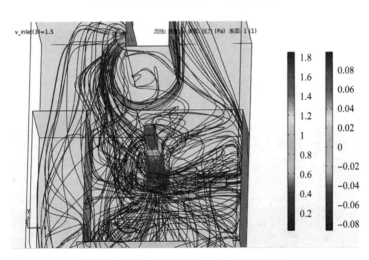

图 27　工况 3:入口速度为 1.5 m/s 的流线图

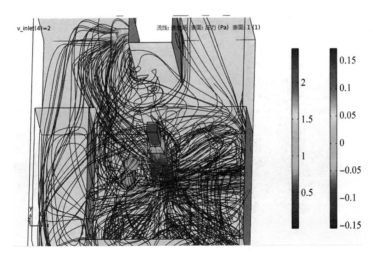

图 28　工况 3:入口速度为 2 m/s 的流线图

（2）分析：从图25～图28中可以看出，当速度入口的气流速度小于1 m/s时，气流在房间里的绕流情况不是很严重，当速度＞1 m/s时，气流冲击下来经过病人、地面之后向四面八方扩散，流线充满整个房间，在速度等于2 m/s时，流线已经经过左手边的房间，有相互交叉感染的风险。

口腔喷射出的粒子假设：

① 粒子喷射出口腔后向四周运动；

② 粒子的粒径包含1 μm、10 μm、20 μm、50 μm、100 μm、200 μm；

③ 粒子受到重力和空气曳力的作用；

④ 粒子接触所有的壁面都被黏附；

⑤ 粒子的初速度为5 m/s。

下面列出不同速度下粒子的运动轨迹。

小结1：如图29所示，粒子随气流从右侧隔板上方流到走道，然后流到空调出口。经历的总时间700 s，大部分粒子依然黏附在病人身上和地方，出口处粒子吸收率16％。

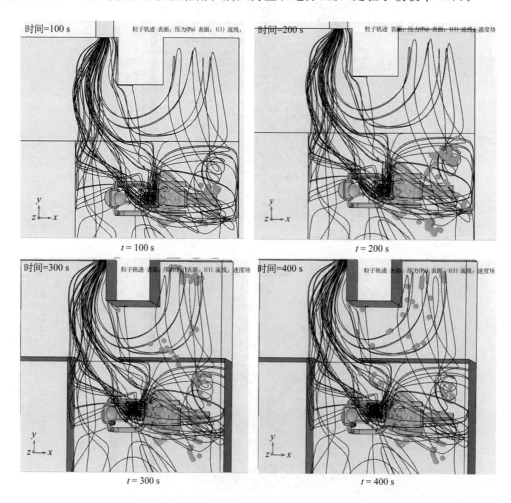

$t = 100\text{ s}$ $t = 200\text{ s}$

$t = 300\text{ s}$ $t = 400\text{ s}$

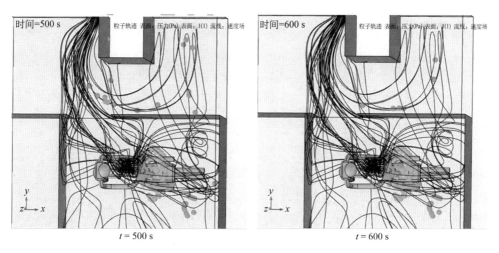

t = 500 s   t = 600 s

图 29   速度入口 0.5 m/s

小结 2：如图 30 所示，速度为 1 m/s 时，气流流线大部分都是从门位置流出然后流到出口的，有一部分气流在房间存在绕流现象，出口处粒子的吸收率 32%，其他粒子黏附在病人身上和地面上。

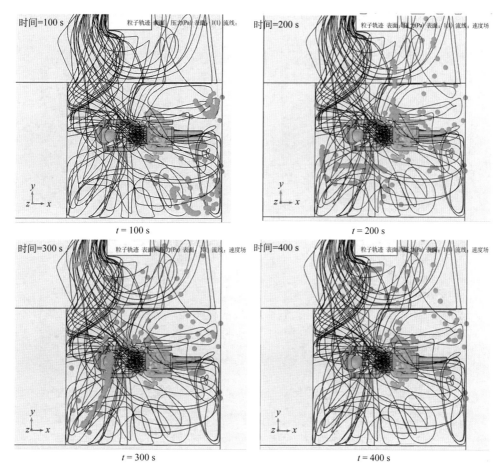

t = 100 s   t = 200 s

t = 300 s   t = 400 s

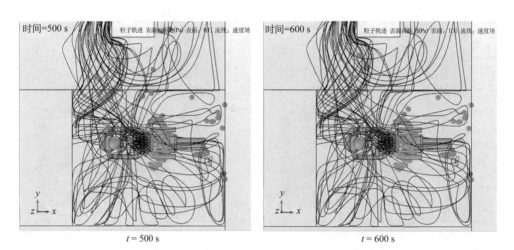

图 30　速度入口 1 m/s

小结 3：如图 31 所示，从流线上看，气流是向着四周扩散的，所以粒子的运动也是充满着整个房间，甚至有少许的粒子经过隔壁房间，出口粒子吸收率为 21.5％。

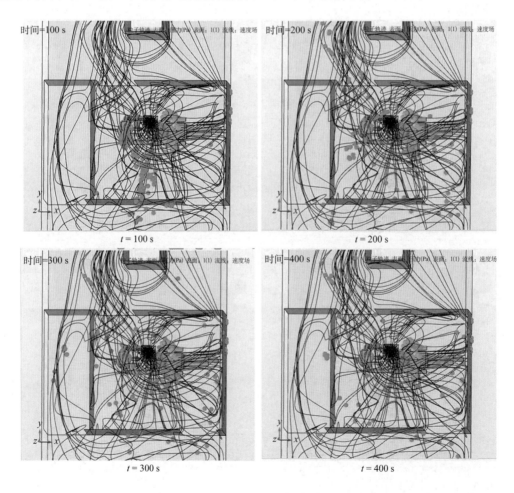

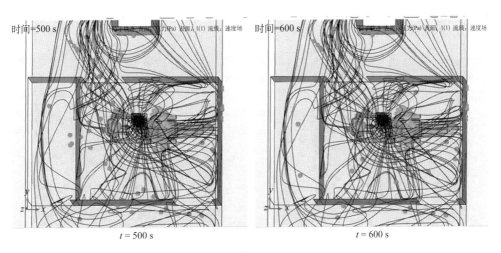

$t = 500\ s$ $\qquad$ $t = 600\ s$

图 31　速度入口 1.5 m/s

小结 4：如图 32 所示，气流流线向四周方向扩散，粒子也向着房间的四面八方运动，粒子在房间运动的时间＞1 500 s，同时还有部分颗粒流经隔壁房间，气流出口粒子吸收率为 22%。

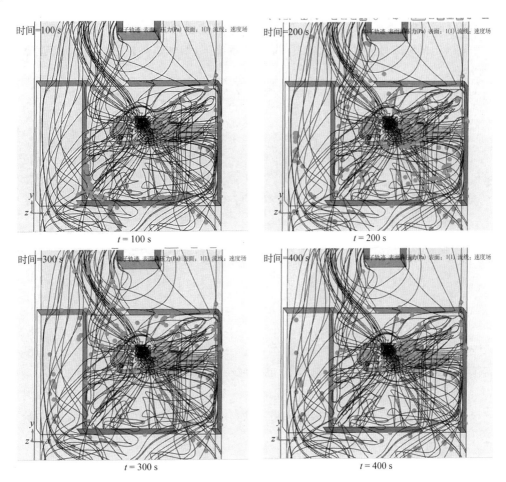

$t = 100\ s$ $\qquad$ $t = 200\ s$

$t = 300\ s$ $\qquad$ $t = 400\ s$

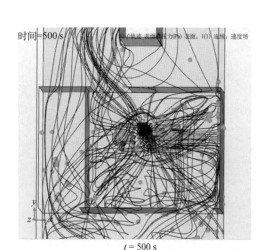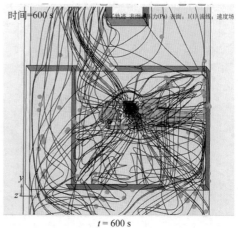

| t = 500 s | t = 600 s |

图 32　速度入口 2 m/s

2.4　空调和口外负压条件下气溶胶运动规律研究

（1）工况 4：空调上送侧回，口外负压状态。

口外负压装置在病人口腔正前方 30 cm 处，出口流速为 20 m/s，空调送风回风工况跟工况 3 一致，本研究的目的就是研究在工况 3 的情况下，增加口外负压装置，粒子的运动情况有何差别。

小结 1：如图 33 所示，粒径 1～200 μm 粒子在 6 s 时间内都被吸收。

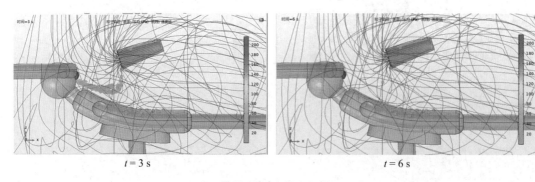

| t = 3 s | t = 6 s |

图 33　速度入口 0.5 m/s

小结 2：如图 34 所示，受上部空调送风的影响，有部分颗粒没有被吸入口外负压装置，而是受到上部气流的影响在房间内流动，在 600 s 时间内还未都被吸收。

小结 3：如图 35 所示，未被吸收的粒子有部分流经隔壁房间，经过 700 s 粒子被完全吸收。

小结 4：如图 36 所示，未被吸收的粒子有部分流经隔壁房间，经过 800 s 粒子被完全吸收。

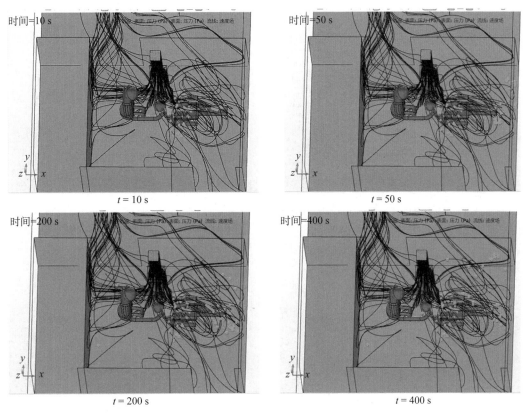

图 34　速度入口 1 m/s

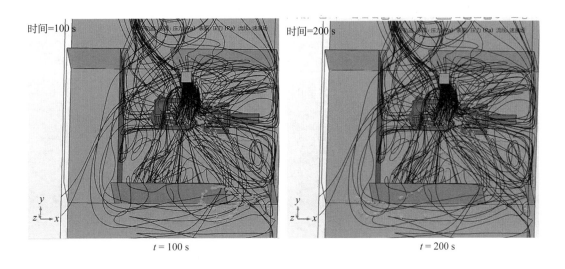

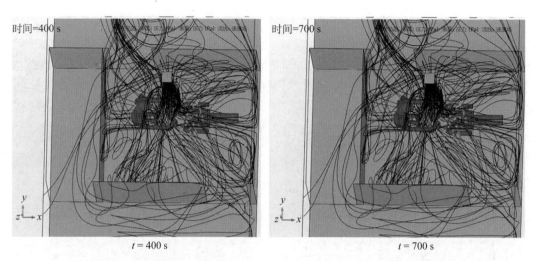

t = 400 s　　　　　　t = 700 s

图 35　速度入口 1.5 m/s

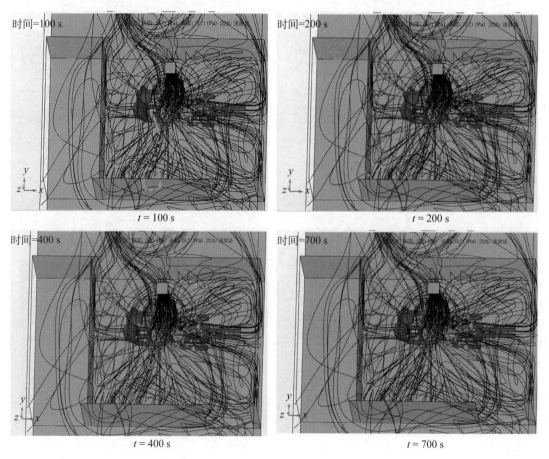

t = 100 s　　　　　　t = 200 s

t = 400 s　　　　　　t = 700 s

图 36　速度入口 2 m/s

（2）小结：在空调上送下回的工况中入口速度大于 1 m/s，粒子都会流经隔壁房间，会引起交叉感染，故建议入口速度不宜大于 1 m/s，建议空调流量改成可调的，同时口外负压装置也能最大程度地吸收粒子；但是房间内的绕流现在还是比较严重，根本原因在于空调送风口尺寸 240 mm×240 mm 太小，气流冲击下来范围比较窄，建议散流器尺寸应大于等于 500 mm×500 mm，使得气流吹下来更缓慢，覆盖范围更广，可以大范围压制粒子，同时速度小，房间内的绕流现象会小很多。

3. 结语

课题组以上海市口腔医院闵行院区建设项目为例，阐述基于 BIM-CFD 仿真模拟技术的口腔医院诊疗空间建设研究的典型应用，为口腔诊疗空间空调的送风方式、房间的隔断距离和高度、口外负压系统等提供数据支撑，可为同类工程项目的建设提供参考和借鉴。

（撰稿：上海市口腔医院　潘阳）

1. 引言

随着我国整体医疗规模的不断扩大，医院基础设施运维的能耗及成本也逐渐上升，尤其是向发热量较大的大型医疗设备长期常年供冷的空调系统等，是医院能耗的主要对象之一。在当前国家倡导建成"资源节约型社会"和"环境保护型社会"的宏观大环境下，为适应新时代医疗发展、服务人民健康的升级需求，对医院（尤其是占主导地位的公立医院）基础设施运维的节能降耗提出更高的要求，因此通过新方法来降低医院空调系统能耗成为当下急需解决的问题之一。

当前国家正陆续颁布相关纲领要求及宏观政策。2020 年 9 月 22 日，国家主席习近平在第七十五届联合国大会上宣布："中国将提高国家自主贡献力度，采取更加有力的政策和措施，二氧化碳排放力争于 2030 年前达到峰值，努力争取 2060 年前实现碳中和。"2020 年 12 月，国家卫生健康委会同中医药局联合印发了《关于加强公立医院运营管理的指导意见》，要求加强后勤管理，强化能耗管控。2021 年 6 月，国家机关事业管理局、发展和改革委员会根据《中华人民共和国国民经济和社会发展第十四个五年规划和 2035 年远景目标纲要》，出台了《"十四五"公共机构节约能源资源工作规划》，要求坚持绿色转型、创新驱动，促进公共机构事业发展绿色低碳转型。

在国家上述纲领要求及宏观政策精神的引领及指导下，复旦大学附属中山医院（以下简称"中山医院"）作为国家医疗卫生服务体系的国家队和排头兵，积极探索和实践医院基础设施运维节能降耗的新方法、新思路，通过采用空气冷回收技术大幅降低医院大型超低温生物样本库空调能耗等实践案例，有效促进医院基础设施运维节能降耗工作的实际落地，并为后续在医院其他区域的进一步推广应用奠定基础、提供经验。

2. 工程案例概况

为保障中山医院医疗及科研工作的正常开展,在中山医院东院区 18 号楼地下一层设置大型生物样本库,是收集、处理、贮存和分发生物样本及相关数据以用于基础转化和临床研究的重要载体,库房区域总体建筑面积约 500 m²,配置 57 台实验室医用超低温冰箱,箱内温度可调节范围 -50℃ 至 -86℃,耗电量约为 1 200 W 至 1 400 W/h·台,发热量约为 960 W 至 1 120 W/h·台(图 1)。为保证超低温冰箱的正常运行、避免环境温度过高造成设备过载运行导致损坏,我院在生物样本库多个区域内分别安装多联机空调系统、中央空调系统进行持续性供冷,确保上述实验室医用超低温冰箱的工作环境温度≤30℃限值。

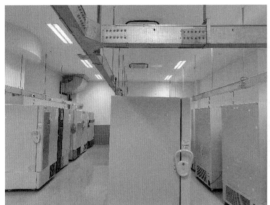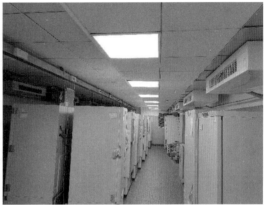

图 1 生物样本库医用超低温冰箱及空调系统

考虑到该大型生物样本库位于医院地下室,室内空间相对密闭,工作环境温度基本不易受四季温差影响,即使是室外环境温度较低的冬季,室内温度仍与其他季节相当(图 2)。

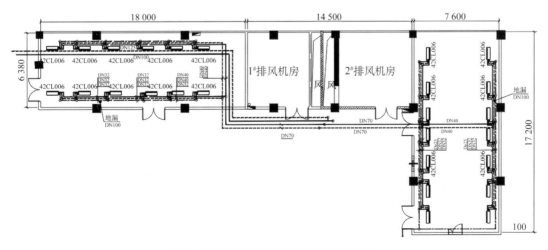

图 2 生物样本库多联机空调系统平面示意图

根据医院医疗及科研要求,57台医用超低温冰箱需长期高负荷运转,运转过程中所产生的热量很容易在密闭环境中聚集,进而可能造成室内环境温度突破限值,影响超低温冰箱的正常使用。因此,在对库房送排风系统进行升级改造前,无论冬夏季库房区域安装的空调系统均需时刻保持运转制冷,降低库房内的工作环境温度,由此产生大量空调运转能耗,既不利于节能减排,也对医院的运维成本造成较大负担。

3. 空气冷回收节约空调能耗的技术应用

为有效降低大型生物样本库空调系统能耗,经充分的研究及调研,我院于近年在上述18号楼地下大型生物样本库的排风、新风机房内设置2套排风系统、2套送(补)风系统,每套系统参数皆为风量15 000 m³/h、余压350 Pa、4 kW,其耗电量远小于现有的多联机空调系统、中央空调系统。运行上述送(补)排风系统后,可利用送(补)风系统将冬季室外低温冷空气引入室内,与室内热空气进行热交换,通过排风将室内热空气的热量传递出去,进而达到降低室内环境温度、减少空调系统制冷所需能耗的目的,提高能源利用效率。如图3、图4所示。

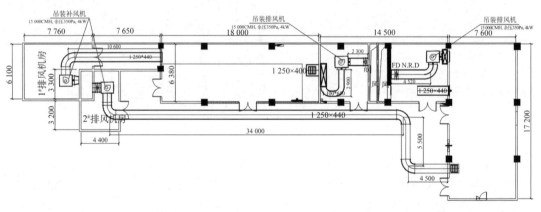

图3 生物样本库机房新增送(补)排风系统平面示意图

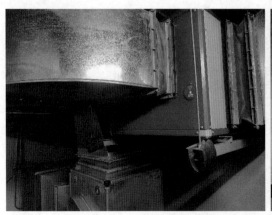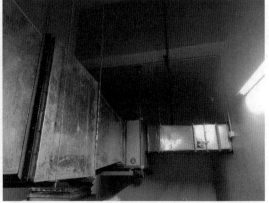

图4 生物样本库机房新增送(补)排风系统

加装并启用上述 2 套送（补）排风系统后，在冬季室外环境温度较低时，温度较低的冬季室外冷空气得以通过送（补）风系统与生物样本库的室内热空气充分交换热量，并通过排风系统将室内热空气排出室外，有效降低了超低温冰箱的工作环境温度。根据近年来的生物样本库超低温冰箱运行的实践经验，工作人员通常在每年 10 月至次年 4 月期间启动运行上述送排风系统，运行期间即使不依赖现有的多联机空调系统、中央空调系统制冷，库房内的工作环境温度也能稳定控制在 25℃以下，从而在保障所有医用超低温冰箱正常运行所需环境温度的同时，显著降低空调系统能耗。

此外，我院还在积极实践探索空气冷回收技术在医院其他冷源形式空调设备节能降耗方面的实践应用。例如我院在 8 号楼水冷机组的地下一层冷冻机房内加装 2 套不耗电的 U 形管壳换热器（图 5）以降低整体能耗，加装以前经过室外冷却塔降温的低温水需要进入耗电量较大的冷凝器进行后续循环，加装 U 形管壳换热器以后，在冬季室外温度较低（通常 10℃以下）的情况下，通过冷却水塔循环散热的低温水可不再进入散热冷凝器，而是直接在不耗电的 U 形壳式换热器中进行热交换，再进入后续循环及制冷。因此在冬季室外温度较低时可减少使用能耗相对较高的散热冷凝器，甚至用不耗电的 U 形管壳换热器直接替代散热冷凝器，从而达到降低水冷机组总体能耗的目的。

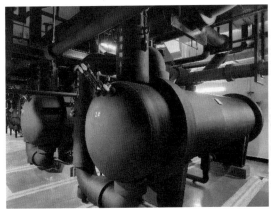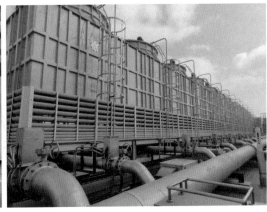

图 5　冷水机组室内 U 形壳式换热器及室外冷却塔

4. 空气冷回收节约空调能耗的管理方法

为持续评估及优化空气冷回收系统节约空调能耗的成效，我院在加装上述 2 套送（补）排风系统后，对生物样本库空调系统的用电情况进行跟踪计量，以此为基础开展相关节能效益分析及医院运维成本精细化管理，优化系统运行策略，进一步降低空调能耗。根据实际用电量数据统计，该生物样本库加装上述送（补）排风系统后在每年的秋冬春季节能效果显著，每年各个月份的实际用电量负荷情况如表 1 和图 6 所示。

表 1　生物样本库空调系统用电负荷情况表

年＼月	1 月	2 月	3 月	4 月	5 月	6 月
2020 年	50.86％	35.93％	35.01％	37.88％	65.52％	83.99％
	7 月	8 月	9 月	10 月	11 月	12 月
	94.27％	88.88％	72.26％	52.30％	41.46％	48.73％
年＼月	1 月	2 月	3 月	4 月	5 月	6 月
2021 年	53.35％	37.64％	42.51％	37.21％	64.91％	78.14％
	7 月	8 月	9 月	10 月	11 月	12 月
	96.51％	97.00％	85.88％	22.09％	37.92％	46.94％
年＼月	1 月	2 月	3 月	4 月	5 月	6 月
2022 年	51.89％	75.47％	38.06％	36.57％	46.04％	72.65％
	7 月	8 月	9 月	10 月	11 月	12 月
	100.00％	99.00％	71.72％	46.34％	37.07％	56.80％

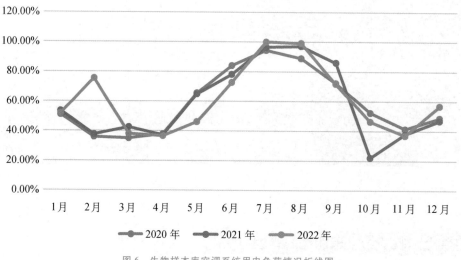

图 6　生物样本库空调系统用电负荷情况折线图

与此同时,我院正以此为契机进一步加强医院空调系统建设运维的节能方案推广及管理方法升级。

(1)进一步加强我院空调系统乃至整体医院设施节能减排工作的顶层设计,通过当前及后续节能减排工作的实践总结,逐步迭代完善与中山医院基础设施建设及运维节能要求相适应的管理体系、实施方案及规章制度,并融入后续医疗设施建设、运维的管理标准及管理要求之中,以期逐步形成医院自上而下全面参与节能减排管理。

（2）基于我院 18 号楼地下一层生物样本库的空气冷回收节约空调能耗实践经验，正计划进一步推广到后续即将开展的医院基础设施建设及运维工作之中，包括拟在我院后续拟改造的 10 号楼 100 台超低温冰箱大型生物样本库中加装类似的送排风系统，以此大幅节约冬季空调制冷的能耗。

（3）本文案例中所述的生物样本库当前仍主要靠人工根据室内外气温情况判断是否启动送排风系统，并需要人工手动操作启动及关闭。为尽可能提升节能管理成效，正计划在生物样本库安装相应的温度监测和送排风机控制系统，实时监测室外低温冷空气回收系统的运行状况和能效表现，根据事先制订的运行规则及监测数据自动启动及关闭送排风系统，及时调节系统的运行参数，确保系统在最佳状态下运行，提高能源利用效率。

（4）在上述监测及控制系统有效运行的基础上，考虑进一步制订节能控制策略，根据室内外温度、湿度和人员活动情况等因素，合理调整室外低温冷空气回收系统的运行模式和参数。例如，在低温夜间增加回收冷空气的量，减少白天高温时的回收量，以适应不同的环境需求。

（5）加强对医院基础设施运维专业技术人员的专题培训，包括对室外低温冷空气回收系统的技术培训和意识提升，使其了解系统的工作原理和节能效果，增强能源管理意识，积极参与能耗管理和节能行动。

（6）定期对室外低温冷空气回收系统进行维护和清洁，包括清理过滤器、检查和清洁热交换器等。这可以确保系统的正常运行和高效工作，避免因堵塞和污染导致能效下降。

5. 结语

在当前国家大力倡导节能减排的宏观政策精神背景下，中山医院在保障人民群众日益高涨的医疗需求的同时，在医院基础设施建设及运维方面积极践行节能减排的核心工作要求，从制度完善、工程实践、岗位教育和信息化管控等多维度提升节能减排的管理成效。本文所阐述的空气冷回收技术在医院空调系统节能的实践应用成果，就是当前中山医院节能减排工作中的典型案例，本文从对相关宏观政策背景、工程概况介绍着手，详细举例说明了空气冷回收技术在 18 号楼大型生物样本库超低温冰箱区域空调系统节能方面的技术方案、管理方法，并通过实际统计的能耗数据分析，印证了空调系统节能的实际工作成果。目前我院已计划在后续 10 号楼超低温冰箱库房等区域推广应用，同时在 8 号楼水冷机组等其他冷源形式的空调系统中也已采用类似的节能方案，为在医院后续运维中的其他节能减排工作提供借鉴、奠定基础，进一步促进了中山医院基础设施建设运维节能减排工作的实践落地。

与此同时，我院正计划在现有空气冷回收系统上增设实时监测及控制系统，根据室内外环境温度自动智能化管控节能设施，从而进一步提升空调系统节能的成效。随着通信工程与信息化技术的高速发展，5G、物联网、云计算和数字孪生等通用技术正逐步与医院基础设施建设及运维工作深度融合，未来可期将进一步促进全院能耗监测与控制、提高能源利用率、降低能耗成本等方面的实践应用，也是未来医院基础设施建设及运维发展的重要趋势。

（撰稿：复旦大学附属中山医院　吕岳祥　裘兴骏）

"三院一体"下的采资平台搭建路径和实践

1. 引言

党的二十大报告强调，"教育、科技、人才是全面建设社会主义现代化国家的基础性、战略性支撑"。深刻把握教育、科技、人才"三位一体"是推进中国式现代化的客观要求，强化新时代教育、科技、人才工作融合发展路径，形成新时代教育、科技、人才"三位一体"推进策略。

浙江大学和义乌市高瞻远瞩，在 2009 年签订了共建浙江大学附属第四医院（以下简称"浙大四院"）的协议，顺应了习近平总书记提出的"优质医疗下沉"的号召，作为浙江大学医学院附属医院的一员，浙大四院得到了浙江大学和其他兄弟医院的大力支持，于 2014 年年底开张，2021 年顺利通过了三甲医院评审，2022 年在全国公立三甲医院排名 63 名。随着医院的快速发展，浙江大学和义乌市政府再次携手，在义乌市委、市政府的支持下，成立了浙江大学国际健康医学研究院和浙江大学"一带一路"国际医学院，"三院一体"的发展模式应运而生，从临床需求导向出发，创新人才教育体系培养，搭建科学研究平台。浙大四院充分发挥浙江大学的品牌优势，朝着"更高质量、更加卓越、更受尊敬、更有梦想"的中国特色世界一流医学中心目标，形成"医、教、研"三驾马车同时驱动的办学办医和研究模式。

随着三院的快速发展，采购规模逐渐扩大，种类增多，采购的数字化管理工作重要性愈发凸显。为深入贯彻习近平总书记关于全面深化改革的重要论述精神，响应"数字浙江"的战略目标，浙大四院从整合招标、合同、资产管理一体化着手，建立"三院一体"的采资管理系统。

2. "三院一体"采资系统的构思

2.1 "三院一体"采资主体说明

所谓"三院一体"有三个主体，一是浙江大学医学院附属第四医院，二是浙江大学国际健康医学研究院,三是浙江大学"一带一路"国际医学院。所谓"一体",一是地理区域分布,三院均在义乌市,浙大四院坐落在国际商贸城边,国际健康医学研究院位于诚信路,"一带一路"国际医学院选址佛堂双江湖科教园区。二是三院组织架构一体,2021年12月浙江大学党委发文,正式任命浙江大学医学院附属第四医院和浙江大学"一带一路"国际医学院(筹)领导班子,一套班子,统一管理。三是三院发展远景一致,围绕共同建设"高水平 国际化、研究型"国际一流医学中心一体发展。

"三院一体"是由三个不同性质的单位所组成,医院是医疗事业单位,上级主管部门是卫健局;医学院是浙大医学院的二级学院,上级主管部门是教育局,研究院是科研机构,暂不纳入政府采购管理。如何在不同性质单位之间求同存异,在同一套系统下顺利运行,值得我们探究。

2.2 采资系统架构

医院之前的采资流程分散在各部门,比如采购计划审批流程由党政办主管,预算审批和付款审批由财务部主管,合同监督管理由内审办负责,采购权限又分散在总务科、临床医学工程科、信息科,因此要整合多个部门的业务至一个系统,是件困难的事。经过前期反复沟通和协商,最终将预算管理、采购管理、合同管理、付款验收管理和资产管理等几个环节集成到采资系统,基本实现了采购和资产的全生命周期管理模式。

3. 具体实施中存在的问题和解决方案

3.1 统一登录口以及人事系统、财务系统接口对接

目前各高校及医院都逐步踏入采购信息化的管理阶段,各系统供应商提供的系统登录模式基本以 http 的网址居多,但由此产生的问题是每个单位会产生一个独立的网址,登录各单位的采资系统需要通过不同的接口或网址进入(比如 http://172.17.40.136/sfw/)(图1),此

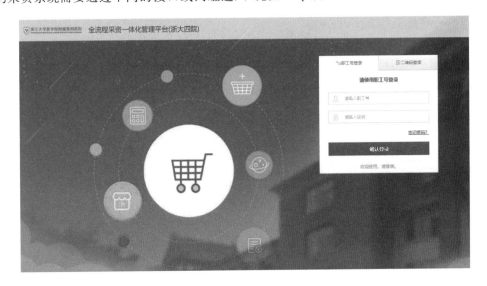

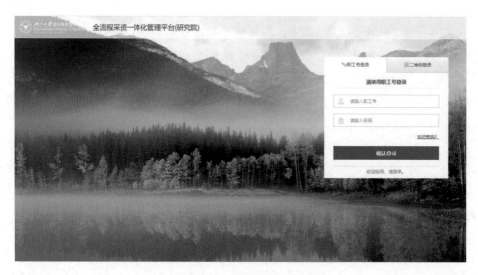

图 1　医院和研究院从不同入口登录

种登录方式给同一人在不同的单位有不同角色的员工带来极大不便,同时也无法体现"三院一体"的架构模式,因此我们将采资系统的登录口搭建到钉钉办公平台,实现一个入口进入不同单位的采资系统(图 2);此外,基于钉钉平台的通讯录由人事主管部门统一更新,也解决人员入离职、岗位调动等人事信息变动情况下的单独数据手动更新。

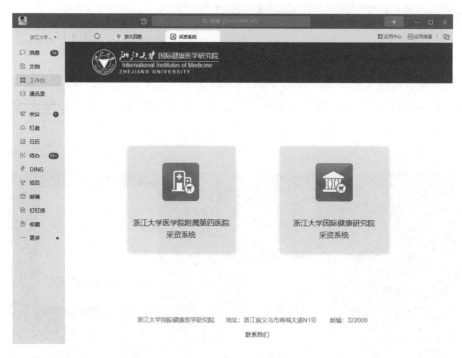

图 2　钉钉统一入口登录

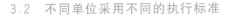

3.2　不同单位采用不同的执行标准

因浙大四院、研究院、国际医学院各单位的性质存在差异,采购执行依据、资产分类标准也随之存在不同。如浙大四院属医疗事业单位,上级主管部门为义乌市卫健局,所参照的采购管理制度除《中华人民共和国招标投标法》《中华人民共和国政府采购法》《政府采购非招标采购方式管理办法》等基本法律法规以及《浙江省招标投标条例》《浙江省政府集中采购目录及标准》等省级文件外,还需执行《义乌市关于规范政府采购管理的若干意见》实施细则;而研究院的资金来源不属于财政拨款,其采购不受限于政府采购的约定,可以参照也可以通过院内班子会议制定标准;国际医学院更加特殊,其属于浙江大学医学院的二级学院,其采购标准可参照省级文件以及教育部文件。因执行标准不一致,其采购权限和采购方式亦有不同,比如浙财采监〔2022〕13号文件中规定采购限额标准:(1)货物、服务类项目:省级、杭州市本级(不含市辖区)及宁波市本级(不含市辖区)100万元,市级(杭州市本级、宁波市本级除外)50万元,县级30万元。(2)工程类项目:省级、杭州市本级(不含市辖区)及宁波市本级(不含市辖区)100万元,市级(杭州市本级、宁波市本级除外)80万元,县级60万元。浙大四院需按照货物、服务类项目分散采购限额50万元(市级)的标准执行,而国际医学院可按照分散采购限额100万元(省级)的标准执行。

另外,在资产分类执行标准上也存在不同,浙大四院的资产分类标准执行财政局颁发的《固定资产等资产基础分类与代码》(GB/T 14885—2022),而国际医学院执行教育部颁发的《高等学校固定资产分类与代码》(JY/T 0624—2018)。因此我们在实际操作中,在"资产建账"模块设置"财务分类号"(即GB/T 14885—2022标准)和字段和"国标资产分类号"(即JY/T 0624—2018标准)字段;浙江大学国际健康医学研究院的资产编码和资产分类号参照"国标资产分类号",医院的资产编码参照"财务分类号"。

因此我们在搭建系统初始数据库和优化功能时要结合不同的政策、制度、标准,将国家、省市级、院内的制度都融入系统中,通过信息化规范采购、监督采购制度执行。

3.3　优化各部门对新系统使用体验度

新系统能否推行成功,关键在于系统功能设置的人性化,能否优于以前的系统,让用户在使用上得到最大的便捷。因此我们组织相关部门多次开展系统功能讨论,不断优化功能模块。

3.3.1　预算管理模块

预算管理是采购的第一步,也是资金使用的重要环节,为了加强预算的使用和管理,我们将预算审批、合同签订和付款审批环节的资金使用情况形成闭环管理。采购申请提交时,校验采购申请是否超出经费额度(经费总额－成交金额)。此外,为了方便各使用科室知晓本部门的年度预算,我们将预算清单导入预算管理模块,让使用科室能够清楚知晓预算使用情况。

3.3.2 采购管理模块

规范采购申请入口是我们需求调研的重要环节,申请入口和我们的采购审批流程息息相关。以往使用科室在 OA 系统发起采购申请时,因不清楚采购相关规范和制度,在填写采购申请内容时需要咨询主管部门,这给主管部门和使用科室都带来很大的工作量。申请入口的规划需要考虑多方面的因素,如:采购类别、组织形式、采购方式、采购限额及采购的归口管理部门等,可结合院校的管理办法,具体指定相应的入口。因此我们将采购限额和采购方式等直接嵌入系统,使用科室只需知晓项目的采购项目类型、预算和采购需求,就能轻松发起采购申请(图 3)。采购申请入口,每一级和每一个入口都可配置不同的提示信息,目的是让采购人清楚明了什么情况下走什么入口发起申请。为了页面美观,以及不增加使用科室选择的难度,入口的层级建议最多不超过 4 级。

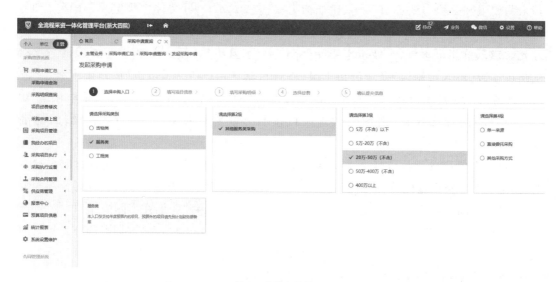

图 3　采购申请界面

另外,我们将采购组织形式及采购方式也具体细化,为新手提供更多的学习信息。组织形式及采购方式主要分为:(1)政府集中采购——公开招标、邀请招标、竞争性谈判、竞争性磋商、单一来源、询价和政采云;(2)委托代理采购——公开招标、邀请招标、竞争性谈判、竞争性磋商、单一来源和询价。

3.3.3 合同管理模块

除了完成常规的合同签订流程,为了更好地对采购业务进行统计分析,我们在合同登记页面设置了许多字段,比如"合同的名称、合同的双方主体、合同金额、维保期限、采购项目编号、采购项目名称、采购计划单号、采购方式、乙方项目负责人、项目负责人联系电话、项目负责人邮箱、甲方联系人、联系电话、联系邮编、开户行、银行账号、联系地址、采购物资名称、单价、数量、是否外贸、品牌、规格型号、生产厂家、技术参数、质量标准、验收要求及售后服务等。"

同时支持填写合同总价时校验是否超过预算,合同明细清单每项小计相加是否等于合同总价,这也在一定程度上避免我们在拟定合同时单价、总价计算错误的情形。此外,正式合同底部增加水印,避免会签审批通过的合同版本被修改。

3.3.4 验收付款模块

目前我们仍然采用线下验收签字的方式,在付款申请时上传验收单。在合同签订时已经将付款计划导入合同,使用科室只需要选择相应阶段的付款计划即可发起申请,且前期相关的采购资料、中标通知书、合同都会附带至付款申请界面,大大减少了付款时需准备各种资料的时间(图4、图5)。

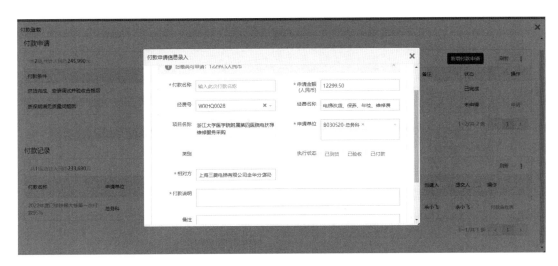

图 4 付款申请界面

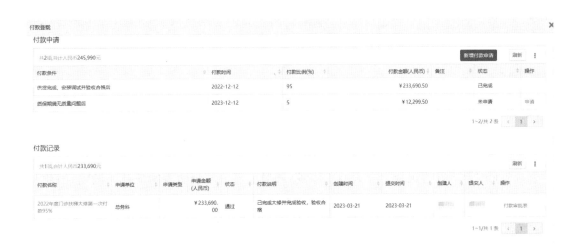

图 5 付款计划界面

4. 采资系统亮点功能

4.1 引入合同模板

为进一步规范合同签订以及避免合同执行风险,也节省合同拟定和条款审核的时间,通过前期法务审核制订了服务、货物、工程施工、工程服务(含设计、审计、监理)和工程货物等合同模板,几乎涵盖院内 80％ 以上的合同类型,为合同拟定带来极大的方便,同时也无须法务重复审核同类型合同,在很大程度上减少合同签订时间,也规避了合同执行中存在的风险(图 6)。

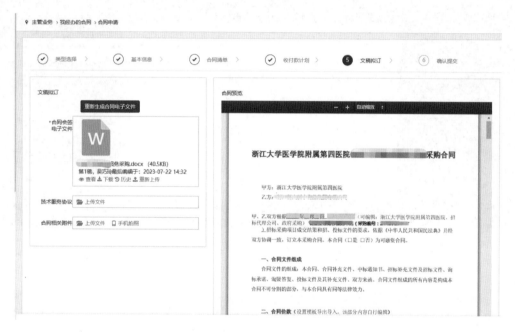

图 6 合同模板

4.2 更人性化的客服中心

参与前期系统功能制订和优化的部门和人员较少,能真正熟悉系统功能使用的也只有合同管理部门、采购部门、内审等,哪怕经过培训也无法完全悉知具体流程的操作方式,这给系统公司对接人及客服带来较大的工作量,同时也导致客服服务响应效率较低,因此起初对系统使用的推广产生了一定的阻力。为了解决这个难题,我们通过收集各使用科室对系统使用的反馈和操作方面的提问并分析,据此在"帮助中心"后台导入了使用科室和主管科室普遍关注的问题,并将频率排名较前的问题在"帮助中心"页面展现,通过优化"帮助中心"常见问题汇总及个别问题人工服务的方式,实现以自主搜索为主,人工客服答疑为辅的服务目标(图 7)。

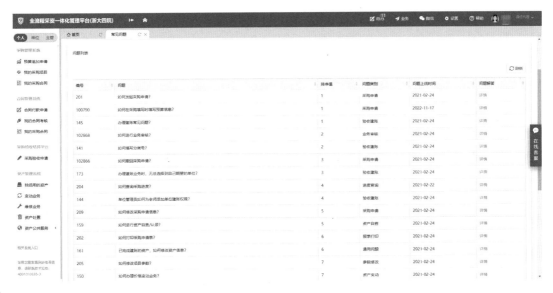

图7　常见问题汇总

5. 结语

　　以上是我们对"三院一体"采资系统搭建的实践经验,当然,我们现有的"三院一体"采资系统仍然有优化和迭代更新的空间,接下来我们仍更多地考虑线下操作和线上信息化管理如何有效相结合,将更多的人工统计、计算、分析等功能通过系统实现,信息化手段支撑线下操作和实物管理,从实际需求出发,不断优化信息功能,满足不同类别用户的需求。

(撰稿:浙江大学附属第四医院　楼笑笑　吴巧玲)

碳中和目标下公立医院能源管理探讨

1. 背景及意义

自 18 世纪工业革命以来,现代工业迅速发展带动了全球的经济发展,但传统经济增长的模式也伴随着传统化石燃料燃烧后废气的无节制排放,带来二氧化碳的持续增加和全球气候变暖等问题。21 世纪,随着人们意识到传统的经济发展模式已严重威胁到人类可持续发展时,各国都把低碳经济作为本国的发展战略,现代化的能源管理也就具有了非常重要的意义。在我国,习近平总书记曾提出"我们既要金山银山,也要绿水青山。绿水青山就是金山银山"这一重要的生态文明建设发展理念。为了应对气候变化,我国提出了"二氧化碳排放力争于 2030 年前达到峰值,努力争取 2060 年前实现碳中和"的庄严承诺,将"做好碳达峰、碳中和工作"列为国家重点任务之一。在 2021 年 4 月 22 日的领导人气候峰会上,习近平总书记再次强调了中国在生态文明建设中力争实现"碳达峰、碳中和"的重大战略决策,表明了中国在发展低碳经济模式下的坚定决心。

"碳中和"是指国家、企业、产品、活动或个人在一定时间内直接或间接产生的二氧化碳或温室气体排放总量,通过植树造林、节能减排等形式,以抵消自身产生的二氧化碳或温室气体排放量,实现正负抵消,达到相对"零排放"。而代表着公众社会形象的医院,作为能耗大户,在当下"做好碳中和"的大环境下,节能减排势必成为医院绿色发展过程中永恒的主题。如何在不影响医院医疗水平和服务质量的基础上,开辟出一条节能减排的新方法,响应国家的号召,是现代化医院亟须面对的新问题。国家卫健委曾在《关于开展建立健全现代医院管理制度试点的通知》中明确了 148 家试点医院和 14 项重点任务,其中第 9 项健全完善后勤管理再次将医院"后勤一站式"服务模式,推进后勤服务社会化,推进医院节能降耗工作,降低万元收入能耗支出作为重点探索方向。所以建立起现代化的能源管理模式对医院减少碳排放,做好碳中和有着举足轻重的意义。下面以 H 医院的能源管理经验作为切入点进行研究,以求能为现代化公立医院在碳中和目标下的能源管理建设提供一些思路。

2. 能源管理研究现状及相关理论

2.1 能源管理研究现状

国内公立医院关于能源管理的理论和实践的研究起步较晚,目前已有的主要研究内容包括对能源数据监控与统计、节能技术措施改进、节能制度管理等方面。然而由于公立医院数量众多,除了综合性医院外,还有很多专科医院,它们所涉及的能耗设施不尽相同。医院建筑虽然属于大型的公共建筑,却有别于其他大型的公共建筑,医院建筑需要 24 h 不间断运行,其能耗水平必然数倍于其他公共建筑。而且涉及的医院设施设备也因不同医院面向患者群体的不同,而存在些许差异,因此难以建立起普适所有医院的标准化能源管理体系,能源管理的举措需要因地制宜,个性化定制。由于存在这些差异性,国内的研究尚未总结出适用于公立医院的标准化能源管理体系和相关标准规范以及评价体系。

2.2 "双碳"理论

绿色低碳发展的目的是实现社会可持续发展,特别是解决经济发展与能源消耗的协调的问题。各行各业都需要从结构调整、布局优化、产业发展和能源节约等方面着手,建立起适合自身的低碳措施。

对于公立医院来说,医院可以从技术和管理两方面着手来降低碳排放,其中,技术方面包含:按照合理的能耗模型,对监测范围内的各类能耗进行分类和分项监测;实时在线监测各能源消耗情况,找出能源消耗异常值,并为能耗统计、能源审计提供数据支持;医院对重要设备设施(如变配电、暖通空调等)进行能源分项计量和数据实时在线监控,以提升医院安全保障能力等。管理方面包括:对医院的所有科室与病区实现能源 KPI 考核,实现全院的能源精细化管理,让医院全体员工都参与能源管理中,满足国家对三级甲等公立医院能源管理要求;通过该系统提供能耗分析、能耗 KPI 考核等功能,提高节能运行管理水平,提升管理效率和能源利用效率;深度分析已建成项目的能耗数据,挖掘本项目节能空间,为管理节能与技术节能提供依据,验证既有节能措施的效果,同时指导医院的节能降耗工作;等等。

2.3 科学管理理论

19 世纪末,美国工程师 F. W·泰勒提出了著名科学管理理论。讲述了运用科学方法确定从事一项工作的"最佳方法",概括为:科学,而不是单凭经验办事;和谐,而不是合作;合作,而不是个人主义。以最大限度的产出取代有限的产出。每个人都发挥最大的工作效率,获得最大的成功。用高效率的生产方式代替低成本的生产方式。主要观点包括:①科学管理的目的是提高劳动生产率。②提高劳动生产率的重要手段是用科学管理的方法代替传统管理的方法。③科学管理的核心是劳资双方在心理上和精神上来一次彻底的思想革命。

公立医院属于重点能源消耗单位,每年对能源的需求非常大。由于公立医院的公益属性,管理层往往忽视能源管理的需求,从而导致能源管理标准和方法无法与医院业务的快速发展相适应。每年大量能源被浪费,严重阻碍了医院绿色低碳可持续发展。若将 F. W·泰勒的科学管理理论运用到医院能源管理工作中去,可以很好地完善和规范医院的能源管理工作,并达到积极的效果。

科学管理理论提出管理的规范性和效率性。公立医院可以建立健全能源管理制度,明确能源管理职责,制订能源利用全过程的管理要求或规范,确立淘汰落后、实施节能技术改造及奖惩等各方面管理机制,加强节能管理,减少能源损失,提高能源利用效率。

科学管理理论提出管理的科学性和实践性。医院的节能工作不能依赖以往的传统管理理念,而应强调科学的管理理念。医院可以通过建立能源管理信息化服务中心,实现对线下服务的流程进行引导、监管和固化。利用高度信息化的各类设备、终端提供的数据反馈,为未来更加深入的能源管理数字化转型铺平道路。

3. H 医院能源管理改造前状及存在的问题

3.1 H 医院概况

H 医院是由杭州市政府按三级甲等标准全额投资建设的一所集医、教、研于一体的现代化专科医院,如图 1、图 2 所示。医院创建于 2009 年 1 月,总建筑面积约 10 万 m^2,拥有 1 号楼和 2 号楼两幢主要医疗综合楼,该两幢楼同时也是医院主要的耗能建筑。其中 1 号楼为地上 16 层,地下 1 层框架结构建筑,2003 年投入使用;2 号楼为主楼地上 14 层,裙楼地上 5 层,地下 3 层框架结构建筑,2020 年 6 月投入使用。

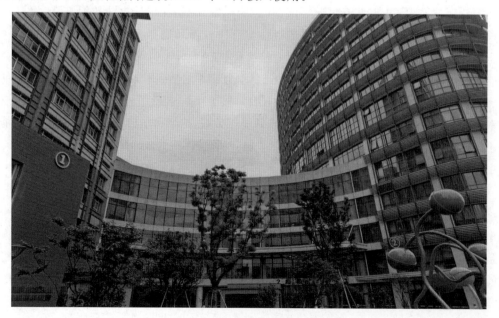

图 1　医院 1 号楼与 2 号楼实景

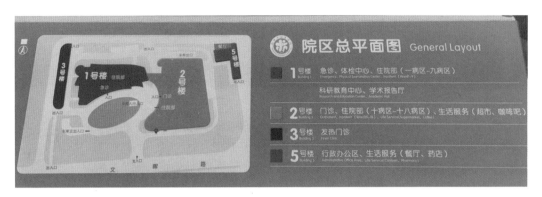

图 2　医院院区总平面图

3.2　H 医院能源管理前状及存在的问题

要做好医院的"节能减排"工作,首先要做的便是核算碳排放情况,摸清医院碳排放的家底。这是做好医院"碳中和"的第一步。在 2020 年以前,医院的主要业务都集中在 1 号楼,1 号楼是整个医院最主要的能耗建筑。2020 年 6 月,医院 2 号楼正式投用。除了临床的业务规模、门诊量在后疫情时期稳步提升外,整个医院后勤所管辖的人员、设备、空间也同比大幅增长。医院现有的重要运行机房与设备包括变配电、暖通空调、锅炉房和电梯等也因 2 号楼的扩展而同步投入运行,2023 年,医院的业务量有了明显的提升。通过前期的调研发现,医院的碳排放包含了直接排放和间接排放两方面,其中直接排放主要是指化石燃料通过各种设备发生燃烧后产生的二氧化碳,具体包括锅炉设备、食堂消耗的天然气。间接排放主要是消耗外购电力产生的排放,这也是医院主要的碳排放形式,主要包括照明、中央空调(新风系统)、电梯、水泵、各类机房及各类医疗办公设备等(图3~图6)。对于医院来说,医院属于消费端,减少碳排放,做好碳中和,最主要的途径便是:调整能源消费结构,尽量减少天然气等传统化石能源消耗产生的直接排放,提高外购电力等能源的利用效率,减少不必要的消耗。

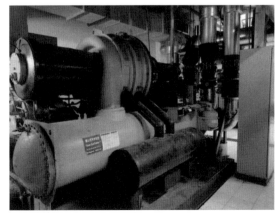

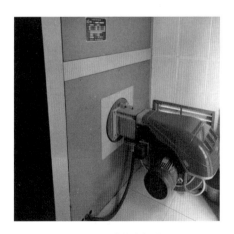

图 3　医院空调冷水机组　　　　　　　　图 4　医院热水锅炉

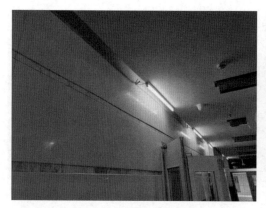
图 5 医院急诊大厅日光灯

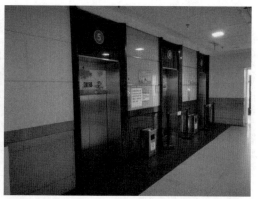
图 6 医院 1 号楼患者垂梯

下面对 H 医院 2018 年至 2022 年的电、气消耗情况分类统计,并进行详细的分析,以便对医院能源消耗改造前状态有个更直观的认识。需要特别说明的是,医院于 2019 年 12 月 10 日整体切换至新大楼高压变配电提供电能,并于 2020 年 6 月 1 日正式启用了 2 号楼,其中,1 号楼建筑面积为 30 000 m²,2 号楼耗能主要为地上部分,建筑面积为 33 246 m²。

3.2.1 电能耗

H 医院历年用电能耗分析如表 1 和图 7 所示。

表 1 H 医院历年用电能耗分析

年份	电量/Wa	电费/元	单价/元	电量增长率	kW·h/m²
2018	4 555 879.2	3 456 516.66	0.75		151.86
2019	4 350 887	2 946 711.11	0.67	−4.50%	145.03
2020	6 173 161	3 835 839.86	0.62	41.88%	97.61
2021	8 450 513	5 568 704.44	0.66	36.89%	133.61
2022	9 097 369	7 174 632.50	0.79	7.65%	143.84

3.2.2 天然气能耗

H 医院历年天然气能耗分析如表 2 和图 8 所示。

表 2 H 医院历年天然气能耗分析

年份	天然气用量/m³	天然气费用/元	单价/元	天然气用量增长率	m³/m²
2018	218 976	745 687.92	3.41		7.30
2019	275 182	1 046 009.19	3.80	25.67%	9.17
2020	289 429	967 771.38	3.34	5.18%	4.58
2021	405 426	1 430 023.54	3.53	40.08%	6.41
2022	412 609	1 974 946.26	4.79	1.77%	6.52

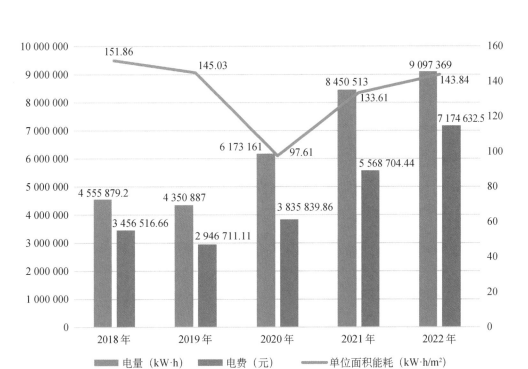

图 7 H 医院 2018—2022 年用电能耗

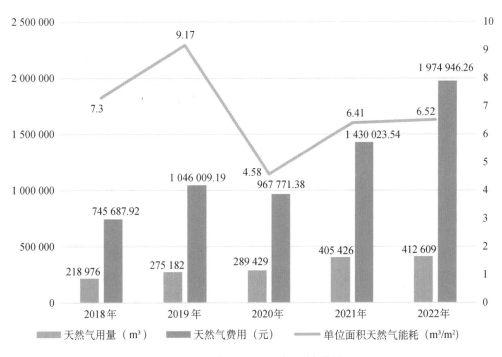

图 8 H 医院 2018—2022 年天然气能耗

由数据可见,虽然新大楼2号楼只是部分启用,未达到使用负荷的最大容量,但是耗能较大的中央空调、锅炉、电梯和水泵等仍是需要正常运行的,所以2020年、2021年医院整体的电能耗和天然气能耗都有所增加。然而,由于新大楼2号楼各设备系统较新,各项技术性能较先进,部分系统本身采用了节能的工艺且各设备系统未满负荷运行,所以单位面积能耗无论是在电能还是天然气上,都有了显著的下降,因此对于医院的老大楼1号楼来说,对其陈旧设备在一定程度上进行设备更新或者节能改造,并且建立信息化的后勤管理系统是医院进行能源管理改造的重要思路。

然而,虽然已经初步了解了医院碳排放的种类,但是由于医院能源管理存在如下几个问题,给精准核算碳排放带来了困难。

1)后勤信息化、智慧化较为薄弱

目前医院后勤信息化、智慧化建设,较于临床信息化而言相对薄弱,仅在新投用的2号楼的高低压配电房设有一套电力监控系统和针对公共区域的人防安防管控有一套视频监控系统。医院未设置能耗分类分项计量系统,无法对各分类分项能耗进行计量,无法实现能源绩效考核。且能耗数据主要依靠手动抄写,数据可靠性不高,无法达到管理目的。因此医院在整个智慧后勤信息化建设上仍有较大的提升空间。

2)业务范围扩大带来后勤管理压力

随着2号楼的投用,医院在设备与机房的安全管控上将会投入更多的精力,同时更多的后勤服务社会化外包的服务团队的引进,更是加大了医院的后勤管理难度。如何有效保障能源的精细化管理是医院后勤所面临的挑战。

3)设备设施老旧存在安全隐患

目前医院1号楼空调系统、供配电系统、热水系统等系统设备均已运行多年,设备设施老化情况严重,运行过程中存在一定安全隐患,且设备老旧会导致一定的能耗上升,因此医院1号楼后勤设备具有较大的改造空间。

4)医院节能管理工作不够精细化、系统化

目前医院能源管理工作普遍存在硬件、人员水平和现有管理制度均不能满足精细化节能管理的要求、不够系统的问题。要实施精细化管理,必然要全面了解医院的各部位的能耗情况,掌握各类能源在时间、空间上的分布规律,借助一定的信息化工具对医院的能耗进行指标量化。所以需要对医院的能耗实施分项计量和对能源消耗情况进行监测,这是所有节能管理工作的基础。

5)重点用能设备存在能效提升空间

重点用能设备缺乏节能措施,主要是源于缺乏精细化的计量和统计,无法给出进一步明确的管理要求来试行。需要对重点用能设备能耗进行计量,发掘节能空间,提升用能设备运行效率。

4. H医院能源管理问题解决策略及实施方案

针对H医院能源管理目标,并结合医院现状,通过对医院两幢综合楼各能耗系统的重要程度、能耗指数、规模等因素的初步分析,对医院以下系统的部分高能耗设备进行改造。并且制定出相应的管理方案,以便夯实医院能源管理的成果。

4.1　照明系统改造

因为医院1号楼的公区照明未采用BA系统进行管控,均为现场手动开关。故通过对医院1号楼所有灯具的更换改造,将照明系统中原有高耗能、多种类的灯具更换为高效绿色节能的新式LED灯具,节能效果明显。

4.2　电梯能量回馈系统改造

医院1号楼总共设有5部高层直梯,电梯使用较为频繁。经过现勘评估,医院直梯数量较多、使用的频率较高,楼层跨度较大,可以采用电梯能量回馈的改造方式,在医院1号楼现有的5部直梯的轿厢机房内安装电能回馈器与电能输配装置,取代原有电阻散热装置,可实现较优的节能效果。

4.3　空调系统变频改造

医院1号楼的空调系统是3台无变频控制冷却泵,通过对冷却泵进行变频改造,增加变频控制柜,可实现对其进行变频控制。

4.4　空气源热水系统改造

医院1号楼拥有2台燃气锅炉,使用时间较长,天然气能耗较高,具有较大的改造节能空间。项目将医院1号楼现有2套燃气锅炉的生活热水部分供热改为空气源热泵供热,原锅炉采暖部分保持不变。由于空气源热泵在运行的时候只需要消耗少量的电能为驱动力,以制冷剂为载体,源源不断地吸收空气中的热能,实现低温热源向高温热源的转移,再将高热能释放到水中制取生活热水,满足生活用水需求,具有环保、节能的优势。

4.5　计量仪表信息化改造

通过在低压配电室进出线安装三相网络电力仪表,楼层配电箱内安装三相导轨式电能表,供水建筑总管、楼栋分支管、楼层分支管安装远传水表,采集水电数据,再通过数据线或无线通信方式上传至能源管理系统。这样在大幅提高抄表效率的同时,也能够提高能量计量的准确率。

当然,除了以上技术方面的节能改造,医院还制订了管理方面的节能措施。医院建立了一套精细化的能源管理系统,对建筑内的电耗、水耗、空调能耗和天然气消耗情况进行全面的监视,实现全面、集中、统一的展示与管理,充分实现监管控一体化。

4.6　制订符合医院节能的管理制度

成立节能工作领导小组,负责贯彻执行国家有关节约能源工作的法律、法规、规章、政策和标准,加强日常节能管理,组织实施本单位内部能源审计、节能技术改造,开展能源计量和统计分析等。

节能工作领导小组每年制订并实施节能计划和节能措施,确保完成能耗总量控制和节能目标。节能措施应当技术上可行、经济上合理。

建立节能目标责任制,根据节能工作领导小组下达的能耗总量控制和节能目标任务及要求,科学评估节能潜力,合理分解目标,落实到相应层级或岗位,并定期组织内部考核。

建立节能奖惩制度,将能耗总量控制和节能目标完成情况与奖惩挂钩,对在节能工作中取得突出成绩的集体和个人给予表彰和奖励,对浪费能源的集体和个人给予惩罚。

4.7 设置全员参与的节能管理措施

医院定期组织全员性的节能培训,培训内容主要包括:能源、法规教育、用能现状、节能任务、能源计量管理及统计、节能途径及技术改造措施等。同时制订了一系列的节能措施,让每一个员工都树立起"碳中和,从我做起"的节能意识。

5. 结论与展望

5.1 结论

通过 H 医院能源管理体系的改造,医院可以满足国务院办公厅下发的《建立现代医院管理制度的指导意见》中健全后勤管理制度,建设后勤一站式服务及降低万元收入能耗费用支出的要求。同时,也提高医院后勤管理水平,实现对能源、设备、人员的高效管理。经统计,改造后,H 医院 2023 年上半年电、气用量分别为 400 万 kW·h 和 30 万 m^3,与 2022 年同期相比,综合节能率达 10%。为医院实现"碳中和"的目标提供了坚实的基础。综合能源服务在医院的全面应用,有助于推动浙江省乃至全国医院的能源供给侧改革,成为示范和标杆,全面提升医院的社会公共形象,为医院提供高效高品质的标准化能源管理提供保障。

5.2 展望

"碳中和"是我国未来几十年经济发展的必然趋势,面临着良好的历史机遇,但也面临着严峻的挑战。作为公立医院,我们在努力提升医院医疗水平和服务质量的同时,也要明确能源管理对医院发展的重要性,审慎分析能源结构、能源价格、技术因素等关键因素,充分有效地发挥高品质能源管理体系对绿色医院后勤运维管理的促进作用。通过加强医院能源管理,使医院各类设备向低碳化发展,同时建立健全的员工培训体系,让全员都参与能源管理的工作,使每一名员工都树立起牢固的"碳中和,从我做起,从小事做起"的节能意识。另外,还需要建立起对能源管理成果的后评价机制和畅通的市场交流平台,了解市场能源管理体系新模式,以便在能源管理工作中持续改进,实现能源管理效益的最大化。相信在各行各业的共同努力下,中国履行"2060 年前实现碳中和"的庄严目标承诺终会实现。

参考文献

[1] (美)弗雷德里克·泰勒.科学管理原理[M].马风才,译.北京:机械工业出版社,2013.

[2] 陈迎.学好"双碳"知识做好"双碳"工作[J].秘书工作,2022,(6):71-73.

[3] 中共中央宣传部.习近平新时代中国特色社会主义思想学习纲要[M].北京:学习出版社/人民出版社,2019.

[4] 刑丽峰.公共机构"碳达峰""碳中和"路径探析[J].中国机关后勤,2021,4:29-31.

[5] 邓旭,谢俊.滕飞.何谓"碳中和"?[J].气候变化研究进展,2021,17(1):107-113.

[6] 李杏,赵亮,闫晓丽.节能降耗推动降本增效——现代医院能源管理创新探索[J].中国总会计师,2022(2):176-179.

[7] 杨茜,李德英,王梦圆,等.绿色医院建筑能源管理模式的探讨[J].建筑节能,2016,44(12):92-95.

[8] 蔡刚,杨沈雷,张进博,等.能耗监管系统在既有综合医院的建设与应用[J].中国医院建筑与装备,2018,19(6):85-88.

[9] 张权,陈戎,汪红梅.医院能源管理的创新实践[J].中国医院建筑与装备,2022,23(5):63-68.

[10] 王云霞.碳中和背景下北京市医院节能减碳现状及路径分析[J].节能与环保,2021(04):34-36.

[11] 滕锦楠,陈立萍,吕品,等.医院合同能源管理实践与分析[J].中国医疗设备,2021,36(9):148-151+158.

(撰稿:杭州市儿童医院　刘莉莉　马元璟)

第一篇

工程建设

1. 引言

联合国政府间气候变化专门委员会(IPCC)在第六次评估报告中指出,人类活动是导致地球变暖的主要原因。公共建筑作为人类进行各项社会活动的场所,其总运行能耗达到 2.93 亿 kW·h,占建筑总运行能耗的 30.4%,公共建筑能耗是建筑能耗的主要部分。

充分挖掘公共建筑节能潜力,有助于推动"双碳"目标的实现。医院是特殊的公共建筑,具有全年不间断运营、用能系统复杂等特点,医院建筑能耗总量大、消耗能源种类多、用能系统及设备缺乏科学管理,存在较大的节能潜力。因此,做好医院能耗管理和提高能源利用效率对促进医院绿色发展具有重要意义。

2. 项目概况

德驭医疗马鞍山总医院始建于 1938 年 4 月,是一所集医疗、科研、教学、预防及康复为一体的三级甲等综合性医院。医院位于安徽省马鞍山市花山区湖东北路 27 号,总占地面积约 12.3 万 m²,总建筑面积约 8.27 万 m²。现有建筑多为 20 世纪 90 年代建设,能源系统设备老旧,能耗较高,亟须进行节能改造。

医院采用合同能源管理能源费用托管型模式(EMC),对其进行节能改造和运营管理。项目计划建设范围如下:电力增容、中央空调、卫生热水、蒸汽系统、能源管理平台、智慧停车系统、光伏系统等。

3. 改造宗旨、方法及目的

宗旨:安全——可靠、稳定;高效——经济、节能;绿色——环保、低碳;可持续性——拓展、延伸。

德驭医疗马鞍山总医院综合能源节能改造实践与分析

方法：对落后的制冷、采暖及热水供应模式进行优化调整；对大功率、陈旧、高能耗和不合理的设备、设施实施改造；实施设备、设施精细化管理、能耗监控平台等技术控制手段；对闲置空间进行开发利用，发展、开拓新的清洁、绿色能源。

目的：通过上述方式、方法最终达到安全、高效、稳定的运行状态和节能降耗、增加产能的目的。

4. 改造方案

4.1 电力增容

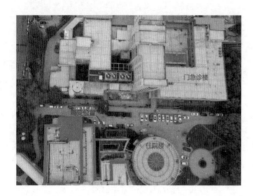

图 1　箱变位置示意图

为满足本项目新增的制冷机组、充电桩及后续医院新增设备供电，项目拟新建箱式变电站 2 台，配变容量 800 kVA。拟建箱式变电站 10 kV 采用单母线接线；箱式变电站安装位置暂考虑放在门诊楼附近，如图 1 所示。

对医院 2 路 10 kV 电源进线 10 kV 里金 6603 线和 10 kV 高潮 265 线在站外开断，分别接入新建 1# 箱变和 2# 箱变，再分别从 2 台箱变 10 kV 母线环出接入德驭马鞍山总医院开闭所。

4.2 中央空调

改造范围所涉的门急诊楼、康复中心住院楼，目前均采用吸收式溴化锂冷水机组进行冷量供应（图 2），驱动热源为锅炉提供的高温蒸汽（图 3）。原中央空调系统在夏季由燃气锅炉的蒸汽驱动溴化锂机组制冷，在冬季由燃气锅炉的蒸汽通过板换进行制热。该系统存在的主要问题有：技术已明显落后，设备效率低，运行成本极高；我国天然气资源相对匮乏，燃气价格已处于较高价位，且供应不稳定；二氧化碳、氮氧化物等排放高，与"双碳"目标不符。

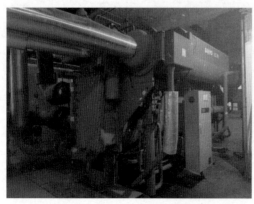

图 2　溴化锂制冷机房现状图

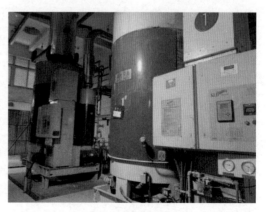

图 3　锅炉房现状图

为解决以上问题,结合医院用冷用热实际情况,实施电气化替代改造。在夏季,使用电驱动的磁悬浮冷水机组来进行制冷;在冬季,通过电驱动的空气源高温热泵进行制热。同时,空气源热泵可作为冷水机组夏季制冷的备用冷源。系统改造如图4所示。

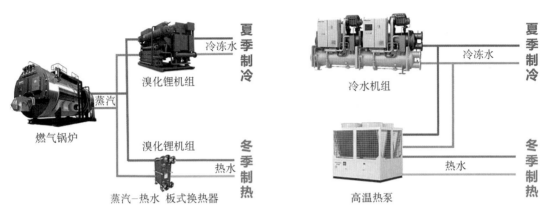

图4 中央空调系统改造示意图

4.3 空调主机配置情况

通过负荷计算及前期运行情况的调研,确定了冷水机组及空气源高温热泵的总配置容量,经充分论证后确定空调主机配置情况如下。

门急诊楼配置1台400RT磁悬浮变频离心式冷水机组 + 10台161 kW空气源高温热泵机组,住院楼配置1台600RT磁悬浮变频离心式冷水机组 + 11台161 kW空气源高温热泵机组 + 7台142 kW空气源热泵机组(图5)。其中空气源高温热泵机组能够在低环温下稳定制热,−10℃以上可出60℃热水,保障供热稳定性,同时空气源高温热泵可在夏季进行制冷,与冷水机组进行耦合后将作为夏季备用冷源(图6)。

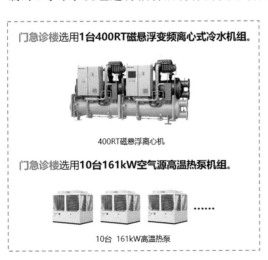
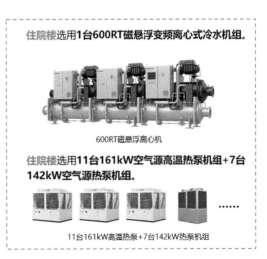

图5 中央空调配置情况

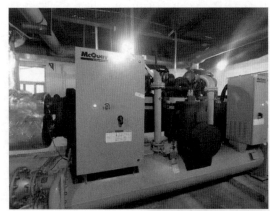
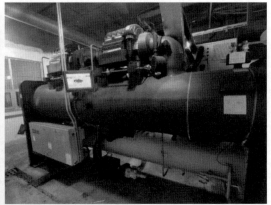
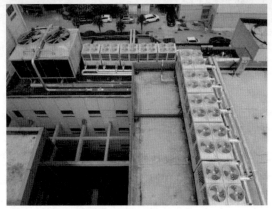

图 6　中央空调改造后现状图

4.4　卫生热水

医院现采用的生产热水的方式为燃气锅炉生产蒸汽,经蒸汽管道输送至板式换热器生产热水,再通过水泵输送至各使用单元(图 7)。

根据院区热水供给情况,构建以空气能热泵+储热水箱作为生产热水的设备,采用空气源热泵热水器,对原有燃气锅炉蒸汽换热系统进行改造替换,并保障全天候 24 h 热水供应。

建设卫生热水模块 1 套,分别供应住院楼、急诊病房、干部病房等,涉及主要额定制热量 80 kW 超低温热水热泵共 8 台、保温水箱 36 m³,热泵热水机组布置于住院楼楼顶,热水供回水管接入原有热水设备间内(图 8)。

项目后期拟建配套的卫生热水计费系统,保证对卫生热水用量进行合理收费,减少病房内卫生热水使用的浪费现象。

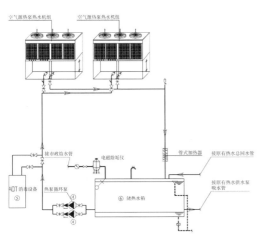

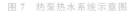

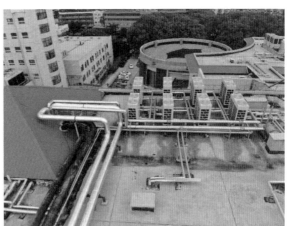

图 7　热泵热水系统示意图　　　　　　　　　　　　　　　图 8　热泵热水系统改造后图

4.5　蒸汽系统

医院现有 2 台 6 t 燃气锅炉,蒸汽供应范围:中央空调制冷和采暖系统、卫生热水系统、供应中心消毒等。在中央空调停用的季节,为维持供应中心、卫生热水供蒸汽,管线损失和蒸汽发生器维持蒸汽压力损耗很大。根据医院消毒供应中心设备能源需求,供应中心蒸汽量需求为 0.42 t/h,需求量较小。

通过采用分布式燃气蒸汽发生器设备,对原有集中式蒸汽锅炉系统进行改造,配置 0.5 t/h 燃气蒸汽发生器 2 台。燃气蒸汽发生器新设备安装于锅炉房内,采用锅炉房原有输气管线保障发生器正常供气,如图 9 所示。

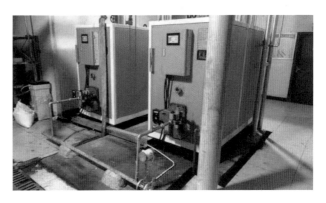

图 9　蒸汽系统改造后图

4.6　能源管理平台

建设综合能源管理数字化平台,一站式满足能源管控需求。平台包括能源管理子系统、设备管理子系统部分,以及中央空调系统等其他系统的集成和应用,提供全方位、一体化的能源管控服务。

平台基于云原生开发,支持本地和云服务的混合部署模式,在满足业务需求的前提下,通过最优化部署实现性能与成本的平衡。平台通过各子系统数据采集装置,接收各项目的设备运行数据、用能数据、系统效率等关键运行指标,通过丰富的文字、图表、图片等形式,实现对空调、光伏、充电桩、热水和配电等院区设备的全方位运行实时数据的灵活查询、统计、分析,并采用大屏可视化来展示(图10)。

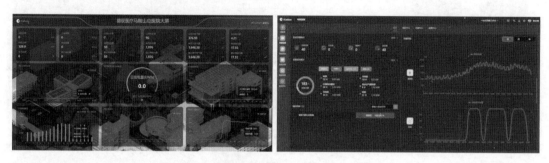

图10 能源管控平台展示图

4.7 智慧停车系统

4.7.1 智慧停车管理云平台

智慧停车管理云平台采用视频识别、AI人工智能、物联网、云计算和大数据分析等技术,接入智能道闸收费系统、余位检测归集系统、停车分级诱导系统和新能源汽车充电桩系统,打造"全院一个停车场"(图11)。基于智慧停车管理云平台系统,可以对停车管理涉及的"人、事、物、费"实施精细化统筹管理,基于智慧停车微信小程序和运营App,增项开发停车预约、分时租赁、共享停车和代客泊车等功能,提供高效优质的分众化客户服务和多元化增值服务。

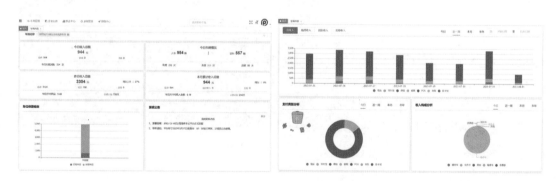

图11 智慧停车管理云平台示意图

4.7.2 新能源汽车充电桩系统

在机动车停车区域配置10台充电桩,其中6台7 kW交流充电桩和4台80 kW直流快充充电桩(双枪),可满足14台电动汽车同时充电的需求(图12)。

项目配套充电桩设备的信息如下:供电方面根据现场电力容量情况,选择低压0.4 kV供电。120 kW直流充电桩采用ZC-YJV-1.0/0.6 kV-4×70 + 1×35电缆共4根,300 m;7 kW交流桩充电桩采用ZC-YJV-1.0/0.6 kV-3×6电缆共6根,100 m。

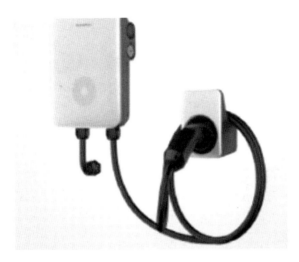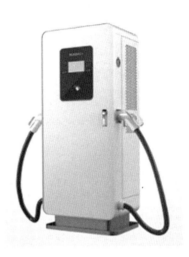

图 12　充电桩

4.8　光伏系统

院内可安装光伏设备的建筑屋顶有传染楼、干部楼、住院 3 号楼及住院 4 号楼,屋面均为现浇混凝土屋面,可安装 550 Wp 单晶硅光伏组件 598 块,总装机容量约 328.90 kWp。项目建成后以 1 回 0.4 kV 线路接至新建 2# 箱变 0.4 kV 母线,上网形式为自发自用、余电上网。

光伏电站系统整体设计由光伏发电系统和机电设计两个部分组成,其中光伏发电系统指从太阳电池组件至逆变器之间的所有电气设备,包括光伏组件、直流电缆、逆变器等;机电部分指从逆变器至电站送出部分的所有电气、控制保护、通信及通风等。

本项目光伏组件安装在医院建筑物屋顶上,现浇混凝土屋顶采用固定支架安装,压型钢板屋面组件采用沿屋面平铺安装(图 13)。

本项目采用 550 Wp 组件,18 块一串,总共布置组件 40 串、598 块,总容量为 328.90 kWp,容配比 1.13(表 1)。

表 1　光伏系统安装统计表

序号	建筑物名称	组件数量 (550 Wp/块)	装机容量 /kWp	逆变器配置	容配比
1	传染楼	137	75.35	33×2	1.14
2	干部病房	198	108.90	110	0.99
3	住院楼 3	115	63.25	50	1.27
4	住院楼 4	148	81.40	33×2	1.23
合计	/	598	328.90	/	1.13

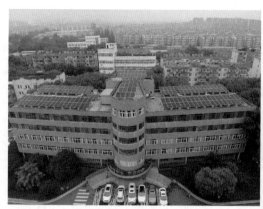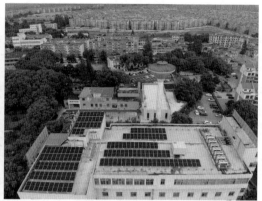

图 13　屋面光伏布置图

4.9　发电量计算

根据组件安装方式、太阳辐射能量、系统组件总功率和系统总效率等数据,可预测本系统的年发电量。考虑光伏组件每年效率衰减 0.45%,系统总效率暂按 82% 计算,计算四个发电量情况如表 2 所示。

表 2　德驭马鞍山总医院分布式光伏 25 年发电量测算表

装机容量/kW	328.9	组件类型	单晶硅组件
组件安装形式	固定式	系统效率	82.00%
年峰值日照时数/h	1 219.7	25 年总产量/kW·h	7 615 207.56
平均每年产电量/kW·h	304 608.30	平均每天产电量/kW·h	834.54

5. 节能效益分析

5.1　经济效益

通过项目建设对原有空调系统、热水系统、蒸汽系统进行改造,运用技术、管理手段实现高效化、合理化、精细化的能源系统建设,年达成节能效益 404 万元,实现降低总能耗(运行成本)约 56%;通过光伏系统的建设,实现年发电效益 35 万元,充电桩的运营年可收益 9.1 万元(表 3)。

表 3　改造前后效益比较

项目	改造前		改造后		效益小计/元
	燃气费用/元	电费/元	燃气费用/元	电费/元	
空调制冷	2 739 524	1 138 345		1 397 594	2 480 275
空调制热	1 851 787	430 530		1 257 613	1 024 704
卫生热水	633 166	146 730		370 012	409 883

(续表)

项目	改造前		改造后		效益小计/元
	燃气费用/元	电费/元	燃气费用/元	电费/元	
消杀蒸汽	255 216		127 608		127 608
节能效益总计	7 195 298		3 152 827		4 042 471
光伏发电效益					355 100
新能源汽车充电桩运营效益					91 000
年总效益合计					4 488 571

5.2 管理效益

项目完成全部节能改造内容后,基于能耗管理系统和楼宇自控系统的帮助,医院对所属水、电、气、暖等基础设施有了一个具有较强预见性、可视性和操作性的平台,通过对平台数据的持续积累、挖掘和分析,可以获知传统运维方式难以察觉的故障点或隐患点,使得处理故障的时间大大缩短,甚至消弭于无形。医院后勤管理部门可以把更多的精力放在对维保巡查、技术研究、故障维修的总结和反思上,有助于医院后勤管理向标准化、精细化不断进化。

5.3 社会效益

通过项目建设对原有空调系统、热水系统、消毒蒸汽系统进行改造,加强技术、管理手段实现高效化、合理化、精细化的能源系统建设,可达成较大的节能效益,特别是通过燃气锅炉的替代,大幅减少了温室气体排放。

通过光伏系统的建设,可实现年发电量约 33 万 kW·h(100%清洁能源);通过新能源汽车充电桩的建设和运营,可间接促进新能源汽车的发展和普及,助力绿色低碳出行。

据测算,项目正式投入运行后,医院每年将减少约 150 万 m^3 天然气的直接燃烧排放,扣除因电能替代增加的非绿电消耗,每年可减少 CO_2 排放 1 260 t,托管期内将减少 CO_2 排放量 1.26 万 t,能够发挥显著且可持续的环保效益。

6. 结语

绿色低碳发展是践行习近平总书记生态文明思想的必由之路,这不仅需要政府指引、政策导向,更需要企业的承担。医院能源系统成功实施节能改造后,提高了原有建筑的安全性、舒适性和环境友好性,营造了健康良好的绿色用能环境,更重要的是降低了建筑的能耗,积极响应了国家对于节能、减排、降耗的号召,为新时代"绿色低碳"医院的建设奠定了良好的基础,也对转变医院发展理念、破解能源瓶颈约束发挥了重要的意义和作用。

参考文献

[1] 王云霞.碳中和背景下北京市医院节能减碳现状及路径分析[J].节能环保,2021.

[2] 王珊,肖贺,王鑫,等.北京市21家市属医院基础用能设备能耗现状及节能建议[J].暖通空调,2017.

[3] 杨文博,张忠远,林锡德,等.某三甲综合医院能耗分析及节能管理对策研究[J].医院管理论坛,2019.

[4] 洪诗婕,胡立安,任祺,等.基于能耗评价指标的医院能源管理分析[J].中国医院,2020.

[5] 任祺,洪诗婕,朱永松.医院能源站全生命周期节能改造与运维托管实践探究[J].上海节能,2021.

[6] 何晓燕.上海市市级医院建筑能耗评价指标及影响因素研究[J].上海节能,2020.

（撰稿:德驭医疗马鞍山总医院　　任俊申　　刘锐　　孙哲）

1. 引言

近年来,新材料、新技术、新设备、新工艺创新应用成为提高医院建设运维水平,助力医院高质量发展的重要支撑。本案例主要针对"去医化"理念在儿少精神科病房建设运维管理中的成功应用,并在医院使用中形成良好的经济和社会效益进行总结。本案例聚焦于应用的特色、亮点以及使用效益。

儿童青少年精神卫生问题日益受到重视,联合国基金会《2021 年世界儿童状况》报告中指出,13％的 10～19 岁儿少符合至少一种精神疾病诊断,最常见疾病为焦虑障碍、注意缺陷多动障碍与抑郁障碍。同时值得注意的是,慢性严重精神障碍如精神分裂症与双相障碍大多数首发于青少年期,相比成人期发病,儿童青少年期发病复发率更高,诊断与治疗更困难,疗效更差,更容易发展成慢性以及长期预后也更差。WHO2021 年报告全球每年有45 800 名青少年死于自杀,每 11 分钟就有一名青少年死于自杀。上海市精神卫生中心对近几年儿少门诊就诊患者大数据分析发现,儿少自伤行为不断上升,且不断年轻化。可见儿童青少年阶段是精神卫生问题最突出的早期阶段,提示提升儿少精神卫生服务力量的事项已经不容置缓。国内外已有共识,对儿少及其家庭提供适宜的早期精神卫生预防干预能够有效减少、减轻成年期各种精神疾病的发生与发展。

我院儿少科始终积极关注国际先进技术,在临床、科研与教学上不断创新,目前作为院内重点学科,儿少科已经发展为全国儿少精神科领域人数最多、规模最大的学科,与国内外同领域存在着广泛联系与合作。以上说明我院儿少精神卫生专科相比全国同领域科室,在对各种疾病全面诊疗能力与手段以及先进性上处于相对领先地位。

2. 项目背景

2.1 儿少精神科病房需求的急迫性

儿童青少年的情绪问题及自伤行为已越来越引起社会的重视。流行病学调查发现,青少年情绪障碍有患病率不断上升和发病年龄更小的趋势,青少年焦虑障碍的终身患病率可达31.9%,而14.3%的青少年存在抑郁发作。近年来不断增加的青少年自伤行为也引起广泛关注。焦虑和抑郁障碍与青少年自伤行为联系密切,有情绪障碍者出现自伤行为的可能性是没有情绪障碍者的1.75倍。存在抑郁和焦虑问题者的自伤行为检出率约为33.48%和48.74%,非自杀性自伤者中有30%~60%存在抑郁焦虑障碍,且自伤行为往往和严重的情绪问题相关。同时,情绪问题容易给青少年带来很多干扰,严重影响学习、人际交往能力,是造成儿童青少年辍学的主要因素之一。

对情绪障碍青少年治疗一般首选心理干预,近年因结构式团体认知行为干预技术操作方便易学、安全、效益高成本低、疗效好,应用途径广,使得国外对情绪障碍团体认知行为的干预发展很快,上海市精神卫生中心儿少科作为国家精神疾病医学中心临床诊疗重点专科以及全国模范示范病房,但是以往传统的普通精神病房管理模式已不适用于青少年情绪问题的诊治和护理,需要寻找更适合青少年健康成长、回归家庭和学校的管理模式,此已然成为一项新的课题。近年来,对于青少年的情绪失调问题,越来越多研究者和临床工作者发现纳入"去医化"的理念,能更有效、持久地提升青少年的住院体验感。

2.2 儿少精神科病房改造项目概况

本改造项目选址上海市精神卫生中心闵行院区L1普通精神科病房,该病房于1987年建成,共有两层,建筑面积1 070 m²,外场地面积420 m²,结合周边历史文物保护建筑群的外部空间、外立面貌与整体风格,根据儿童与青少年精神疾病治疗的实际特点,进行室内外环境的改建与系统性修缮。项目总投资547万元,从开工至竣工交付,仅历时76天。儿少病房共设34张病床,配备专用住院室、活动室、电子化示教室、安全行为学习训练室、接待室及教室等完备的功能区域,同时配有寓教于乐、艺术人文的优美环境,以及规范化文件管理、标准操作流程等软件管理体系,构建上海特色的"医院—学校—家庭"综合干预模式,致力于为患者提供最佳的治疗氛围和舒适感。

3. 项目实施

3.1 设计原则

以习近平新时代中国特色社会主义思想为指导,全面贯彻落实党的二十大精神,践行新发展理念,以切实改善就医感受为目标,充分运用新材料、新技术、新设备和新工艺,成为提高医院建设运维水平,助力医院高质量发展的重要支撑,将"以病人为中心"贯穿于医疗服务各环节,进一步增强就医获得感、幸福感、安全感。

3.2 设计规划

3.2.1 新材料的开发——独具匠心的病室铭牌

传统病房的房间号显得过于严肃,容易让孩子们产生紧张的感觉。儿少病房改进了房间号、床头卡。将每个房间赋予一个主题和花语,并绘制成画和logo。这个理念正是儿少科主任程文红的idea,不仅独具匠心,更是国内医院的首创。孩子们说在新环境中感觉更温馨,住院体验更好了。

在床头卡的材料选择上,运用头脑风暴,经各专业的专家进行讨论后决定既要满足美观、柔和的舒适感,确保安全,避免划伤等的硬质材料,又要满足可以反复循环使用的软胶材质。同时考虑到精神科的特殊性,床位不能固定,需要根据病情变化随时进行调整的特性,将床头卡采用磁铁式,可随时吸附在床位的底板上。关于床头卡的形状上,底板采用云朵设计,数字采用海星的形状,既增加了童趣,显得活泼,又确保安全、无锐角。床头卡的颜色接近病房的整体设计,以暖色调为主,能够更好地融入病室环境(图1)。

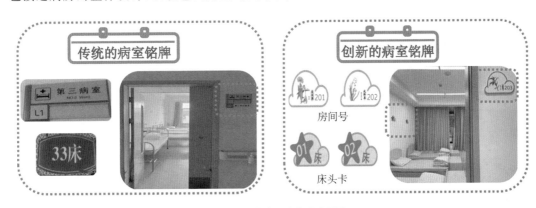

图 1　病室铭牌设计前后对照图

3.2.2 新技术的创新应用

1) 创新理念、服务向前,共创艺术人文优美环境

传统精神科病房布局无法满足儿少病房功能需求,缺少治疗、活动、娱乐场地以及户外活动空间。闵行院区儿少病房的建设不仅在于传承,还突出创新。病房装修凸显安全,充分动用内部资源,为孩子们构建舒适的操场和多元化的住院空间(图2)。

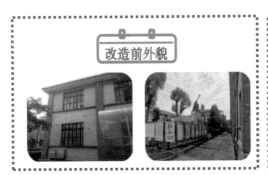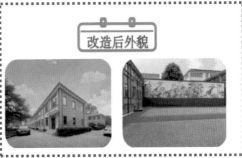

图 2　修缮前后的儿少病房外貌

2）集娱乐和学习为一体的"去医化"理念

传统病房的内饰感觉冰冷、压抑。儿少病房的内饰营造温馨、舒适的氛围,本着"去医化"理念而采用温暖的色彩元素,让孩子们感受有温度的呵护,享受家一样的温暖(图3)。

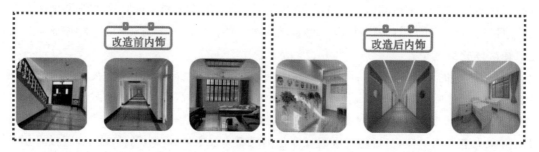

图3 修缮前后的儿少病房内饰

3）优化的功能分区

传统的精神科病区所有活动和治疗均在一间活动大厅和走廊完成,缺少功能分区。儿少病房除了多功能活动大厅外,还配备个体治疗室、团体治疗室、瑜伽室、电子化示教室、游戏室和教室等完备的功能区域(图4)。

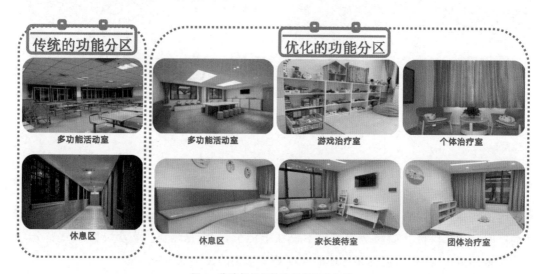

图4 传统与优化的功能分区对比图

3.2.3 新设备的引进——实时监控设备

传统病房使用单向玻璃进行观摩。单向玻璃的原理:单向透过玻璃(又称原子镜、单面镜、单反玻璃、双面镜、单向玻璃),是一种对可见光具有很高反射比的玻璃。单向透过玻璃在使用时反射面(镜面)必须是迎光面或朝向室外一侧。当室外比室内明亮时,单向透过玻璃与普通镜子相似,室外看不到室内的景物,但室内可以看清室外的景物。而当室外比室内昏暗时,室外可看到室内的景物,且室内也能看到室外的景物,其清晰程度取决于室外照度的强弱。单向玻璃安装时,要求反射面朝着有明亮光照射的观察目标方向。此外,单向玻璃要求观察目标方的色彩应当明亮,观察者方的墙壁、家具和地板色彩都应柔和、无反射并暗淡一致,将图案花式减到更少,同时避免对比色。单向玻璃更高的要求是在于让被观察方的人保持一定距离,建议采用 10∶1 的灯光比率,被观察方明亮,观察方暗淡。为了更好地将视线穿透率降低甚至要求让被观察方的任何灯光尽量离玻璃远一些,建议达到 1 m 以上的距离。

鉴于上述使用条件,单向玻璃在技术上存在一定的缺陷,观察者容易被暴露,对明亮要求高。故我们采用更先进的实时监控设备,避免了上述缺陷。

（1）实时监控设备的核心原理:实时数据采集、传输和处理。它通过传感器感知被监测对象的状态或参数,将采集的数据通过数据采集装置进行采集后的处理,然后通过数据传输设备将处理后的数据传输到监控中心或用户终端。监控中心或用户终端通过软件对数据进行处理、分析和显示,实现对被监测对象的实时监控和管理。

（2）实时监控设备实用性、可靠性原则:本套实时监控设备,从实用性、可靠性、稳定性和扩展性出发,全面分析上海市精神卫生中心高清示教系统采购项目的实际需求,设计性能价格比最佳的方案。在设计上采用了高可用性技术、关键定制化服务和网络推广技术等必要手段。为了提高视频内容的制作效率,采用最前沿的云端视频制作方式,减少了在素材上下载的等待时间,网络保证所有操作全部实时,尽量不使用拷贝、粘贴、打包合成等耗时的数据传递方式,而采用共享的存储结构。减少上载时间,利用网络并行编辑的流程提高制作效率。本方案设计中的工作流程具有很高的实用性,在网络环境下完成视频的内容制作、上载、编辑和下载功能,具有叠加字幕的所有后期功能,同时具有主流高清编码的制作能力。

（3）先进制作工艺:本次视频制作方案将先进性原则赋予整个系统设计理念中,采纳国际先进的远程超高清多机位视频制作方案,符合国家电影电视制作和播出标准,结合用户特有的制作和远程制作工艺,进行设备选型和集成项目的执行。本次方案设计采用成熟的超高清广播级摄像机和先进的一键式自动化录制系统,不仅顺应了远程超高清诊断和示教功能及数字化、网络化技术发展潮流,而且借鉴了国际领先的后期高清节目制作工艺和国家级视频课程标准,实现先进、高效的自动化节目制作流程,提供真正的广播级高清电视节目的采集、制作、包装和播出能力。同时,高清制作网的设计兼顾了数字电影的先进制作工艺。

儿少病房首次使用实时监控设备,克服了单向玻璃在使用过程中出现的缺陷,近两年多,儿少科主要用于临床教学、主任查房、家庭治疗示范和科研等;有效减少外界的干扰,提高教学效率,以及在用于科研资料的保存和数据采集分析等方面作出了极大的贡献(图 5)。

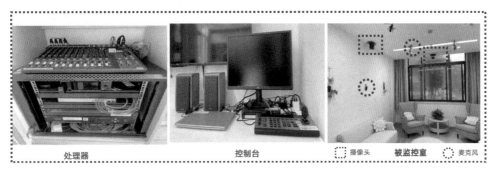

图 5　实时监控设备实物图

3.2.4 新工艺的革新与突破

1）外窗改造——告别"狱"式外窗

精神科病房，窗户不仅需要满足正常的采光通风需求，还需要考虑保护病人，避免涉及病人的极端情况与危险举动发生。以往的精神病房外窗为了防止病患逃逸，外窗均设置防逃逸栏杆，导致病患始终形成一种在"狱"中的感受。

位于历史文物保护建筑群中的 L1 病房楼改建儿少病房，为了保证其建筑风貌的协调统一，又希望改善原精神科病房的自然采光和通风，最终设计结合了风貌控制与功能，通过改变外窗的形式，采用推拉窗加装固定限位器，玻璃采用钢化夹胶安全玻璃的定制化方案（图6）。此举既实现了确保住院治疗患者的安全又给予了患者充足的自然采光和户外视

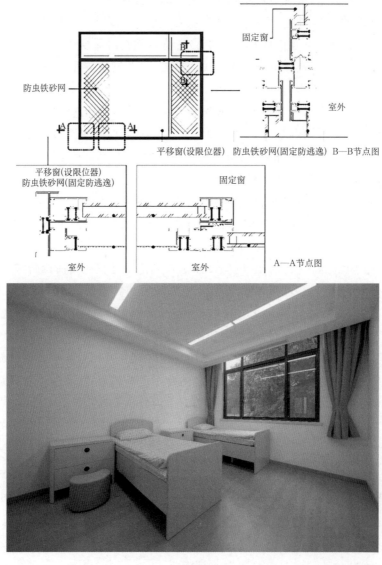

图 6 从病房看外窗

野,同时完全避免了传统"狱"式外窗给予患者的疏离、割裂与防御感,通过设计营造更好的疗愈环境,关注更多病房内的空间与环境设计细节,帮助儿童与青少年这个特定的患者群体,使其能在一个合适与拥有温度与关怀的环境中得到更好的治疗和康复。

2)巧夺天工的"智慧门"

儿少病房楼宇后原是一排停车库,通过改建后,成为目前闵行院区得天独厚的户外活动场地,由上海美术学院的教授团队为儿少科量身定制的涂鸦墙是整个篮球场一道靓丽的风景线。户外活动场占地面积达到 420 m²,包含篮球场、羽毛球场、涂鸦墙以及小菜园。对于寸土寸金的上海大都市而言,拥有 420 m² "后花园"的儿少科,是令人羡慕不已的。这无疑对于住院的小朋友而言也是极其幸福的事情。

"智慧门":过往活动场地与楼宇之间被铁门栏阻断,中间还隔着消防通道,孩子通往操场多有不便,活动场地也受限。最重要的是,精神科,尤其是儿少精神科,在管理小朋友方面最大的风险是消极(自伤)、出走以及冲动。小朋友住院期间,我们一方面需要增加他们的户外活动,接触大自然;另一方面又担心他们乘机出走、自伤。所以,外出活动防止出走是重中之重,需要严格看护。

余雷副院长别出心裁,巧妙利用门的开关功能,得天独厚的户外活动场地,解决了我们的后患。这个创新的工艺设计是,常态下,铁门是关闭状态,消防通道保持通畅;户外活动时,将铁门栏向两侧打开,阻断消防通道,开放户外活动场地,同时巧妙地将楼宇与户外活动场地相互衔接,变成一个无障碍通道,由室内直接延伸至篮球场,扩大了孩子们的活动空间。这一设计凝聚了余院长的智慧,做到一门两用,"关即是开、开即是关"(图7)。

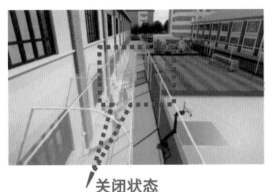

关闭状态　　　　　　　　开放状态

图 7　户外活动场地多功能铁门效果图

3)功能的突破与革新

住院不仅是治疗,也是学习的过程,所以儿少科也是国内首家把学生"教室"搬进病房的医院,帮助孩子们在住院期间依然保持学习的氛围感,同时对于害怕、恐惧上学的孩子能够进行脱敏治疗。如图8所示。

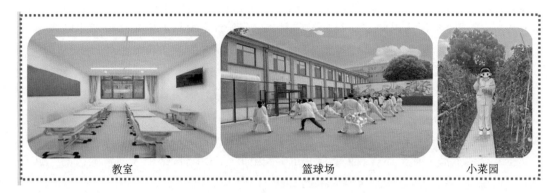

教室　　　　　　　　　篮球场　　　　　　　　小菜园

图8　教室、篮球场、小菜园实景图

体能训练：对青少年的运动方式是全面而又有趣味性的体能训练课程，有利于在孩子生长发育的最佳时期进行优化和干预。运用多种练习内容、方法和手段，使身体的各个部位、器官、系统功能，各项身体素质、运动能力以及心理素质等方面都得到锻炼，使机体获得全面发展。在这里，我们每天给青少年开展户外活动，犹如学校的体育课一样，不仅有助于青少年身体素质的提高，还可以缓解青少年的各种压力，让他们健康快乐地成长。

植物疗愈：面对身心困扰时，人们开始寻找一种自然、安全、有效的方式来改善自己的健康和幸福。而植物疗愈作为一种古老的疗愈方式，以其独特的魅力吸引人们越来越多的关注。植物的心灵疗愈是一种自然疗法，旨在通过与植物互动和与植物建立情感联系来促进身心健康。这种做法基于认为植物有自己的能量和灵性，可以对人类产生积极的影响。在儿少科还留有一片小菜园，内种植时令蔬菜和水果，一到丰收季节，孩子们在小菜园采摘黄瓜、番茄、胡萝卜、水果萝卜和香瓜等。

4. 效益分析

4.1 社会效益

4.1.1 住院患者满意度与就医体验

2017年，原国家卫生计生委联合国家中医药管理局印发《进一步改善医疗服务行动计划》，要求医疗机构健全满意度管理制度，动态调查患者就医体验。2019年，国务院办公厅印发《关于加强三级公立医院绩效考核工作的意见》，也将患者满意度纳入医院绩效考核指标。这凸显了患者就医体验或满意度调查的重要性。

2022年我院儿少科成立至今，住院患者满意度逐月提升，2022年第三季度住院满意率达93.3％，第四季度提升为96.9％，较普通精神科住院患者满意率95％略高；2023年起儿少科住院患者满意率维持于100％，较普通精神科住院患者满意率98％有所提升（图9）。

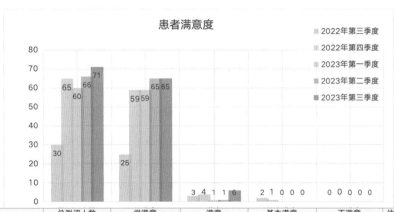

	总测评人数	很满意	满意	基本满意	不满意	住院满意率	随访满意率
2022年第三季度	30	22	6	2	0	93.30%	98%
2022年第四季度	65	59	4	1	0	96.90%	98%
2023年第一季度	60	59	1	0	0	100%	100%
2023年第二季度	66	65	1	0	0	100%	100%
2023年第三季度	71	70	1	0	0	100%	100%

图 9　儿少病房 2022—2023 患者满意度对比

4.1.2　知名度不断提高

自 2022 年 7 月,儿少病房启用至今,儿少科室接待了近 30 余次前来参观、学习的国内外专家团队,其中受到国家心理健康和精神卫生防治中心的王钢副主任的高度赞赏。王钢副主任表示,党和国家高度重视心理健康和精神卫生工作,国家心理健康中心希望未来能与上海市精神卫生中心探讨紧密联系、加强合作,做到共识共建共享共赢,共同发挥好国家中心的引领示范作用,不断推进我国心理健康和精神卫生防治事业的创新发展。

4.2　学术效益

上海市精神卫生中心于 2022 年创建国内首个情绪障碍伴自伤诊疗特色病房,多年来不断创新儿少住院管理模式,被国内同行借鉴学习并受到国际关注。目前儿少精神科已成为国内临床诊疗手段最全的儿少学科。在注意缺陷多动障碍、孤独症、焦虑抑郁症、早期精神病性障碍方面,儿少科不断探索脑神经机制与环境风险因素,并获得 2022 年科技部 2030 创新科技重大项目,拥有国内最大儿少情绪障碍队列与多维数据库等。临床上不断引进与研发临床治疗新技术,获多项新技术版权。

4.3　经济效益

通过一年多的努力,在院领导的大力支持以及各部门的鼎力相助下,儿少科室医护团队携手共进、砥砺前行,逐步走向成熟。目前在经济上独立核算,已实现扭亏为盈。

5. 结语

通过新材料、新技术、新设备、新工艺创新应用,建设代表我国儿童青少年精神卫生最高发展水平的临床专科,服务能力与医疗质量安全水平达到国际先进水平,为构建儿童青少年精神卫生综合服务新体系和专科医院高质量发展新体系助力;建立不同儿童青少年精神卫生需求的特色品牌服务,增加本市乃至全国服务辐射力,满足家庭与社会的健康需求。

(撰稿:上海市精神卫生中心　余雷　李玲　谢飞)

1. 引言

住建部下发了《"十三五"装配式建筑行动方案》等相关文件以后,各地装配式项目如火如荼,大到建筑装配式,小到装修装配式项目纷纷上马,但针对实际案例装配式的优劣经验总结少之又少。杭州市中医院丁桥院区启用至今 4 年有余,本文以杭州市中医院丁桥院区钢隔断为例,结合日常维护及维修情况对装修装配式的优点提炼分析,并对部分不足之处作阶段性总结。

2. 项目背景

杭州市中医院丁桥院区(以下简称"丁桥院区")位于上城区环丁路 1630 号,占地 161.26 亩(1 亩 = 666.667 m²),设床位 1 000 张,为政府全额投资兴建,概算 8.28 亿元。项目于 2012 年 11 月立项,2014 年 12 月动工,按国家三级甲等医院标准建设,2018 年 12 月建成启用。因工期紧,任务重,要求医院建设完成后能快速投入使用。同时借鉴了以往医院使用过程中墙体易污染、易碰损、常改造的"痛点"。在综合分析了造价和市场调研后决定,室内精装修设计阶段采用装备式钢隔断系统。

3. 使用范围

3.1 门诊医技公共过道

门诊医技公共过道如图 1 所示。

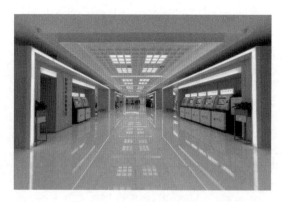

图 1　门诊医技公共过道

3.2　诊室公共过道及医生内通道

诊室公共过道及医生内通道如图 2 所示。

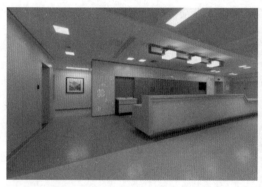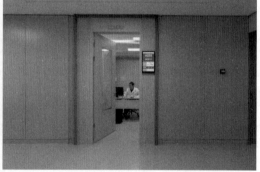

图 2　诊室公共过道及医生内通道

3.3　病房区域

病房区域如图 3 所示。

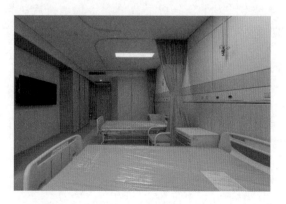

图 3　病房区域

4. 采用的形式

根据区域及使用需求不同,项目装配式钢隔断采用三种类型:①公共过道采用砖墙加单面钢隔断饰面的形式;②病房与病房之间采用双龙骨双饰面钢隔断,代替传统砖墙加饰面的模式;③病房内病人衣帽柜采用钢隔断一体式柜体。如图 4 所示,整体观感美观,墙面平整。

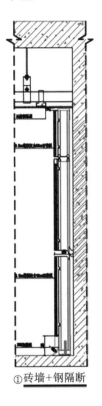 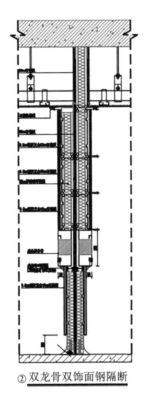 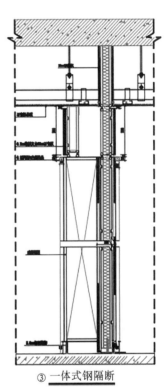

①砖墙+钢隔断　　　　②双龙骨双饰面钢隔断　　　　③一体式钢隔断

图 4　砖墙＋钢隔断、双龙骨双饰面钢隔断、一体式钢隔断示意图

5. 使用过程中总结的优点

5.1　缩短工期

传统精装工程项目,需协调墙体、地面、吊顶施工各工序进场时间。单就墙体施工就分砌筑、批腻子、粉刷和干燥等工序。如施工期间因电气埋管、智能化布线、医用气体布管等安装工程、医用专项工程的介入,稍有功能调整,就需在墙面开槽填补,造成饰面装修迟迟无法推进。不仅耗费了管理单位大量的精力,还对管理提出了更高的要求,且往往效果达不到预期值。

装配式墙体因大部分材料、构件均为工业化生产,只要做好前期规划、尺寸复核,在土建等其余材料下单阶段就可在工厂开模生产且不占用场地空间。将大量工作前置化,使其不成为影响工期的关键路线。

丁桥院区以病区为例,病区一层墙面钢隔断约 730 m²,18 层共计约 13 140 m²。2017年 12 月开始龙骨安装,截至 2018 年 5 月完成所有墙面钢板的最终挂装(图 5)。

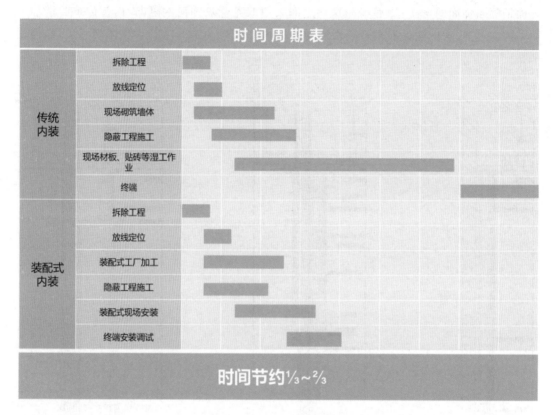

图 5　时间周期表

5.2　无污染,耐腐蚀,易清洁

传统的施工过程中有粉尘、有噪声,而且部分材料存在甲醛污染的风险。丁桥院区采用装配式钢隔断系统区域,施工完成后仅需在开科前做好卫生打扫即可做到"拎包入住"。且在 4 年多使用过程中,如出现墙面污染,仅需用消毒液做擦拭,即可达到"常用常新"的效果,大大减少了后期维护成本。

5.3　整体观感好,平整度高

传统墙面施工的饰面工艺好坏往往依赖于墙面基层提供的完整度、施工人员的施工手艺、养护是否到位。任何一个环节的纰漏都会对成品的观感造成影响。而装配式钢隔断因其工厂一体化生产、现场龙骨有上下水平调节空间的优势,现场基本能做到横平竖直,转角收口的美观效果。

钢板饰面除纹理可定制外，亦可根据业主要求对面层做工艺冲孔。丁桥院区重点部位的排烟口和正压送风口均采用了钢隔断饰面冲孔工艺，既美观又保证了通风量（图6）。

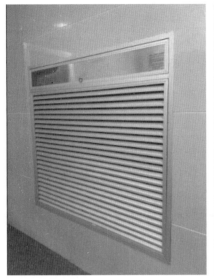 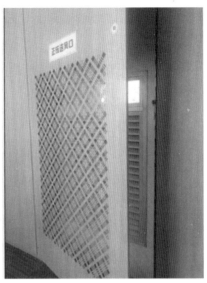

图6 传统正压送风口外露做法和钢隔断暗藏式做法

5.4 维修、穿管、加插座方便，对墙体无损伤

在使用过程中，因需求调整或是设备增加要求增加强弱电插座是医院日常运营中科室经常会提出的需求，装配式钢隔断避免了传统的在墙体上开槽暗埋并恢复，或是走明管的弊端，只需拆开面板，线管在龙骨内穿行即可（图7）。

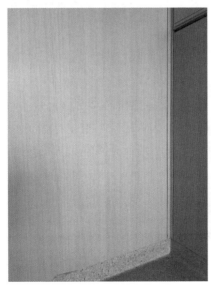 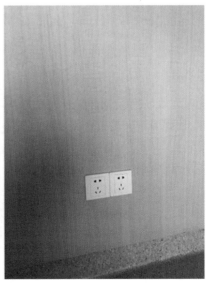

图7 增加插座前后对比

6. 经验总结

6.1 使用范围建议将门诊区域纳入其中

在医院运营过程中,门诊用房功能因业务开展或调整经常需要基建调整隔墙。如能采用双龙骨双饰面钢隔断,就能发挥出其灵活改装的优势,可以避免很多因改造而产生的费用。

6.2 设备带深度要经各专业提资整合,留足空间

丁桥院区病区的设备带突破传统,由成品钢隔断单独开模制成,完成后与墙面一体,美观、整合度高。但因其内部涉及医用气体、强电、弱电等管线,现场预留的净空仅为 5 cm,造成了闭合较为困难,且对后期如需增加管线带来了难度。特别是医用气体管线为硬管,医用气源点和插座等基座固定位置更是处处受限。故建议预留净空至少保证 7 cm(图 8)。

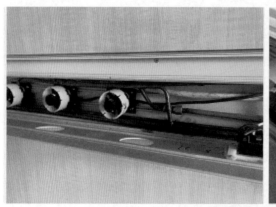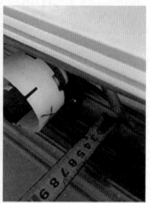

图 8　设备带内部及空间预留

6.3 与吊顶之间的工艺难处理

丁桥院区在墙面钢板和石膏板吊顶两种材料交接处采用的是留缝加皮条嵌缝的处理方式,但实践证明因墙面钢板自重的不均匀下沉,和大面积吊顶平整度存在误差的因素,水平的缝隙很难做到均匀一致(图 9)。建议改进的方法是墙面钢板往吊顶内延伸一段,吊顶与墙面可通过"U"形的铝型材连接。

6.4 造型受工艺生产的局限

丁桥院区墙面整板和龙骨工业化生产程度较高,但局部节点和两种材料交接处仍需现场手焊和切割,费用高,施工周期长。建议设计阶段可提前介入,对节点处做法做统一处理,提高工业化生产程度。

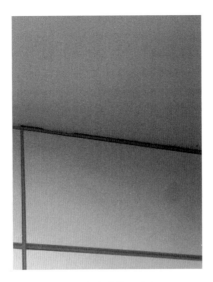

图 9　皮条嵌缝不均匀

7. 结语

　　杭州市中医院丁桥院区采用装配式钢隔断系统,大大缩短了工期,为后期维护也带来了便利。整体观感好,得到了病患和兄弟医院的一致好评。经过 4 年多时间的使用,整理了以上优点和经验总结,希望对读者和希望采用装配式装修的项目能有所借鉴。

(撰稿:杭州市中医院后勤保障部　梁拾念)

1. 引言

运用 BIM 技术是当前我国建设发展的重要形态和重要方向，尤其在装配式建筑领域，BIM 技术几乎成为了不可或缺的手段。但如果仅仅采用传统先出图后模块的方式，往往存在时间滞后的问题。在传统建设周期时这一问题可能关系不大，但在一些紧急类项目中对加快工期、减少返工帮助不大。本文以嘉兴市公共卫生临床中心项目建设为例，探索 BIM 正向设计在疫情紧急建设项目中的运用。

2. 概述

2.1 建筑工业化与装配式理念萌发

装配式建筑的发展，经历了漫长的历史进程。1851 年的第一届世界博览会，在伦敦海德公园仅用 9 个月建造 1 座逾 7 万 m² 的建筑，由于外墙和屋面均采用玻璃材料，故被人们称为"水晶宫"，由此引领了第一次工业化建筑的思潮。

2.2 建筑工业化与装配式理念兴起

随着第二次工业革命的兴起和第一次世界大战的结束，欧洲各国经济复苏，在技术的进步带来现代建筑材料和技术发展的同时，城市发展带来大批农民向城市集中，大量人口涌入城市，这就需要在短时间内建造大量住宅、办公楼、工厂等，为建筑工业化创造奠定了基础。1952 年，法国建筑大师柯布西耶提出了像汽车一样建造房子的论点，并在巴黎瑞士学生宿舍、马赛公寓等项目中进行实践。

2.3 我国的公共医疗建筑装配式实践

近年来,随着信息化发展和建造技术的不断成熟,"装配式"又重回人们的视野,在我国的建设实践中积累了众多优秀案例。最引人注目的例子是在新冠肺炎疫情期间,从2020年1月23日开建,经10个昼夜酣战,2月2日正式交付——武汉火神山医院,连同紧随其后的雷神山医院,在亿万人的关注下迅速落地建成。值得注意的是,这两家应急医院都是装配式钢结构公共医疗建筑,"火神山"虽然是非永久性的设施,但是也显示出装配式建筑在公共医疗建筑中的应用潜力及优势。

2.4 产业现代化与建筑业高质量发展

在我国的政策风向及趋势层面,于2017年出台的《国务院办公厅关于促进建筑业持续健康发展的意见》中把推进装配式建筑作为推进建筑产业现代化的主要途径,提出了力争用10年左右的时间,使装配式建筑占新建建筑面积的比例达到30%。

从浙江省的应用方向来看,2023年5月1日,浙江省住房和城乡建设厅印发了《浙江省装配式建筑评价认定管理办法》(2023年7月1日起实施)(以下简称"办法"),办法将装配式建筑评价分为设计阶段评价和竣工阶段评价两个阶段,并对各阶段的评价程序和要求进行了详细规定,评价结果作为政策支持、示范项目及工程评标等重要依据。

2.5 医疗建筑特点及BIM技术应用逻辑

公卫临床中心类的医疗建筑,普遍具有建筑功能综合度高、内部功能系统复杂性强、人流及动线复杂、医疗流程设计特殊和对空间使用需求高等特点,面对我国当前对医疗建筑的建设需求激增现状,以及在投用效率方面的高要求,采用钢结构这一质轻、工业集成度高、装配率高和施工速度快的建设体系,可以为建筑物带来更多可利用的建设空间及更优质的建筑性能。

在技术发展及契合度方面,BIM技术在钢结构方面的应用已经十分成熟,从设计的钢结构特种力学分析、详图设计、连接设计等,到施工中利用BIM可视化优势、预建造理念对复杂节点、复杂工序及物料组织、智能装配等方面,均已形成成熟的技术应用;从技术融合角度,BIM应对医疗类建筑的复杂体系存在3D维度优势,从而根本上实现利用此项技术的乘数效应、收获经济效益、社会效益与生态效益。所以,如何利用好BIM技术是当下公共卫生建筑基建创新管理的关键。

3. 顶层应用框架

3.1 应用体系

公共卫生建筑的基建建设及后勤创新管理,必须进行顶层设计,顶层应用框架一般需要从核心价值、信息支撑、目标价值和智慧协同等4个层面综合考虑,建立框架模型,指导实际的应用。

3.2 核心价值

在进行技术应用的过程中,必须重视核心价值的确认。通过建设过程中的 BIM 技术应用、建筑数据的分析、挖掘和使用,确保建筑物建设质量、使用功能、运行节能,利用信息技术及智能化工具,完成基于 BIM 的公共卫生建筑基建管理精细化、系统化、数字化的核心需求提炼。

3.3 信息支撑

从信息支撑层面,通过构建新一代公卫建筑基建数据中心搭建基础信息设施底座,利用全基建过程信息系统整合满足新基建要求下的业务需要,通过全周期医院基建数据治理,促进医院基建工作的高质量发展。

3.4 智慧协同

从智慧协同层面,通过构建新一代公卫建筑基建数据中心搭建基础信息设施底座,利用智慧基建系统引领公卫临床中心的全过程、全业务的线上协同、智慧协同、创新协同。

3.5 目标价值

在目标价值方面,技术的应用必须以提升建设质量、加强建设效率为基本要求,从工程竣工方面确保建筑功能稳定生效,从而提升后勤管理效能、优化管理流程、提升服务水平,作为应用的主要目标价值。

4. 应用及案例

嘉兴市公共卫生临床中心在 BIM 技术应用方面,充分提炼建设应用需求,在建设过程中融合建筑装配式的理念推动应用。

4.1 BIM 设计信息集成分析

设计阶段的 BIM 技术应用,包括了结构构件设计、基于 BIM 的协同设计、碰撞检测及工程量计算等应用方面。

利用场地 BIM 进行车行流线分析,对项目近远期的车型、污物、人流及地下空间等方面进行示意及分析,便于可视化了解及用于前期决策。同时对各楼栋、各楼层的 BIM 功能分区进行分析及可视化标注,提供平面和轴侧视角。根据各楼栋不同使用功能特点,结合BIM 分析建筑使用的各种类人员的流线,可一目了然地分析隐藏在图纸背后的使用逻辑。

4.2 钢结构的二次施工深化

在钢结构的应用方面,专业深化设计结合模型技术对于设计方案中的各个结构构件,进行详细的细化设计,包括确定构件的截面形状、尺寸、连接方式等;根据结构设计要求和性能要求,选择合适的钢材料,如强度等级、耐腐蚀性能等;进行钢结构构件之间的连接设计,确定连接方式、连接件类型和规格等,考虑连接的刚度、强度和稳定性要求;根据具体的使用情况和设计要求,进行荷载计算,确定各个构件的设计荷载,包括恒载、活载、风荷载和地震荷载等。同时对结构的稳定性进行分析计算,确保结构在各个工作状态下的稳定性和抗侧扭承载能力。根据深化设计的结果,绘制详细的施工图纸,包括构件图、节点图、连接图等,确保施工人员能够准确理解和执行设计意图。

4.3 BIM 与医疗专项预建造

在医疗专项预建造的应用方面,在设计前期将医疗专项系统等纳入 BIM 空间规划,通过 BIM 三维技术手段,对物流系统进行复核,综合考虑各专业管道排布方案,提前消除碰撞隐患,保障相关管线的安装可行性。

4.4 BIM 模拟及可视化

在 BIM 装配式的应用方面,一般包含土建、机电、钢结构和幕墙等的交叉和跨专业的应用。除了基于各专业图纸、施工实际的交叉检查及节点碰撞优化以外,一般在施工阶段可基于 BIM 模拟和可视化优势进行深化设计,便于提升施工效率和质量。

例如,利用 BIM 可视化及模拟分析对施工方案进行校核和验证,利于施工方案更加科学、合规。在机房的应用方面,可以基于 BIM 基础数据与可视化进行机房布置及设备模拟,对安装过程进行建设模拟等。从协同管理的方面,利用信息化平台及模型轻量化技术,实现钢结构信息提取、空间漫游及空间数据提取、基于 BIM 数据的可视化标识及优化,和基于问题部位的在线技术协同等有效的应用点。

5. 结语

目前,我国卫生系统发展重点任务是推动公立医院的高质量发展,也必将持续受到国家政策和新兴技术的双重驱动,探索智慧医院、后勤创新管理应用已成为医院转型升级的重要依托。

作为融合基建后勤管理和建设期管理的重要技术主线,BIM 技术占据着融合建筑数据、串联信息中枢和凝聚技术核心的三重重要地位,在医疗建筑领域应用层面已经有长足的发展。在实际的应用过程中,可通过针对医院的实际应用需求,加强顶层设计、建立标准规范、完善指标体系和强化建设管理,推动并逐步实现医院后勤管理的信息化、数字化、智能化。从而从设施层面不断提高医疗服务质量,提升医疗管理水平,提高患者满意度,促进医院高质量发展。

本案例采用钢结构装配式建筑 BIM 正向设计是一次较为大胆的尝试,通过我们的全新设计和理念,确保了项目在规定 10 个月的工期内建设完成并投入使用。

(撰稿:嘉兴市第一医院　顾爱明　王振)

1. 引言

病理科一直被视为是基础医学与临床医学之间的"桥梁学科",对于大多数疾病,要进行最后的确诊,那必须要靠病理这一关。由于病理科在正常工作流程中,日常使用的试剂会产生大量的有毒有害物质,如果不能将这些有毒有害物质作特殊处理,将会直接或间接影响工作人员的身心健康,可能造成极大的职业性损伤危害(表 1)。并且这些有毒有害气体如果不经过空气无害化处理直接向室外排放,会对周围空气环境造成严重污染,因此配置专业的医学病理实验室环境工程系统将变得尤为重要。

表 1　医学病理实验室有毒有害物质情况分析

病理流程	污染物	危害
标本接收	病理标本、各种体液、分泌物、固定液	• 病理实验在取材、染色、包埋过程中主要采用福尔马林(40%甲醛溶液)、二甲苯溶液、丙酮、石蜡、氨、硫化氢用于组织固定。实验室试剂的长期使用可导致实验室内空气有害物质浓度超标,严重影响医生身体健康。 • 在众多污染物当中,甲醛、二甲苯对人体的损害是最为严重的。甲醛在我国有毒化学品优先控制名单上高居第二位,已经被世界卫生组织列为可能致癌和致畸性物质。甲醛可刺激皮肤、黏膜,引起皮肤干燥、开裂、皮炎及过敏性湿疹;眼部灼热感、流泪、结膜炎,咽喉炎,支气管炎等。 • 二甲苯对皮肤、眼、上呼吸道黏膜有刺激性,致患接触性皮炎,结膜炎。急性中毒由于扩张血管和麻醉作用,表现为面部潮红、周身发热、头痛、头晕、乏力、麻木、嗜睡,以致昏迷。 • 长期接触以上物质可能引起慢性呼吸道疾病,引起鼻咽癌、结肠癌、脑瘤、月经紊乱、细胞核的基因突变,DNA 单链内交连和 DNA 与蛋白质交连及抑制。 • 病理标本、各种体液、分泌物携带的细菌、病毒容易挥发到空气当中同样对医护人员身体健康造成致病隐患
标本取材	病理标本、各种体液、分泌物、固定液	
标本存储	病理标本、固定液	
组织脱水/废液回收	各种化学试剂、挥发	
包埋	石蜡	
切片	石蜡、废蜡絮、切片刀	
染色	化学试剂	
病理资料(切片/蜡块)	废切片、蜡块	
免疫组化	化学试剂	
细胞制作	分泌物、体液、化学试剂	
分子遗传学	相关试剂和病理样品	
PCR 分子病理	相关试剂和病理新鲜标本	

2. 项目概况

我院病理科试验区建筑面积约 800 m²，主要功能房间为细胞穿刺、细胞制片、TCT、HPV、取材、储存、脱水、切片及染色包埋等房间。

按照功能病理实验区通风共划分三个系统，系统分配见表 2。

表 2 病理实验区通风系统分配

序号	房间名称	房间面积	基础装备	系统编号
1	标本接收室	8.2	标本排毒柜×1	系统一
2	标本储藏室	12	标本排毒柜×8	
3	取材室	33	取材工作站×5 废液回收排毒柜×1	
4	HPV 室	18	生物安全柜×1 染色排毒柜×1	
5	原位杂交室	12		
6	免疫组化室	38.6	封片排毒柜×2	
7	病例档案室	13.4		
8	包埋/脱水室	22	包埋机排毒柜×2 脱水机排毒柜×2	系统二
9	染色室	22	包埋机排毒柜×1 染色机排毒柜×2	
10	切片室	35	烤箱排毒柜×1	
11	细胞穿刺室	11		系统三
12	细胞制片室	32.4	液基薄层排毒柜×4	
13	TCT	16.5	排毒柜×3	
14	细胞扫描/ 细胞诊断室	14		

3. 实施方案

根据工作流程，已经确定的取材工作站、排毒柜等基础工艺装备平面布置，针对各房间污染源的不同，采用合理分区建设，控制人流、物流、气流的流向，通过空气处理系统形成梯度负压，使气体流动方向从清洁区（平衡压）→半污染区（微负压）→污染区（负压）自然流动。

其中环境工程系统共分为下述三部分。

3.1 通风防护系统

(1) 根据排风设备的数量及风量选择废气处理排风机组;

(2) 整套系统风量、风速、风压可无极变频调速,节能减排;

(3) 病理废气经活性炭吸附过滤处理后向高空排放。

图 1 为废气处理示意图。

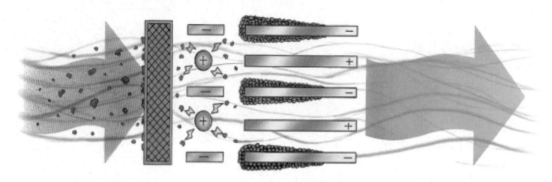

图 1 废气处理示意图

组合式变频调速病理废气处理系统分配见表 3。

表 3 组合式变频调速病理废气处理系统分配

序号	名称	技术参数	数量	备注
1	PF-1:无级变量智能控制静音病理废气处理机组	病理废气处理风量:21 700 m^3/h;机外余压 650 Pa。功能段组成:空气处理段、废气吸附段、风机段	1 套	
2	PF-2:无级变量智能控制静音病理废气处理机组	病理废气处理风量:15 900 m^3/h;机外余压 600 Pa。功能段组成:空气处理段、废气吸附段、风机段	1 套	
3	PF-3:无级变量智能控制静音病理废气处理机组	病理废气处理风量:10 800 m^3/h;机外余压 500 Pa。功能段组成:空气处理段、废气吸附段、风机段	1 套	

3.2 新风补充系统

(1) 根据排风量大小实时调节新风补充量,室内微负压状态;

(2) 新风与排风联锁控制风量、风速、风压,无极变频可调;

(3) 夏季制冷、冬季制热,保持室内温度的舒适性。

组合式变频调速新风(空调)补充机组分配见表 4。

表 4　组合式变频调速新风(空调)补充机组分配

序号	名称	技术参数	数量	备注
1	SF-1:无级变量智能控制静音病理废气处理新风补充机组	新风补充量:10 860 m³/h;机外余压 550 Pa 功能段组成:新风段、初效过滤段、表冷加热段($Q_L=152.1\ kW$,$Q_R=111.9\ kW$)、中效段、送风机组段、均流段、出风段	1 套	
2	SF-2:无级变量智能控制静音病理废气处理新风补充机组	新风补充量:7 950 m³/h;机外余压 500 Pa 功能段组成:新风段、初效过滤段、表冷加热段($Q_L=111.3\ kW$,$Q_R=81.9\ kW$)、中效段、送风机组段、均流段、出风段	1 套	
3	SF-3:无级变量智能控制静音病理废气处理新风补充机组	新风补充量:5 400 m³/h;机外余压 500 Pa 功能段组成:新风段、初效过滤段、表冷加热段($Q_L=75.6\ kW$,$Q_R=55.6\ kW$)、中效段、送风机组段、均流段、出风段	1 套	

3.3　整体智能控制系统

整体智能控制系统按照智慧病理实验室(包括现代化、数字化、自动化、标准化、模块化、智能化)、环境友好实验室、节能实验室设计。

(1)房间内各排毒设备、实验室分控站、技术总控(技师长)站三方三地联锁自动化智能控制;

(2)监控画面实时显示各测控点状态和数据,可自动生成报表随机打印;

(3)管理员可通过移动设备实时远程查询设备工况及运行数据;

(4)系统异常时有声光报警及远程报警,远程报警显示故障点及具体故障信息;

(5)整体智能控制系统节约能耗,降低运行成本;

(6)甲醛和二甲苯检测与控制:在实验室内有甲醛和二甲苯的实时检测,当到达超标区域时,自动强排风,增大换气量,使室内甲醛和二甲苯浓度迅速降低,直到浓度低于安全值;

(7)各参数设定完毕后,按"自动启动"按钮,进入自动工作状态,不需要人干预,自动调节、运行。

3.4　送排风原理

送排风原理如图 2 所示。

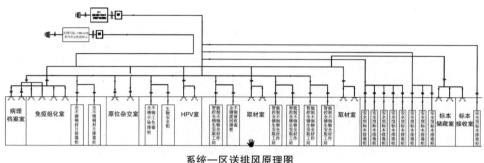

系统一区送排风原理图

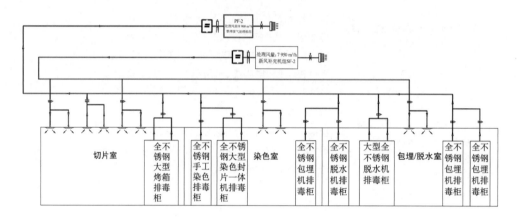

系统二区送排风原理图

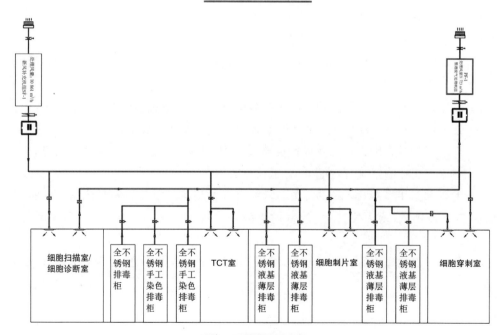

系统三区送排风原理图

图 2 送排风原理

4. 操作控制

4.1 变频控制

与传统通风处理方案相比,环境工程系统可实现通风设备变频控制,采用模拟量电动风量调节阀,实现0%～100%开度调节通风量的大小,也可根据排毒柜的开启数量实现自动调节。

4.2 智能控制

病理环境工程具有智能控制系统,可根据科室工作时间进行设置,一般上班前1 h自动开启,使科室内空气质量提前进入舒适环境,避免24 h开启造成的能源浪费,延长机组的使用寿命和减少耗材的更换频率。

4.3 报警信息

病理环境工程具有自动报警功能,主要分为以下三类。

4.3.1 紧急报警

当传感器检测室内环境污染物浓度超过报警阈值时,系统自动启动强排风或强送风,并发出报警信号,机组将满负荷运行,使室内环境尽快降到标准值以下;当传感器检测到污染物浓度低于标准值时,系统解除报警信号,并恢复到正常运行频率。

4.3.2 故障报警

通风系统配备各类常用传感器,主要有风速、压差、防火、防冻开关和温湿度等,当参数出现较大波动或超过限值时,将根据对应信息自动作出判断,并将报警信息分别呈现到总控和分控显示屏上,方便维护查阅,并依据报警信息进行处理。

4.3.3 远程报警

管理人员可远程通过移动设备实时查询各设备的工作状态数据。

4.3.4 数据查询

可查询实时数据和历史数据,并具有导出和打印功能,方便系统运行分析,并可根据运行数据进行追溯。

5. 运行状况

表5为通风系统运行状况。

表 5 通风系统运行状况

通风量	为了确保病理科内的空气质量,医院对通风系统的通风量有着严格的要求。一般来说,病理科内的通风设备工作面风速具有大小可调,且工作面风速不低于 0.5 m/s
空气过滤	为了防止病菌的传播,病理科内的空气过滤装置至关重要。根据科室使用频率和时间,空气过滤器须定期进行清洁、消毒和更换
负压系统	病理科污染区和半污染区需要保持微负压运行,并确保气体流动方向从清洁区(平衡压)→半污染区(微负压)→污染区(负压)自然流动。定期检测房间压差值,并根据压差大小调整机组运行频率
排风机组	病理科排风机组排风方式采用高空排放,定期对机组内清洁消毒,更换过滤器和皮带等易损件,避免污染环境和对周边环境造成影响
噪音控制	设备采用低噪声的通风设备,并通过变频器调整通风设备的运行频率,降低室内和室外的噪声污染
节能环保	采用高效节能的通风设备,包括取材工作站、排毒柜和通风机组等,减少能源浪费
智能控制	可根据排毒柜的开启数量实现自动调节机组运行频率,拥有定时开关功能
员工培训	对科室工作人员定期培训,养成正确科学的使用习惯,并可对一般性问题简单处理,减少对维护人员的依赖性

6. 经济效益

6.1 能源消耗成本

新风机组冷热源采用独立模块式风冷冷热水机组(图 3),机组仅在工作时间开启,且当室内环境温度达到设定值后停止运行,相较于传统的 24 h 提供冷热源,减少了能源的消耗和浪费。

6.2 维护和修缮成本

包括机组的定期维护、过滤器更换和易损件的维护等,由于机组仅在工作时间(7:00—19:00)开启,从运行时间上来说,延长了机组的使用寿命和减少了耗材的更换频率。

6.3 运行效率和效果

由于病理科采用独立的通风环境工程系统,开启后可在较短时间内使室内空气质量、温湿度等达到舒适的条件,同时也较容易使室内环境保持稳定。减少气流扰动和波动,更容易控制压力梯度。

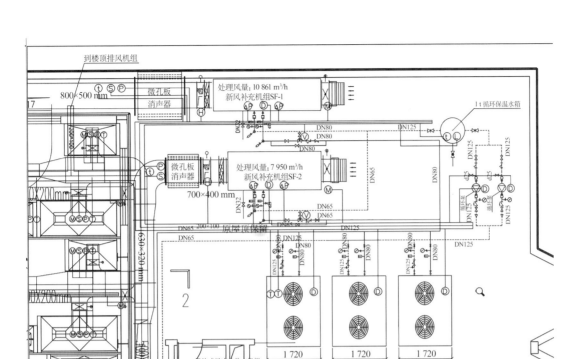

图 3　新风机组

6.4　室内空气质量

通风环境工程系统开启后,室内污染物会通过排毒柜经排风机组过滤后排至室外,使室内环境质量满足规范要求。经过独立的第三方检测机构检测,室内空气质量和室外污染物排风均满足规范要求。

6.5　污染物排放

污染物由排毒柜通过风管流至排风机组,并经过排风机组内活性炭过滤装置和紫外消毒处理后,使污染物和微生物降至标准值以下后向高空排放,避免对室外周边空气环境造成污染。

6.6　响应时间

通风环境工程具有智能控制系统,可实现无人值守自动启停,故障信息直接呈现一目了然,科室工作人员可通过故障信息直接联系厂家或维护人员,基本 95% 的故障都可通过远程指导进行恢复,如此减少了等待维护人员上门处理的时间,使系统尽快恢复正常运行。

7. 结语

病理科是医院污染物最严重的科室之一,为维护工作人员的身心健康,避免造成职业性损伤危害,以及对室外空气环境造成污染,病理通风环境工程系统采用一体化建设模式,为病理科通风系统建设提供了一套正确、科学的处理方案。

(撰稿:浙江省人民医院　张朝阳)

1. 引言

手术室是医院的重要组成部分,是保证手术顺利进行及危重患者抢救的中心枢纽,手术室的工作质量直接反映一家医院的综合实力和技术水平,而手术室建设得好坏会直接影响手术质量。因此,为确保手术室的院感防控、卫生、安全、净化和舒适,手术室必须具备一个适宜且可靠的手术环境,以确保手术、医疗操作的高质量和安全性。装修材料不但应具备防菌、防霉、耐腐蚀、易清洁及防火等传统特性,同时还要确保材料的安全性、稳定性、低噪声和光照反射低等。传统手术室的装修和设备安装不仅需要耗费大量时间和人力,且施工质量难以把控,平整度、阴阳角、接缝等是"老大难"问题。为了有效提高手术室的建设效率和环境质量以及达到院感防控要求,衢州市人民医院在衢州中心医院(四省边际中心医院)项目(以下简称"四省边际中心医院")学习借鉴全国先进经验,先后到江苏、上海、杭州等多地考察,严格按照建筑行业规范、医疗行业专项规范要求,大力引进并使用了一体化快装板,取得了良好成效,为未来手术室新型装修材料的推广和应用奠定了坚实的理论和实践基础。

2. 手术室装修发展历程

随着麻醉技术、蒸汽灭菌法等技术的出现与发展,第一例创世纪简易型手术于 1898 年诞生,在这个时期,手术室的卫生条件非常差,缺乏有效的感染控制措施。20 世纪 20 年代,伴随着抗生素的发现和迅速发展,感染控制引起了更多的关注,手术室开始采用大理石墙面、无尘灯、易清洁的地板等,以提高卫生条件。20 世纪 50 年代,手术室装修材料开始向更卫生、易清洁的方向发展。医疗级塑料材料如腈纶和聚丙烯横空出世,它们具有防菌、耐腐蚀、耐化学物质的特性,易于清洁和维护。20 世纪 70 年代,随着洁净技术的发展,手术室装修材料的重点转向控制颗粒、静电和细菌的材料。除了塑料材料外,不锈钢也开始被广泛使用。不锈钢具有高度光滑的表面,易于清洁,且具有耐腐蚀和防菌特性。21 世纪初至今,随着技术和卫生要求的进一步提高,手术室装修材料开始融入更多的创新技术。例如,抗菌涂料和材料开始应用于手术室的墙体和地板,以提供更强大的抗菌能力。

但是,因为传统手术室需要现场放样、安装龙骨、背板及饰面板等工序,施工周期长、工序烦琐、工人现场施工质量难以控制,对手术室的观感质量、平整度、密封性和洁净度等都难以得到保障。在此背景下,一体化手术室快装板应运而生。

3. 一体化手术室快装板的优势

一体化手术室快装板的推行背景主要源于对手术室建设效率和质量的追求,以及对手术室环境净化和安全性的要求。

3.1 提高建设效率

传统手术室的建设通常需要进行钢架定位、焊制、挂板和油漆等多个工序,施工周期较长且工程量较大。而一体化手术室快装板采用预制的组件,通过简单的插榫和连接方式即可实现快速安装,大大缩短了施工时间,提高了建设效率。

3.2 确保手术室质量

一体化手术室快装板采用标准化的设计和制造,工厂生产,质量可靠。在安装过程中,基于标准化设计和精确工艺,能够保证手术室内部墙、天花板、地板等构件的精确度和一致性,提高了手术室的整体质量和稳定性。

3.3 充分满足院感防控要求

一体化手术室快装板是采用了防菌、防霉、耐腐蚀和防水等特性的材料制造,可以有效减少细菌滋生和外界污染物的进入。快装板可以提供良好的封闭性能,确保手术室内部环境的净化水平,保障患者和医护人员的健康安全并满足院感防控的要求。

3.4 灵活适应不同需求

一体化手术室快装板采用模块化设计,可以根据手术室的具体需求进行灵活组合和调整,满足不同手术的特殊要求。这种灵活性可以提供更好的手术环境,提高手术的精确性和成功率。

我院经对诸多项目的考察和技术优化,成功落地一体化手术室。

4. 项目实施

四省边际中心医院项目手术室区域总面积 9 800 m²,包括生活区和手术区域,手术室共计 40 间,另有 4 间 DSA、1 间 MRI 室,其中百级手术室 8 间、1 间 MRI 室,万级手术室 29 间,十万级手术室 3 间、十万级 DSA 导管室 4 间。2020 年 9 月 7 日开工建设,2021 年 9 月 24 日完成竣工验收,国内同类规模手术室施工工期需一年半以上。

4.1 工艺流程

具体工艺流程为:基层处理→放线→地龙骨安装→吊挂组件安装→块状结构墙板安装→块状结构顶板安装→手术室圆弧安装→设备安装→调整固定→板缝打胶。

4.2 施工要点

4.2.1 专用安装配件

铝合金调节下马槽、上调节龙骨、连接件系列和铝合金挂钩为铝合金型材,吊框、花篮挂钩、吊片等为钢材镀锌制作(图 1)。

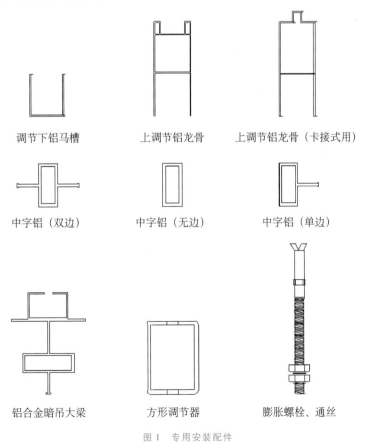

图 1 专用安装配件

4.2.2 放线

找准基准线（通常是洁净走廊的中心线），然后根据中间线找到手术室内墙完成面的轮廓边线，再以两点一线方式确定这条手术室内墙完成面的轮廓线。

4.2.3 地龙骨安装

（1）调节地龙骨安装与固定

根据使用长度截断调节下铝马槽，根据放线位置放置调节下铝马槽，安装时边平行于地面，标记膨胀螺栓位置；然后调节下马槽上靠端头 50 mm 位置的膨胀螺丝安装位置钻定位孔，孔间距 1 000 mm；再用 Φ12 mm 冲击钻钻膨胀螺栓安装孔，钻入建筑地面深度不应小于 80 mm；最后用铁锤敲入 M8×100 mm 膨胀螺栓，垫片与调节下铝马槽表面贴实，拧紧膨胀螺栓的螺母，固定调节下铝马槽。

调节下铝马槽长度不得小于 150 mm，对长度＜1 100 mm 的调节下铝马槽，安装固定的膨胀螺栓固定点不得少于 2 个。

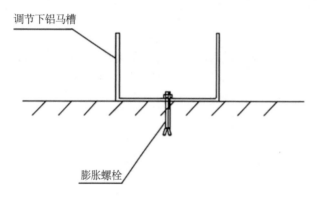
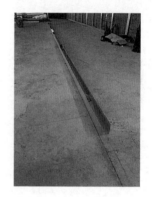

图 2　调节下铝马槽安装

（2）调节器安装与水平调节

调节器安装与水平调节如图 3 所示。

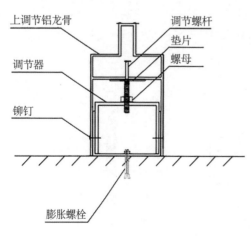
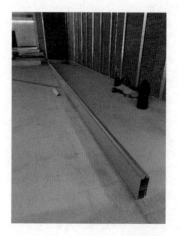

图 3　调节器安装与水平调节

4.2.4 吊挂组件安装与固定

（1）吊挂组件组装与固定

先按顶板排版图定位吊杆位置，采用膨胀螺丝插入孔中后固定吊杆，把方形调节器一端插入丝杆中，方形调节器下部装入螺丝，在螺丝下部滑入铝合金暗大梁，紧固铝合金挂钩（图4）。

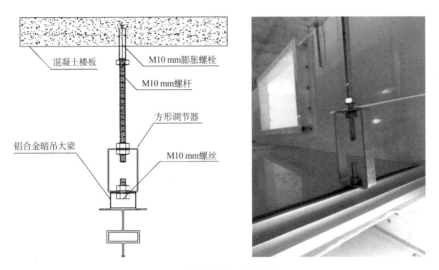

图 4　吊挂组件组装与固定

（2）吊挂组件与模块化块装板吊挂连接

吊挂组件固定好之后，把模块化块装板凹槽插入中字暗吊大梁中，调整好缝隙与平整度后用自攻燕尾螺钉固定，燕尾螺丝500 mm间距，完成后板缝打中性密封胶，如图5所示。

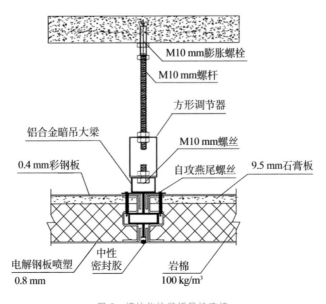

图 5　模块化块装板吊挂连接

4.2.5 块装结构墙板安装与固定

（1）在建筑地面按二次设计图纸放线。

（2）安装固定和调平调节地龙骨组件，复核水平。

（3）清理块装结构板侧壁覆膜，清理检查板侧壁凹口无异物、无胶头，准备好第一张块装结构墙板，墙板凹口对准地龙骨组件上连接件，向下插入连接。

（4）用水平仪校准墙板平面和端面与地面垂直，垂直度误差≤1 mm，如图6所示。

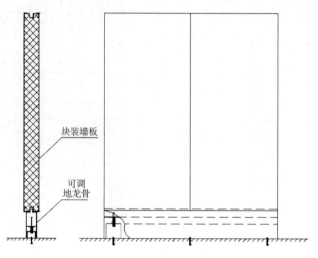

图 6　块装结构墙板安装示意

（5）固定或临时固定第一张墙板，对于较长立面，每安装4 m需增加固定杆一个。

（6）第一张墙板调整好后用10 mm的L形角码连接固定于调节地龙骨上。

（7）如图7所示，顺序连接下一张整装结构墙板，中间放置中字铝连接，校准，固定。连

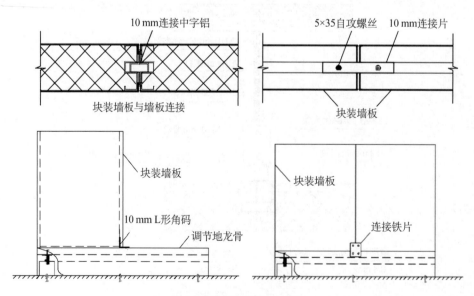

图 7　块装结构墙板连接示意

接片固定在整装结构板背面的端头和两板接缝处，下连在调节地龙骨上，连接片位置和固定用钉对称美观，根据实际位置空间大小，优先使用铆钉铆接，如空间狭小，可使用钻尾自攻钉紧固。顶上两块板用 10 mm 连接片塞入板槽内并用自攻螺丝连接固定。

4.2.6 块装结构顶板安装

用吊挂组件挂第 1 张整装结构板，如图 8 所示，如墙板上面直接盖顶板，端头连接处用 M5×70 mm 钻尾自攻钉紧固连接顶板和墙板。如房间比较大，长度方向需 2 块以上顶板拼接则用铝合金暗吊大梁连接吊挂在混凝土楼板上。

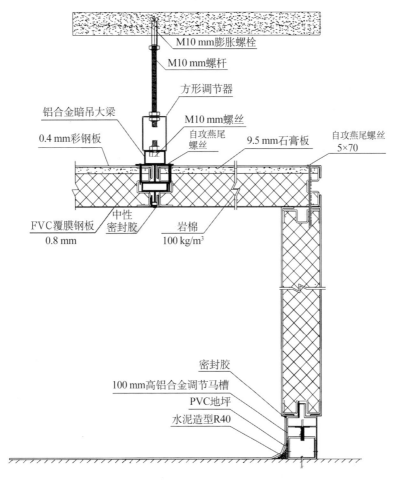

图 8 块装结构顶板安装示意

4.2.7 墙板转角圆弧连接

墙板与墙板、墙板与顶板连接部位采用圆弧连接安装（图 9）。

（1）手术室立面圆弧安装

在手术室用块装结构墙板侧壁凹槽插入连接件，斜方头对应圆弧方向，T3 mm 铝合金圆弧侧壁凹槽对准连接件，斜方头插入插紧，使墙板侧壁与连接件分隔片贴合，用钻尾自攻钉收紧，连接手术室立面圆弧，如图 10、图 11 所示。

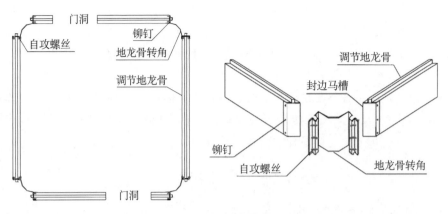

图 9 圆弧连接示意

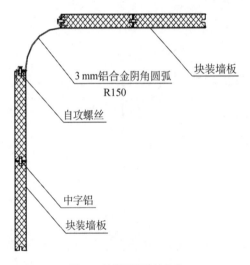

图 10 墙板圆弧连接示意

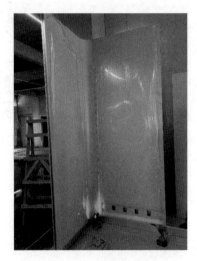

图 11 墙板圆弧连接

（2）手术室墙、顶圆弧安装

在手术室用块装结构墙板顶壁和顶板侧壁凹槽里插入中字铝，3 mm 铝合金圆弧侧壁凹槽对准中字铝插入，使墙板侧壁与中字铝贴合，用钻尾自攻钉收紧，连接手术室墙顶面圆弧，如图 12、图 13 所示。

（3）手术室三通安装

在顶圆弧和立面圆弧靠三通侧铆接角铝，角铝侧壁凸出圆弧 3 mm，合上三通，在三通和角铝上钻孔，铆接，如图 14 所示。

（4）手术室圆弧保温

计算 R（150＋保温棉厚度）【如保温棉厚度为 20 mm，按 R170 计算】1/4 圆的弧长，以此弧长为宽度，以圆弧为长度，裁切保温棉，刷胶粘贴在圆弧背面。

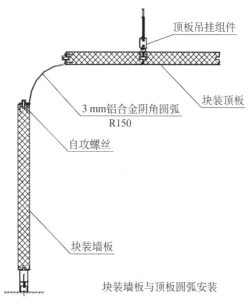

图 12 墙板与顶板圆弧连接示意

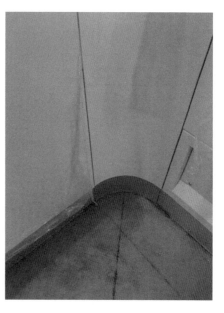

图 13 墙板与顶板圆弧连接

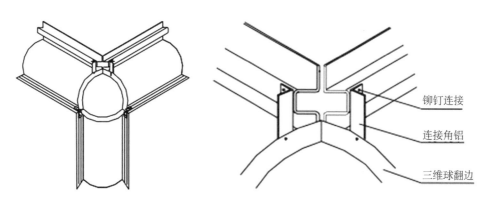

图 14 三维球与圆弧连接

4.2.8 手术室设备安装

为配合手术室墙板结构,手术室设备需在设备设计制造过程中做与块装板一样的凹槽结构;参考块装结构墙板步骤,如图 15 所示,插接安装手术室设备;较重设备需在地面安装支撑架,稳固支撑设备重量。

4.2.9 密封胶密封

(1)手术室结构、设备安装和辅房结构安装完成,与需密封胶密封的设备和辅件安装完成,并初步检查和确认后,可以用密封胶收缝密封。

(2)密封墙顶板、设备,预留缝大小为 3～4 mm,留缝大小均匀,在缝两侧对称排布。

(3)选用有弹性、无毒环保的中性硅酮密封胶密封,密封缝表面呈凹底顺滑圆弧,光滑不得有气泡、砂砾、台阶等。

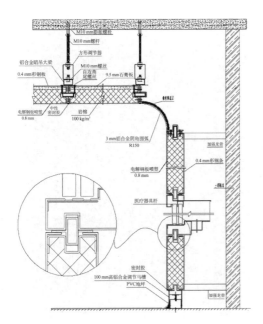

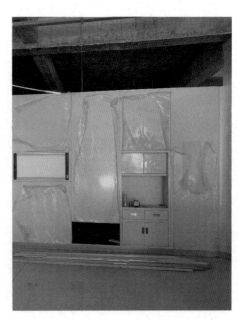

图 15　设备安装示意

5. 建成后室内环境实测数据分析

　　项目完成之后,2021 年 9 月 17 日,邀请了建科环能科技有限公司建筑环境与能源检测院对手术室的平整度、洁净度、菌落数、温度及相对湿度、噪声、照度等相关数据进行了检测均符合规范要求。详见图 16 和表 1、表 2。

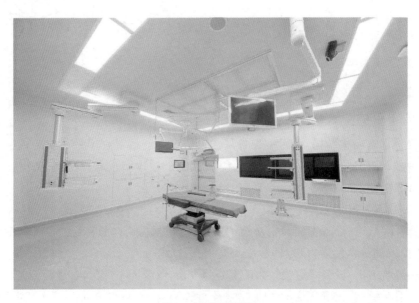

图 16　手术室实景图

表 1 手术室墙面平整度

项次	项目	允许偏差/mm	检验方法
1	立面垂直度	2	用 2 m 垂直检测尺检查
2	表面平整度	3	用 2 m 靠尺和塞尺检查
3	阴阳角方正	3	用 200 mm 直角检测尺检查
4	接缝直线度	2	拉 5 m 线。不足 5 m 拉通线，用钢直尺检查
5	墙裙、勒脚上口直线度	2	拉 5 m 线。不足 5 m 拉通线，用钢直尺检查
6	接缝高低差	1	用钢直尺和塞尺检查
7	接缝宽度	1	用钢直尺检查

表 2 10 号、11 号手术室洁净度、菌落数、温度及相对湿度，噪声，照度具体数据

10 号手术室 AHU-Y-406 系统检验结果

房间名称	房间设计级别	截面风速(m/s)	换气次数(次/h)	静压差(Pa)	洁净度粒/L 点平均最大值 ≥0.5 μm	≥5.0 μm	室平均统计值 ≥0.5 μm	≥5.0 μm	沉降菌(cfu中 90—0.5 h)	温度(℃)	相对湿度(%)	噪声[dB(A)]	照度(Lx)最低	平均
OR10 手术室（Ⅰ级）手术区	5 级	0.32		+11(对前室)	0	0	0	0	0	22.7	52.0	47.5	1 296	1 421
周边区	6 级			+21(对清洁走廊)	11.3	0	9.1	0	0.3					

AHU-Y-406 系统新风量：1 289 m²/h(26.3 m³/h)；OR10 手术室排风量：301 m³/h；室外温度：28.2℃；相对湿度：57.3%。

11 号手术室 AHU-Y-407 系统检验结果

房间名称	房间设计级别	截面风速(m/s)	换气次数(次/h)	静压差(Pa)	洁净度粒/L 点平均最大值 ≥0.5 μm	≥5.0 μm	室平均统计值 ≥0.5 μm	≥5.0 μm	沉降菌(cfu中 90—0.5 h)	温度(℃)	相对湿度(%)	噪声[dB(A)]	照度(Lx)最低	平均
OR11 手术室（Ⅰ级）手术区	5 级	0.28			0	0	0	0	0	22.6	52.4	47.1	1 502	1 575
周边区	6 级				2.6	0	2.3	0	0.2					

AHU-Y-407 系统新风量：1 056 m²/h(21.6 m³/h)；OR11 手术室排风量：288 m³/h；室外温度：28.2℃；相对湿度：57.3%。

6. 结语

一体化手术室快装板具有快速安装、一体化设计、抗菌性能、高质量控制和灵活可调整等优势。它能够提高手术室的装修效率和卫生水平，满足不断变化的医疗需求。手术室装修材料的发展将继续朝着以下方向发展。

（1）抗菌性能的提升：随着抗菌技术的进一步发展，未来的手术室装修材料将更加注重其防菌和抗菌能力。新型抗菌涂料、抗菌表面纳米材料等可能被应用于手术室装修，以进一步减少细菌传播和感染风险。

（2）智能化与数字化：随着数字化技术的普及和人工智能的应用，未来的手术室装修材料可能与智能化设备相结合。例如，通过感应器和智能控制系统，墙面和地板材料可以提供实时的温度、湿度和空气质量监测，提高手术室环境的质量和舒适度。

（3）环保可持续性：未来的手术室装修材料将越来越注重环保和可持续发展。材料的选择将更加偏向可回收利用和低碳排放，以减少对环境的影响。同时，材料的生命周期分析和绿色认证也将成为选择的重要考虑因素。

（4）快速安装和可更换性：为了减少手术室装修的工期和成本，未来手术室装修材料可能趋向于快速安装的方法，如模块化设计和预制装修系统。此外，材料的可更换性也将被重视，以便于维修和更新，适应手术室需求的变化。

（撰稿：衢州市人民医院　姜洪峰　郑树森　吕春夏　吴俊丰）

提升医院整体环境是我院的重点工作之一。我院紧紧围绕"新华有礼全优服务"的工作理念,扎实深入开展医院环境提升改造工作。通过院内各项环境提升改造工程项目的实施,改善了院容院貌,优化了职工的工作环境,提高了患者的满意度,加速了医院发展的进程,离国内一流、国际知名的临床研究型中西医结合强院,患者信赖、有温度的"新健康港湾"的愿景更进了一步。

1. 医院环境要素

医院环境要素是医院赖以从事医疗服务工作所处的一切外部要素,是现代化医院最直观、最不可或缺的条件。包括医院的就医和生活环境、院容院貌、导引导视、医疗设施、服务设施及安保设施等。我们的做法和经验是以患者和员工为中心,科学地进行环境要素的优化改造,构建良好的现代医院人文环境。

2. 环境要素项目管理要点

2.1 项目前期工作

院长担任医院空间管理委员会主任,现场开展空间改造调研。同时基建科认真听取使用科室医务人员及病人对每个项目功能的需求,进行实地查勘。设计方案应交相关使用部门预览讨论,征求意见,初步确定项目实施方案、平面图及费用估算。项目前期由院领导带领进行调研工作(图 1)。

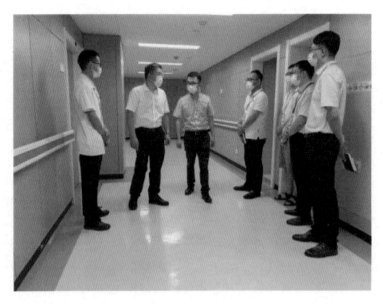

图 1 项目前期院领导带领进行调研工作

2.2 项目改造方案充分论证、图纸会审及设计变更

项目改造方案申请经过院办公会及党委会充分论证通过后,开展项目后续工作。基建科认真做好设计前期资料、数据收集的准备工作,委托符合资质的设计单位进行项目施工图的设计。

施工图是设计人员设计意图的具体体现,也是建设工程施工的主要依据。施工图纸质量的优劣,直接影响工程品质。施工图设计除了受工程设计人员的技术因素影响外,还会受地质情况、气候条件、环境因素和材料设备供应等多种条件的制约。想要达到设计方案最优、质量最好、造价合理的目的,不仅要求设计人员在设计过程中对工程建设方案等情况有全面了解,而且要在施工过程中根据工程具体实际对设计图纸和施工方案不断地进行研讨和改进。

中标单位确定后,施工单位、监理单位及基建科三方技术人员应在认真审阅施工图之后,由基建科负责组织一次建设单位、设计单位、监理单位和施工单位项目经理及各专业技术人员参加的施工图纸会审会议。通过设计单位对设计图纸的技术要求进行交底,提出相应的要求和注意事项,在各方提出审阅意见的基础上,认真核对确认,并对不合理的设计进行必要的修改,确定增减项目的内容,共同领会设计意图,消除图面缺陷,并形成图纸会审纪要。

施工过程中,基建管理人员要积极参与现场管理,及时了解施工现场情况,掌握施工动态,协调各方关系。对待设计变更签证要严格按规范程序办理。未经设计单位同意,任何单位和个人均不得擅自对图纸进行修改。如果因实际情况确需变更时,也必须会同设计、施工及监理单位协商,由设计单位签发设计变更通知书后方可实施(图 2)。

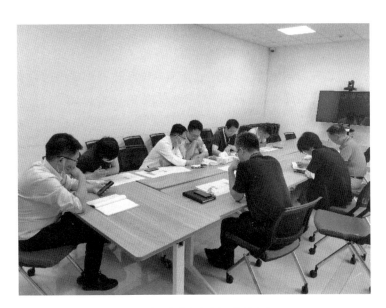

图 2   项目改造方案论证,图纸会审

2.3   优秀施工单位的选择

施工单位的选择,关系到整个项目从只一个简单概念到最终展现在眼前,这就需要建设单位要有一套完善的程序和详尽的方式方法来运作执行。

(1)平时广搜信息。包括施工单位的,有形市场的实际操作情况,多交朋友,多积累资料,同时经常对获得的资料进行分析比较,对所在地区的施工单位(包括外来单位和本地单位)都有一个大概的了解。

(2)资格预审。施工单位提供的资料往往是建设单位要求的,在提出要求时要考虑实际可能,不要提一些大部分单位达不到的要求。对施工单位提供的资料要进行验证,有可能、有必要通过资料上有的公章单位的电话确认,对施工单位提供的类似工程业绩资料要全面审核,通常情况下施工单位提供的组织结构代码证、营业执照、资证书、法人证明和授权书等都是真的,但工程业绩和获奖资料就要好好看看,去咨询了解实际情况,以便查实。

(3)现场考察。对入围施工单位进行现场考察,现场考察不宜事先通知施工单位,可向相关人员要几个在建工程名称地址,亲临现场了解施工单位现场的管理模式,项目经理的管理水平、施工人员的施工技术等,若方便尚可与其项目上的监理单位、质监单位、安监单位进行沟通询问。

(4)编制好招标文件。在招标文件中除了需要提出关于工程质量和造价的目标要求外,还应尽可能地提供有关影响工期的主要因素。如地下管道、交通干扰等,以便施工单位在编制工程施工进度计划时充分地结合工程条件,考虑影响进度的一些不利因素;标书中确定的工期尽可能地合理,以便施工单位在正常情况下能够顺利完工。

(5)公开、公平、公正。对于已入围的施工单位,建设单位要一视同仁,保证各投标单位都在同一个标准上来竞标,不偏不倚,依据"科学、严谨"的原则选择合适的施工单位。使各施工单位即使本次未中标,也会愿意再参与下次投标。

（6）等价择优、等质择廉。目前的评标标准是把标价和施工组织设计作为一个整体来进行考虑的。但有时候往往侧重于考虑报价，而轻视施工组织设计的合理性和可行性。实际上对一些工期要求比较紧的工程，更要注意施工单位在标书中提供的设备清单上的设备型号、规格、数量能否适应进度要求，施工单位技术人员的数量和技术人员的施工经历能否满足工程进度的需求。对施工单位的选择，不仅关系到工程进度，而且对工程质量和投资都有很大影响。不能一味压低报价，从而造成在质量、进度各方面上的失控。

尽可能地多掌握信息并进行科学归类和分析是选择适合单位的前提条件，另外，建设单位依据集体智慧实现集体决策也是实现公平竞争、避免串标从而选择到合适施工单位的好办法。对于不太复杂的工程，一般不宜选择资质高的施工单位。因为资质高的单位，对某些中小型工程往往不太重视，效果适得其反。而选择与拟建工程相应的资质、信誉较好、做过类似工程的施工单位比较适宜。

2.4 改造材料、设施的慎重比选

在医院医疗环境中，病患携带的病原菌会与医院空气中的尘埃粒子结合，附着在墙体上，飞落在地面上，在合适的环境下滋生繁衍，再次传播给医护人员以及就诊的易感人群。在病房、走廊、门诊室等公共就诊环境中，墙上经常会有脚印、手印、油渍等污渍，在处置室、镜检室、化验室等环境空间里，墙面被血渍、紫药水、碘伏等污染在所难免。医院有陪护椅、病床、轮椅等在移动或使用过程中，难免会与墙面发生碰撞摩擦，在病房、走廊、诊室及检查室的各功能区经常能见到墙面因碰撞、擦伤而严重损坏的情况。基于以上医院医疗环境的实际情况，选材最重要的考量是耐久、环保、成本及装饰效果。

例如施工过程中选择的水性釉面油漆，具备环保、抗菌、抗污染、抗擦伤、耐溶剂和耐水防霉等特征，通常应用在医院、学校、酒店、家居、办公和机场。水性釉面油漆材料性能指标如图3所示。还有SPC生态石晶地板，具备环保、静音、耐磨和防潮等特性，也通常应用在医院、学校、酒店、家居、办公和机场。SPC生态石晶地板指标如图4所示。

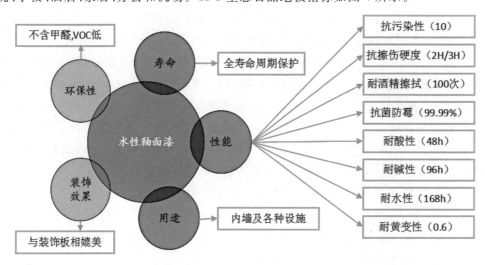

图3　水性釉面油漆材料性能指标

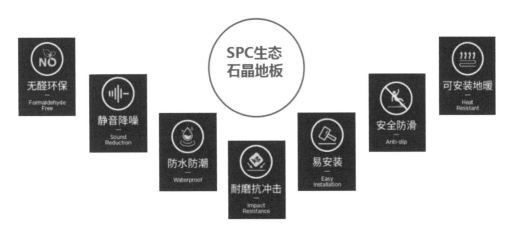

图 4 SPC 生态石晶地板材料性能指标

2.5 项目施工改造过程的管理

任何工程项目的实施都是以签订系列合同为前提的,忽视了合同管理就意味着失去对工程质量、工程进度、工程费用的有效管理和控制,更谈不上对人力资源、工作沟通、工程风险等进行综合管理。合同是工程建设项目各方关系的枢纽。不同形式的合同会导致责、权、利及风险等方面产生很大差异。工程施工合同是一种典型合同,具有其自身的特殊性和复杂性,其合同标的物特殊、履行周期长,条款内容多、涉及面广,如何进行有效管理这是基建管理部门应加以认真考虑的问题。

合同管理贯穿于工程建设的全过程。在合同签约时,要谨慎订立合同、减少瑕疵合同,减少违约情况的发生。在施工过程中,基建科要充分掌握和利用合同中的条款,要求施工方严格按照合同的相关内容及时、准确地履行工作责任和义务,尽量减少现场签证;在工程竣工验收结算阶段,相关部门应认真审核竣工工程内容,检查工程建设内容是否符合合同条款基本要求,工程是否竣工验收合格,只有按合同要求完成全部工程并验收合格才能列入竣工结算。同时,要详细核对合同中约定的各个条款。熟悉双方合同中约定的结算办法、计价定额、取费主材价格和优惠条款。严格按照合同履约的程序,对工程范围、工程造价;工期、施工组织、施工技术;工程质量;工程进度款支付等进行全面管理及监控,发现问题,及时解决,确保合同全面履行。

工程建设中的科学管理,就是加大工程组织管理的科学性,通过科学的优化组织使工程在合理的工期范围内,尽早完成建设,尽可能缩短建设周期。加快工程进度,缩短建设周期,是促使工程项目尽快投入使用、充分发挥投资效益的关键。特别是高校的重点建设工程,都是确保招生或教学急需的项目,工期短、工程质量要求高。在这种情况下,高效的施工管理作用就显得更为重要,它不仅仅要求工程在较短的工期就完成建设,且工程质量达到优良。

工程项目进度管理的依据是施工进度计划。基建科在开工前应会同监理与施工各方对影响施工进度的各种因素进行认真分析。在施工过程中,应定期召开进度通报会和协调会。通过协调会,及时协调不同部门、工种及工序之间的矛盾,定期检查施工进度,促使施工各方高效、优质地完成预先计划的施工内容,确保工程质量、工期、成本达到预期目标。

规范施工管理,就是要加强工程建设施工过程管理的规范性,具体体现在规范建设主体各方的行为、健全各项规章制度、规范招投标、规范合同管理和信息档案管理等。规范管理是顺利完成工程建设前期工作,尽快进入工程建设阶段,少走弯路、降低管理成本的保证;同时也是工程建设过程中减少经济纠纷,按期完工并及时移交的保证。现场施工单位及监理单位负责人严格按照规范管理施工如图5所示。

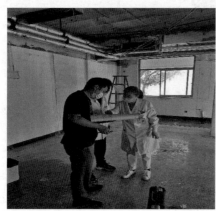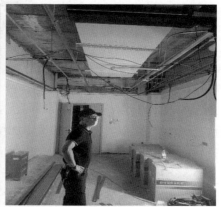

图 5　现场施工单位及监理单位负责人严格按照规范管理施工

2.6　项目验收重点把关

建设、设计、监理和施工单位共同检查认定工程质量是否合格,做好验收记录,办理验收签证后,才能进入下一道工序施工。当采取主体交叉作业施工时,应分层进行验收,同时

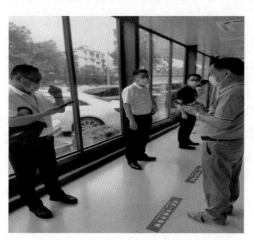

对工程重要部位要做好技术备案,严把材料检验关。

项目竣工验收,需重点与监理单位、施工单位共同检验并及时做好主体工程验收,如基础、现浇钢筋混凝土、墙体等,以及专业工程验收,如水、暖、电、通风等专业工程的管线和设备等。另外还需要做好隐蔽工程验收,包括地基与基础工程中的基槽、基坑、基桩、地下管沟、接地体及钢筋混凝土基础等;钢筋混凝土工程中的钢筋和预埋件、焊接质量。院领导及相关科室人员现场竣工验收如图6所示。

图 6　院领导及相关科室人员现场竣工验收

2.7　各部门细致沟通协调、通力协作及项目精细化管理

在工作中,主要会遇到以下整体项目推进难点:

(1)施工当中新增管道及配电箱需要停水、停电,会对医院营运会造成影响。因此只能在夜间进行施工作业。

(2)医院门诊上午病人较多时,施工噪声会对医生及病人造成影响。因此门诊楼施工应避开门诊高峰期,施工开槽尽量在下午进行施工。

(3)封闭施工时,标示标牌不清晰会造成病人不明就医方向。因此须做好标示标牌的指引。

为了更好地项目精细化管理,会做以下工作:

(1)开好施工期间的协调会,保证信息公开透明。在施工前邀请医务、护理、门办、医学工程、总务、院感、保卫、施工和监理等部门一起开好协调会。要详细介绍施工的目的、要求,可能会造成的影响,相关设施通道的流线等;制作好时间进度表;制订好施工期间的应急预案,各科室指派负责人以便于施工中及时沟通与联系;对可能造成的影响向病人及家属做好解释工作。院领导及相关科室人员现场协调项目工作如图 7 所示。

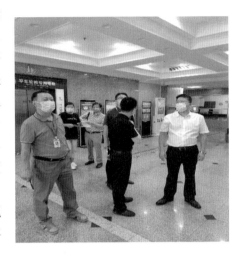

图 7　院领导及相关科室人员现场协调项目工作

(2)施工现场要有醒目的标识与安全防护。现场必须要有公示牌,对于产生灰尘或强光的场所要采用固定的全封闭设施。

(3)对施工队伍的要求。医院基建施工都面临施工制约条件多、难度大、任务重和时间紧等一系列问题;要求施工单位必须进行周密的筹划,在保证工程质量的前提下,确保施工进度计划的合理性和可操作性。

3. 医院环境提升项目管理实践总结

医院环境提升工作是一项长期性、经常性、持久性的系统工作。首先是坚持以患者和员工为中心科学进行环境要素优化改造,构建良好的现代医院人文环境,重视抓好建设现代化医院,计划落实,措施到位;其次是思想认识到位,全院工作者创优争先的意识强烈,为医院发展添砖加瓦;最后是舍得投入,在人、财、物上大力支持,每年在医院环境提升上投入的人力、物力、财力在医院建设资金中占很大比重,当然获得的环境提升效果也是显而易见的。

在今后医院环境提升工作中,按照上级领导的统一部署,理清思路,统一认识,坚定信心,继续发展知难而进、拼搏进取的精神和干劲,为争创现代化先进医院而努力。

(撰稿:浙江中医药大学附属第二医院　沈边疆)

森林中的健康城

1. 引言

在现代医院的建设进程中，室外景观宛如医院的"首张名片"，具有举足轻重的地位。其不仅对医院的整体形象以及患者的就医环境产生影响，而且关乎人与自然的和谐共生。传统的医院景观设计通常更注重功能性与使用效率，却忽视了环境美学和人文关怀。随着人们对健康和环境的关注持续升温，当下医院景观设计正逐步向疗愈和生态化的方向迈进。

2. 疗愈景观设计的重要意义

2.1 对患者康复的积极影响

医院景观设计常借助美化环境来满足患者于医疗场所中的情感需求，对患者的负面情绪予以调节，降低其对疾病的敏感度。丰富多样的自然元素乃是构建优良医疗环境的关键所在。譬如，绿植释放的负离子能够净化空气，充裕的阳光照射可以提升人体的免疫力与新陈代谢，静谧的水景能带来宁静之感，小动物的现身增添了生机活力。这些自然因素相互组合，能够塑造出安稳惬意的就医氛围，有助于减轻患者的焦虑和抑郁，增强其康复的信心，同时提高医患的满意度。

2.2 与心理健康的密切关联

优美的景观环境能够满足人们对于生物本能美的渴望，观赏此类优美景观能够迅速促使患者的心理状态恢复健康。在医院景观设计当中，自然元素能够对患者的生理指标产生影响，诸如血压、心率等，景观里的曲径通幽之景、流水潺潺之声皆具有缓和情绪的效用。尤其对于长期卧床的患者来说，景观的变化极大地丰富了他们的生活感受。阳光、色彩、绿植等要素能够传递积极能量,充满蓬勃生机的景观也有利于患者心理的复原,最终实现医院与自然的和谐共融。

3. 医院(项目)简介

3.1 台州医院东院区概况介绍

浙江省台州医院位于国家历史文化名城——台州临海,是一家集医疗、科研、教学和预防为一体的三级甲等综合性医院,其前身是1901年英国传教士创建的恩泽医局,现为台州恩泽医疗中心(集团)总部所在地和龙头医院。台州医院东院区项目位于临海市大洋路以北、东渡路以东,东港路以西的规划地块。基地两面环水,北面为东大河,南面为大田港河,西面为东渡路,东面为东港路,是一座智慧型、生态型、低碳型、人文型和精益型的生态健康城,是重大民生工程,浙江省重点工程。建筑外观均衡洗练、富有韵律,色调清雅深邃,流淌着诗意和卓越的美学追求,如图1所示。

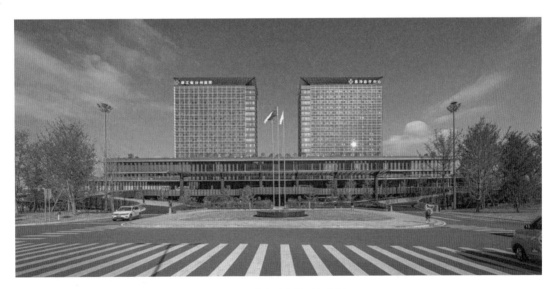

图1 台州医院东院区南广场

3.2 设计理念和目标

项目以"森林中的健康城"为主题,以创造绿色、生态、安全和疗愈的景观环境为目标。项目的设计理念强调人与自然的融合,将周边自然山水环境及场内建筑道路等元素融入医院的疗愈环境,打造出一个"森林健康城"的独特景观。运用多元化的景观空间和多样化的特色景点将人与自然的心境感受融为一体,形成"眼见美景——心理愉悦的形而上"的疗愈景观。从而达到——使进入医院的患者由重症变轻症、轻症变健康、健康变长寿的疗愈环境设计目标。

3.3 设计特色及创新

项目在整体规划上采用了对外展望、对内围合的建筑布局模式,高度秉持可持续发展理念。在建筑造型方面,着重展现出均衡的整体态势。于内部精心打造了供医护人员共享的内部阳光空间;在交通组织上,运用了立体连接且高效化的流线设计,将绿色生态技术全面渗透至每一个角落;在细部处理中,充分彰显了人性化的医患需求关联。

4. 疗愈型森林医院

台州医院东内院区绿荫如盖,各类树木多达5 300余棵,春樱烂漫,夏果累累,秋叶斑驳,冬绿浓郁。选用与健康关联的植物,如象征健康与希望的银杏,代表医者文化的古杏树,以及诸多与医技相关的中草药植物,如,厚朴、杜仲、山楂和藿香等。

4.1 打破场地界限的规划理念

医院不是一个独立封闭的场所,它与城市共发展且与百姓生活同生息。如图2所示,设计在规划前期便跳出地块红线范围,放眼城市地形地貌,立足城市文化,依山借势,自然和合,依托临海的森林高覆盖率和园林城市称号,项目规划借远山、引邻河,让医院生长于城、更添靓于城。

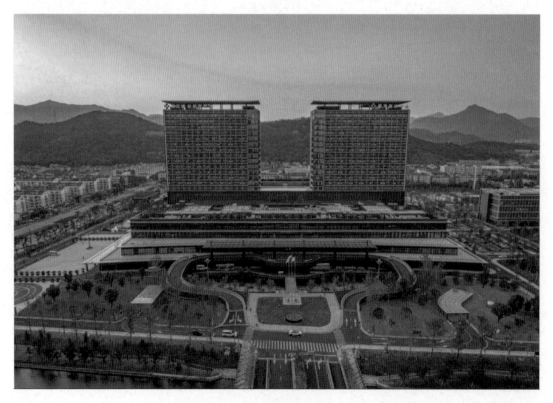

图 2 与城市山水融合,绿意环绕的台州医院东院区实景图

4.2 以医患需求为中心的空间布局

东院区项目于设计及建设进程中秉持两个中心并重的原则,即一切均以患者和医护为中心,所有的医疗资源都围绕着患者展开。其功能布局采用塔楼集中式的方式,将门诊、急诊、医技与住院这四大医疗功能区域构建成相对集中的部门布局,借由垂直交通,形成门诊核心区和医技核心区,从而缩短了病房与门诊、医技之间的移动距离。阳光走廊(患者动线)和医务轴线强化了相互之间的工作关系,有利于效率的提升与资源的共享。

室外景观环境依据场地条件分别设置了四大广场:南面的健康广场、北面的自然广场、西面的和谐广场及东面的生态绿色广场。还有两条大道:银杏大道和健康步道。这四个广场的功能形态各有特色,为医患人员提供了不同的环境需求空间。如图3所示。

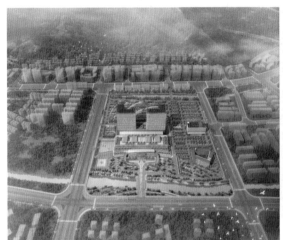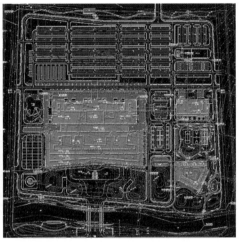

图 3 总平面图

4.3 以通畅,便捷,速达、明晰为首的交通线路

医院便捷的交通方式对病患的影响是非常直接的,也是疗愈景观感受中最重要的方面之一。台州医院东院区项目在交通设计中扩大外部交通研究范围,引入智慧停车概念,院外停车共享,开设公交专用通道,城市资源共享等理念,其终极目标就是给进入医院的人们创造良好的疗愈环境。医院内部采用了分区分流和创新式的交通组织模式,提升交通效率,如,入口航站式立体交通模式、直升机停机坪、无人机停机坪、公交直达、出租车专用道、人车分流和急救通道分流等一系列交通细化,再加上室内外简洁明晰的标识导向,有效地避免拥堵,高效地解决医患群体一切交通流线所需,使医患人员在院区内快速到达目的地,从而舒缓患者焦虑和不安的情绪(图4)。

4.4 以绿色、人性化为主的建筑理念也贯穿在院内疗愈环境的设计中

中庭顶部采用丛林式采光天窗,斑驳的阳光倾洒下来,让人仿佛置身于森林之中,身心得到抚慰。墙面百叶的设计灵感也来自林立的树木,极富自然气息,吸音材料的巧妙组合有效降低噪声污染。大楼采光丰沛,把最好的空间、最好的视野、最充足的阳光都留给患

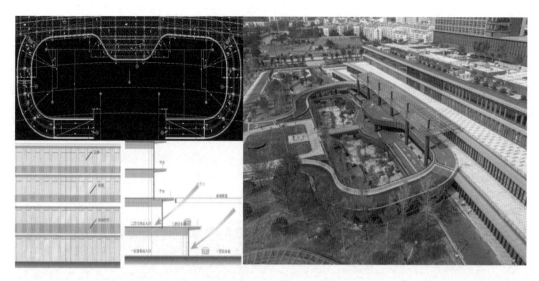

图 4　航站楼式立体交通实景图

者,无障碍设施齐全,电话亭、谈话间等设计细节暖心周到,重视保护患者的隐私,纾解紧张情绪,给他们温馨、舒适的就医体验,让医疗有温度、有尊严。

4.5　生态疗愈环境设计渗透院内每一隅天地

台州医院东院区环境宜人,大树林立,植被丰富,多样化的开花类植物和硕果类植物能够带给人们美好的愉悦感(图5)。另外,屋顶花园、垂直绿化及灰空间的立体绿植,构建完善了台州医院东院区的整个生态环境体系,使得整个院区被绿荫和水系环绕,而搭配建设的休憩空间和城市家具将院区公共空间装点得亲切舒适,生态性极佳,构建了一个治愈系的院内环境空间,很适合医身养性。

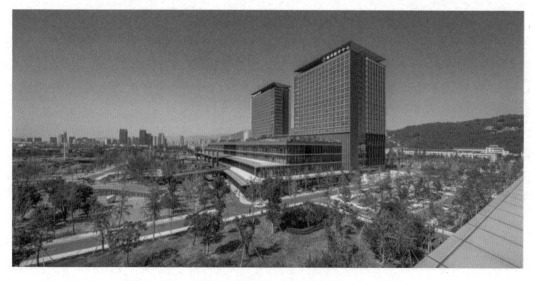

图 5　台州医院东院区实景

4.6 利用自然光线打造光影丰富的景观界面

在医院室外空间的景观设计里,自然光乃是一个至关重要且不可或缺的重要元素。自然光不但能够为景观环境提供天然的照明,而且能够营造出丰富多元的光影效果,极大地增添景观的美感与魅力。与此同时,充足的自然光照射对于人体健康亦有着积极正面的影响。

如图6所示,首先,建筑采用"口"字型布局,精心勾勒出街区的天际线,"L"形病房楼保障了充裕的建筑间隔,实现了通透的视线,让人们得以沐浴阳光清风,减轻了对周边环境的压迫感,为病房楼内部营造了舒适的环境。

其次,在建筑的中央设置了被称作"绿色走廊"的中庭和采光井,导入的自然光透过穿孔铝板照射至室内,使人仿佛置身于森林的树荫之中,为患者和访客带来舒适的室内体验。

最后在室外,通过水景的巧妙设置,水体的反射效果致使空间光影分明,水面上倒映的景观在阳光的映照下形成动态变化的光影,为景观增添了迷人的美感。此外,廊架、植被等景观元素的设置也充分地利用了光线的变化,阳光穿过树叶的缝隙,形成了斑驳的光影,给人们带来一种充满生态韵味的感受。

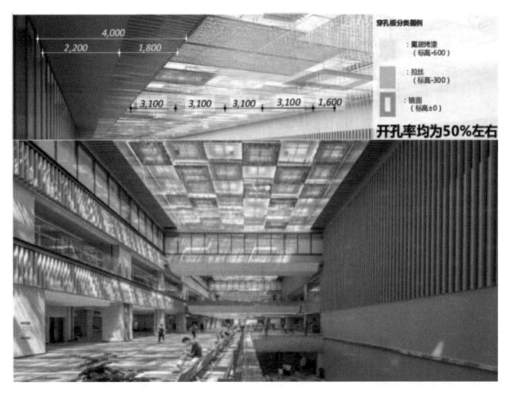

图6 阳光走廊

病房的窗户精心设置了遮阳板(图7),其作用在于有效地遮挡住直射而来的强烈阳光,与此同时,巧妙地从窗子上部导入柔和的反射光。如此一来,在精准控制日晒强度的前提下,充分利用自然光线成功地营造出既节能又明亮的理想病房环境。

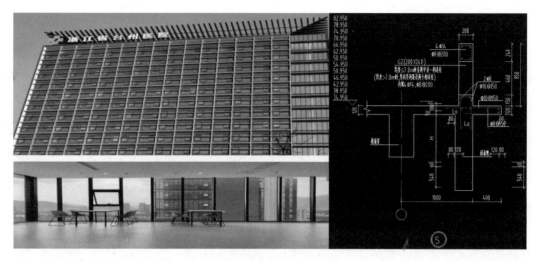

图 7　病房遮阳板

5. 疗愈景观细部展现

5.1　百草园

　　院区北面邻河一带的百草园不仅是一个景观场所,更是一个中草药文化展示平台。园中种植了数百种中草药植物,通过景观设计的手法将这些药材进行有序陈列,形成了丰富的中草药文化展示园(图8),提供了一个植物科普教育的平台。人们可以在百草园中了解中草药的习性、来源、特点和用途等知识,增加患者对中草药的认知。患者漫步百草园,不仅可以放松心情,还可以通过识别二维码学习中草药知识,为患者的康复提供更多的帮助。

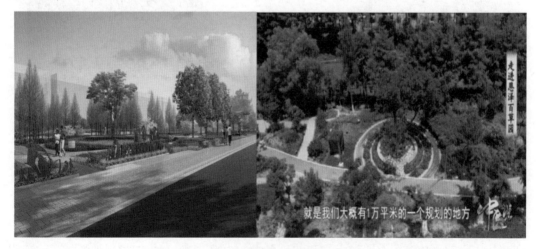

图 8　台州医院东院区百草园

百草园作为台州医院东院区景观设计的一部分,体现了疗愈景观在医院室外空间的形态表达。通过园中园布局和中草药文化展示,为患者提供了一个独特的景观体验和医疗效果平台,将中草药与患者的康复相结合,为医院的景观设计增添了文化底蕴和医疗价值。

5.2 银杏大道、健步道

医院内设置有一条 12 m 宽、390 m 长的银杏大道,两侧栽植高耸林立的大银杏树。银杏为植物界的活化石,植株高大挺拔,叶形优美,季相变化丰富,是院内一道靓丽的风景线。如图 9 所示,环院区还设有一条百岁健步道,健步道两侧绿树成荫,鸟语花香,每天的晨昏时节,健步道都会迎来各式人群(包括病患及家属、医院职工、周边社会人员),患者和家属可以在树荫下休憩,呼吸到大量的负离子,聆听小鸟的欢唱,感受动植物的气息,在美妙的大自然中得到身心的治愈。

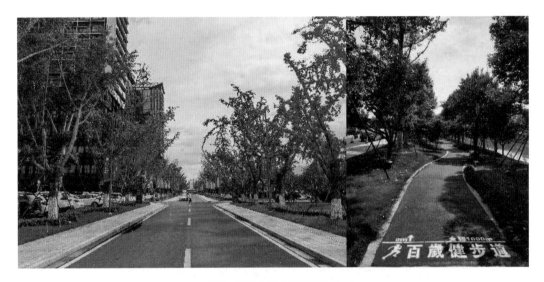

图 9　银杏大道与百岁健步道

5.3 下沉式花园广场

处于南面主入口位置,背依就诊大楼,且与食堂出入口相互连通的下沉空间,照理说原本应当是一个人员流动极为频繁、充满喧闹嘈杂之声的区域地块。然而,景观通过采用在四周进行垂直绿化挂落、铺设休闲木平台、摆设闲适的户外座椅等巧妙方式,成功地将此空间打造成为一个温馨、舒适且安逸的医患交流场所,从而取得了令人称赞的良好疗愈景观效果(图 10)。

5.4 亲水乐活疗愈

沿河水流与绿化带对城市干道能够发挥出显著且有效的隔音降噪功能。它们彼此结合,并与健步道相辅相成,共同为病人精心构筑了一个理想的散步康复景观区。那些极具人性化的景观小品,充满了引人入胜的趣味性(图 11)。人向来喜爱亲水、乐于近水,静谧的

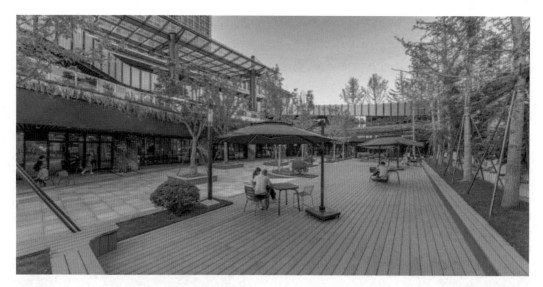

图 10　绿意盎然,静心闲适的下沉式花园广场实景图

静水尽显娴静之态,灵动的动水则充满活泼之姿。潺潺流淌的水流,清澈澄净的景观水,能够为人们带来无比美妙的感受。

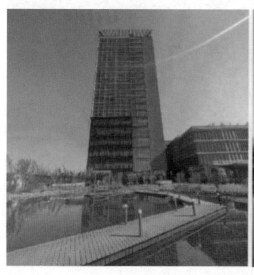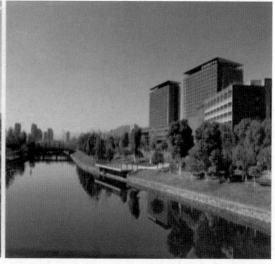

图 11　沿河绿化带及院内水池实景图

5.5　听觉疗愈

声音虽是无形的,然而大自然中美妙的声音却能够为病患带来优良的疗愈成效。在东院区的景观处置中,借助临海当地的野生鸟类,联合浆果类绿化植物的栽种,人为搭建适宜鸟类生存的食物链,以此吸引鸟类栖息繁衍。建成后的东院区,各个空间的生物环境优良,吸引了大量鸟类。在晨昏时分,悠扬的鸟鸣已然成为东院区的一大显著特色,尤其在一号楼的内庭,百鸟鸣唱的景象,已然成为听觉疗愈的典范。

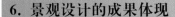

6. 景观设计的成果体现

通过上述的设计理念以及亮点设计，台州医院东院区的景观设计将会为患者、医护人员和访客营造一个融入自然的宜人且舒适的医疗环境，推动患者康复，提高患者和访客体验，达成医院与自然的和谐共生。自然环境与医院相融合的森林医院乃是整个景观设计的一大突出亮点。在台州医院东院区，森林医院的布局将周边的自然山水环境充分融入医院，让医院与自然形成有机的融合，由此带来了以下几个显著效果。

6.1 恢复生态系统，促进可持续发展

借由森林布局，台州医院东院区成功地恢复了自然生态的服务功能。充分运用周边的山水资源，增添了绿色廊道，优化了医院周边的生态环境，维护了生物多样性，推动了环境的可持续发展。医院内丰富的植被和水景也为患者提供了近乎于自然的感受，增强了疗愈成效。

6.2 营造就医氛围，提升患者和访客体验

森林医院的布局让患者置身其中，能够深切体悟大自然的气息。充足的开敞空间、蜿蜒通幽的小径、主题式的庭院等设计元素，合力营造出富有生机的空间氛围。患者在森林医院就医期间，不仅能够欣赏自然的美景，还能够感受安稳舒适的就医环境，这有利于减轻患者的焦虑和抑郁，增强其康复的信心，进而使患者和访客体验感获得提升。

6.3 融合城市景观，共享生态空间

森林医院通过与自然环境的巧妙融合，塑造出一个生机蓬勃且舒适感十足的医疗环境，为患者带来具有疗愈效果、安静宁谧的就医体验，也为医院的发展和建设增添了独特的价值。开放共享的医院公共空间这一理念，给临海这座文化名城注入了全新的活力空间。凭借疗愈景观设计的理念和实践，医院的外部空间形态得到了积极有效的展现与塑造，为医院的功能和氛围赋予了全新的价值与活力。

7. 结语

7.1 台州医院东院区景观设计的成功案例

台州医院东院区景观设计彰显了疗愈环境设计在医院室外空间形态表达中的效用。以"城市森林"为主题，融入自然山水，采用分区分流交通模式，借自然光线营造舒适环境，森林医院和百草园等展现医院与自然交融。其园林绿化建设"精打细算"，三年前就准备苗木采购，节约近50%预算，5 300余棵树木让医院成为城市"绿心"。园内中医药百草园有多重功能，成了健康文化的打卡点。景观设计提升了患者和访客体验，促进了城市景观融合。

7.2 景观设计在医院建设中的重要价值和发展前景

景观设计在现代医院建设中具有重要价值和广阔前景。其一,疗愈景观对患者康复和心理健康有积极作用,能减轻焦虑抑郁,增强康复信心,提升医患满意度。其二,景观设计与心理健康相关,优良环境利于恢复健康心理。台州医院东院区景观设计彰显人性化与生态化趋向,为未来发展提供参考启发。未来景观设计更注重满足需求和可持续发展,保障人们的生活健康。

在追求医疗技术进步中,医院景观设计是实现人与自然和谐共生的关键,正日益受到更多的瞩目。借由营造优美、舒适且具有疗愈功能的景观环境,给患者予以更为贴心入微的关怀,助力他们更有效地康复与痊愈。景观设计不但对医院的整体形象和患者的就医体验产生影响,更直接关联着人与自然的和谐共生。台州医院东院区景观设计项目的成功实践,有力地证实了疗愈景观在医院室外空间形态展现中的重要作用,也为未来医院景观设计的发展明确了方向。

[撰稿:台州恩泽医疗中心(集团) 黄　艳　林福禧
杭州植木景观设计咨询有限公司　徐彩英]

第三篇

设施设备

近期国家提出"双碳"目标,进一步明确了节能目标。在国家公立医院考核层面,后勤方面能耗考核指标也成为非常重要的方面。医院在推进高质量发展过程中,能源的合理使用,应用成熟可靠的节能技术,可以更好地为医院高质量发展助力。另外,医院作为公共机构也应该积极应用节能技术,挖掘节能潜力。在医院中,人流量大,电梯使用频率高,成熟能量回馈技术及装置在医院电梯节能中可以发挥节能作用。本案例对在医院垂直电梯中使用能量回馈技术与装置的应用情况及实际效果进行了分析。结果表明,该技术及装置在医院垂直电梯节能应用中效果明显。

根据统计数据,医院其中 90% 以上病人及陪同人员都需要以乘坐电梯的方式到达指定科室或病房楼层,再加上院内医生、护士、行政管理人员和保洁保安维修等后勤服务人员,医院电梯的实际运输数量巨大。作为公共机构,应当更加主动带头厉行节约,切实提高能源效率。

1. 能量回馈技术及装置原理

1.1 电梯产生电能原理

电梯传动系统中,电梯相当于在势能与电能之间进行转换。电梯在负载运行过程中,电机实际转速大,此时重力势能转化为电能,电机处于发电状态。传统方式中,电梯增加制动电阻,将此部分电能以热能形式消耗。这样,电梯在运行过程产生的电能被白白浪费,而且由于此部分电能转化为热能后,造成机房温度升高,导致电梯的系统稳定下降。为了降低机房温度,还需安装空调以降温,导致二次能耗的上升。

1.2 能量回馈技术原理

能量回馈技术通过自动检测变频器的直流母线电压,将直流电压逆变成与电网电压同频、同相的交流电压,经多重噪声滤波环节后连接到交流电网,从而达到电能回馈电网的目的。如果将电梯产生的电能回馈至电网使用,那么回馈装置既可以替代电梯制动电阻,将原来被消耗掉的能量转化为电能回馈给局域电网回收利用,以达到节能目的,同时也达到使机房降温的目的。

2. 医院电梯节能的具体实施

2.1 电梯节能实施的影响因素

医院面积、规模及就诊人数情况。我院为省级大型三级甲等综合性医院,医院总占地面积(含规划面积)约 785 亩(1 亩 = 666.67 m²),总建成面积 90.6 万 m²,总在建面积(不含规划建筑面积)65 万 m²。目前,共开放床位 5 750 张。近年来门急诊量 560 余万人次/年,出院患者 30 余万人次/年,开展手术 17 余万台次/年,平均住院日 6.41 d。

2.2 医院电梯基本情况

医院楼宇 10 余栋,使用电梯 80 余台,其中垂直电梯 60 余台。投入品牌与使用年限不等,电梯功率在 10 kW ~ 26 kW 之间。医院急诊区域电梯基本 24 h 运行,住院部(含门诊、医技等)电梯使用高峰上午 7 点至晚上 10 点,基本不停歇。其他时间使用频率较低时,关停部分电梯。

医院就诊人数和面积直接影响到电梯使用频率,从而进一步影响节能效果。从以上我院就诊和电梯分布情况来看,其中作为就诊患者集中的楼宇使用电梯频率非常高,电梯耗能多。

2.3 确定节能改造电梯的依据及节能目标

进行节能改造,是为实现投入与节能效率最大化,因此确定医院在使用的 60 余台垂直电梯中进行电梯节能改造非常重要。确定实施节能技术改造主要依据以下几点:①使用频率,电梯使用频率越高,节能效果越明显。②根据电机功率大小,功率越大节能空间越大。③根据电梯层站情况,楼层越高,节能效果越明显。因此根据以上综合因素进行分析后,设定电梯节能改造目标为 30% 以上,并实现机房降温目的。

2.4 回馈装置的最终安装

根据以上分析,并最终确定医院对 35 台不同品牌、不同型号、不同楼宇的电梯进行节能改造。具体如表 1 所示。

表 1　电梯节能改造明细

具体信息					
电梯品牌	电梯功率/kW	电梯压力/V	曳引机类型	层站	电梯数量/台
蒂森	18.2	380	永磁同步	28 层 28 站	8
	16.3	380	永磁同步	14 层 14 站	4
	11.3	380	永磁同步	14 层 14 站	4
	16.3	380	永磁同步	14 层 14 站	2
	11.3	380	永磁同步	14 层 14 站	2
	12.5	380	永磁同步	25 层 25 站	2
	18.2	380	永磁同步	28 层 28 站	1
	18.2	380	永磁同步	21 层 21 站	1
	18.2	380	永磁同步	27 层 27 站	1
	20.5	380	交流异步	19 层 19 站	2
东芝	18.5	380	交流异步	12 层 12 站	3
奥的斯	26	380	交流异步	18 层 18 站	3
	26	380	交流异步	19 层 19 站	2
合计:35 台					

3. 能量回馈装置在电梯节能应用中的检测与评估

3.1　检测与评估人员组成及任务安排

首先成立检测与评估小组,主要由院方、设备方、认证方三方共同成立评估小组。院方主要承担电梯资料提供,现场的配合以及监督;设备方主要负责提供节能相关技术资料,项目实施的具体情况及技术解答,相关设备的现场调试等;认证方主要承担项目、资料真实性和设备可靠性、稳定性以及实际数据检测,出具认证报告。

3.2　检测与评估时间的安排

时间安排由评估小组共同商讨确定,从成立到出具节能量审核报告结束,具体的审核任务安排如表 2 所示。

表 2　任务时间安排

时间	任务	目的
2022.1.10	成立审核评估小组,对相关材料进行评审	掌握项目实施具体情况
2022.1.17—1.19	对改造前后的电梯进行抽样测试	测量出相应数据

时间	任务	目的
2022.1.19—1.22	完成测试结果	根据数据分析,得出结论,并出具认证报告

3.3　检测与评估的工具

小组成员就审核需要的材料、节能量的计算方法、节能项目的措施等问题进行沟通,确定电梯能效提升及机房降温等应用技术的评估实施方案。根据方案及评估现场测试的需要,配备现场测试仪器设备如表3所示。

表3　现场测试所用设备表

设备名称	设备型号	测量范围	准确等级/不确定度
电能质量分析仪	Fluke435	电压:0～1 000 V(电压值 6 kV) 电流:AC0～3 000 A	±0.1%
红外温度测试仪	Fluke-53Mini	−18～275℃	±2%

3.4　检测与评估的方法及实施

电梯节能检测方法:将FLUKE电能质量分析仪接入电梯电源输入端,在电梯能量回馈装置投入和关闭时的两种条件下,对1人乘坐工况下的电梯上行、下行各运行30次耗电量进行测试,并记录测试结果。

对电梯抽样检测。由于设备原理、性质相同,同时也为避免重复和减少评估时间,根据商定结果,对电梯节能设备的其中7台进行抽检。小组随机抽取了三种型号合计7台电梯(编号1～7号,电梯基本信息如表4所示)进行耗电量测试,同时对7台电梯制动电阻温度进行了测量。

表4　电梯基本信息表

电梯编号	电梯品牌	电梯层数	额定功率/kW	曳引机类型	电梯载重/kg
1号	蒂森	14层14站	16.3	永磁同步	1 600
2号	蒂森	14层14站	11.3	永磁同步	1 000
3号	东芝	12层12站	18.5	交流异步	1 600
4号	蒂森	18层18站	21.0	交流异步	1 350
5号	奥的斯	19层19站	26.0	交流异步	1 600
6号	蒂森	25层25站	12.5	永磁同步	1 000
7号	蒂森	28层28层	18.2	永磁同步	1 600

检测具体实施。评估组于2022年1月17—19日对电梯机房电梯使用能量回馈装置运行情况进行现场实地测试。

4. 检测与评估结果

4.1 节能率计算方法

根据本次测试的 1 人乘坐工况下相同次数的电梯上行、下行耗电量,可以计算该工况的节能率,节能率计算公式如下:节能率=(未进行节能技术改造时电梯运行的耗电量-进行节能技术改造时电梯运行的耗电量)/未进行节能技术改造时电梯运行的耗电量×100%。

4.2 抽样的 7 台电梯节能测试结果

随机抽取了三种型号合计 7 台电梯进行耗电量测试,如下表 5 所示;使用节能技术前后制动电阻温度测试,如表 6 所示。

表 5 电梯(7 台)使用能量回馈装置前后耗电量

电梯编号	电梯品牌	使用前/kW	使用后/kW
1 号	蒂森	2.977	1.561
2 号	蒂森	1.746	0.908
3 号	东芝	3.407	2.117
4 号	蒂森	3.547	2.288
5 号	奥的斯	2.913	1.91
6 号	蒂森	2.903	1.444
7 号	蒂森	2.709	1.809

表 6 电梯(7 台)使用能量回馈前后制动电阻温度

电梯编号	电梯品牌	使用前/℃	使用后/℃
1 号	蒂森	113.2	21.8
2 号	蒂森	87.4	22.0
3 号	东芝	70.6	24.8
4 号	蒂森	99.2	18.4
5 号	奥的斯	75.6	24.4
6 号	蒂森	128.0	20.6
7 号	蒂森	105.0	21.2

4.3 以 1 号电梯为例的节能率计算

下面以 1 号电梯为例进行节电率计算分析。小组对 1 号电梯载客 1 人工况下的耗电量进行了测试。根据实测结果,将数据绘制图表如图 1、图 2 所示。从图中可以看到,使用节能技术和未使用节能技术的电梯相比,每次上行电梯功率均为负数,都有回馈电量产生(表现为耗电量减少的过程)。

1 号电梯上、下行 30 次未使用节能技术的电梯耗电量为 2.977 kW·h;上、下行 30 次使用节能技术的电梯耗电量为 1.561 kW·h。此种工况下,电梯节电率为:$(2.977 - 1.561)/2.977 \times 100\% = 47.56\%$。

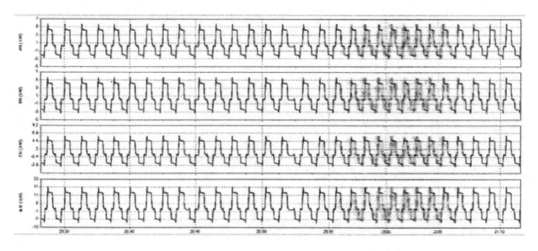

图 1　1 号电梯电梯能量回馈装置投入后电梯载人运行功率图

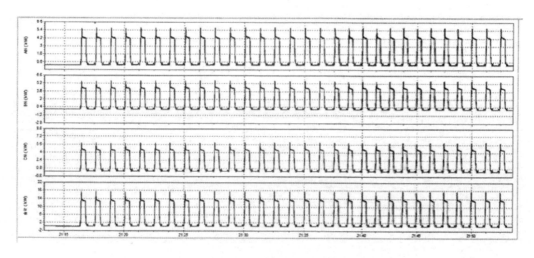

图 2　1 号电梯电梯能量回馈装置退出后电梯载人运行功率图

4.4　以 1 号电梯为例的制动电阻温度计算

小组同样以 1 号电梯为例进行制动电阻温度分析。1 号电梯未使用节能技术前,制动电阻温度高达 113.2℃;使用节能技术以后,温度为 21.8℃,下降温度达 91.4℃,下降率达 80.7%。

5. 分析与讨论

5.1 节能率测试结果分析

根据现场实测,在使用能量回馈装置前后,电梯在1人乘坐上行、下行各30次工况的测试下,对耗电量进行对比分析。1号电梯节能率为47.56%;2号电梯节能率为48.00%;3号电梯节能率为37.86%;4号电梯节能率为35.49%;5号电梯节能率为34.43%;6号电梯节能率为50.26%;7号电梯节能率为33.22%。测试电梯节能率见表7。

表7 电梯(7台)使用能量回馈装置的节能率

电梯编号	电梯品牌	使用前/kW	使用后/kW	节能率
1号	蒂森	2.977	1.561	47.56%
2号	蒂森	1.746	0.908	48%
3号	东芝	3.407	2.117	37.86%
4号	蒂森	3.547	2.288	35.49%
5号	奥的斯	2.913	1.91	34.43%
6号	蒂森	2.903	1.444	50.26%
7号	蒂森	2.709	1.809	33.22%

5.2 制动电阻温度测试结果分析

根据现场实测,在使用能量回馈装置前后,对电梯制动电阻实际温度进行测试,温度下降明显,制动电阻不发热。具体温度下降分析情况见表8。

表8 电梯(7台)使用节能技术前后制动电阻温度结果

电梯编号	电梯品牌	使用前/℃	使用后/℃	下降温度/℃
1号	蒂森	113.2	21.8	91.4
2号	蒂森	87.4	22.0	65.4
3号	东芝	70.6	24.8	45.8
4号	蒂森	99.2	18.4	80.8
5号	奥的斯	75.6	24.4	51.2
6号	蒂森	128.0	20.6	107.4
7号	蒂森	105.0	21.2	83.8

5.3 总结与思考

通过以上评估与分析,采用节能技术后,电梯节能率最高达50.26%,最低达到33.22%以上,均达到30%以上节能目标。电梯改造后所有制动电阻不再发热,电阻温度降温最低达 45.8℃，最高达 107.4℃。能量被回收利用以后，电梯的主要发热源(电梯制动电阻)发热停止，从而消除了机房重要热源，机房温度较之前降低明显，减少了空调使用，实现二次节能。

能量回馈技术与装置是相对成熟的节能技术。在医院电梯层站数多、就诊人数大、使用频率高等情况的场景下，能够达到较为理想的节能效果。同时制动电阻不再发热，机房热源消除，环境温度下降后，对保护设备也有一定好处。

医院内的能源使用非常复杂，内部节能降耗的相关措施在使用上也是非常丰富的，如果能够采用合理的节能技术并加以探索与应用，就能够为提升医院能源使用效率和医院高质量发展作出贡献。此外，医院节能降耗工作也是一个长期工作，需要从多方面综合地进行探讨。

因为医院的特殊性，在节能项目上，首先还是要考虑安全，综合考虑效益；其次节能项目主要在于成熟可靠，不一定是大、全、新；最后还要对成本与产出进行综合考虑。

［撰稿：中国科学技术大学附属第一医院(安徽省立医院)　方加胜］

0. 引言

呼吸道传染病的不断出现和流行,医院的负压隔离病房已经成为了疫情防控的重要保障。在这样的环境下,空气调节系统的设计和运行显得尤为重要[1]。为了确保医院负压隔离病房的空气质量和卫生安全,我们需要采取一系列的措施。其中包括对病原微生物的有效过滤和清除,通风换气的合理规划和实施,以及医护人员的严格管理和培训。

1. 工程概况

本工程为某医院门诊部楼和住院部楼局部改造项目,改造面积为1 490.51 m²,其中负压隔离病房占用594.56 m²,PCR(基因扩增实验室)实验室占用392 m²。在负压隔离病房暖通空调设计中,需要考虑以下要点:首先,应选用高效过滤器,过滤效率不低于99.99%的HEPA过滤器;其次,应采用负压送风方式,确保空气不流向非隔离区域,防止交叉感染;最后,应采用恒压变风量系统,保证房间内的负压稳定。

2. 通风空调设计要点

2.1 设计重点

区域划分和压力梯度是通风空调设计中的两个重要方面。在通风空调设计中,隔离和防护、功能区域、交叉感染、医护人员与患者、患者与患者、区域划分以及压力梯度和压差要求>5 Pa是重要的考虑因素。首先,针对隔离和防护,需要考虑空气流动的方向和速度,以及使用防护设备来减少病原体的传播[2]。其次,需要划分不同的功能区域,以便于病房和医疗区域的分离。最后,交叉感染是一个重要问题,可以通过减少空气中的病原体和定期清洁设备来解决。

2.2　区域划分

负压隔离病房区域需要具备强大的排风能力,从而避免病原体的扩散。其次,清洁区需要保证洁净度,通风量应较大,同时还需要控制恒温恒湿。半污染区分为标本接收、质谱室等区域,通风量和洁净度要求较高。污染区是样本制备、扩增、产物分析等区域,通风量较大,需采取高效过滤方式,同时还要控制温度和湿度。

2.3　设计参数

根据各个区域、不同房间功能,设置合理的计算参数,见表1。

表1　室内设计参数

区域名称	房间名称	温度/℃	相对湿度
负压隔离	负压隔离病房	冬季20/夏季26～27	
病房区	负压隔离病房卫生间	冬季18～20/夏季26～27	
	清洁区	冬季18～20/夏季26～27	
	清洁区卫生间、淋浴间	冬季18～20/夏季26～27	
	开水间、工具间		
	半污染区	冬季18～20/夏季26～27	
	半污染区外清	冬季18～20/夏季26～27	
	污染区	冬季18～20/夏季26～27	
P2实验室	半污染区	18～26	30%～70%
	半污染区卫生间、淋浴间	18～26	30%～70%
	污染区	18～26	30%～70%

2.4　送排风系统

(1)首先,负压隔离病房是降低病毒传播的重要措施之一。通过负压隔离病房,可以将污染空气和病毒隔离在病房内,避免其向外扩散。其次,机械送排风系统是保证空气质量的关键,它可以将污染空气快速排出实验室区域,保证新鲜空气的流动[3]。最后,过滤器则可以过滤空气中的微粒和病毒,确保空气质量的达标。空气净化空调可以进一步净化空气,去除异味和细菌等有害物质,使实验室区域的空气更加清新。

（2）单向流活动可以控制空气流向,防止新鲜空气和污染空气混合。压力梯度控制措施和定向气流组织原则可以进一步控制空气流向,确保实验室区域内的空气流动符合医疗卫生的要求。微正压可以保持实验室区域内的空气压力略高于外部,避免外界空气进入实验室区域,减少区域性传染的发生。空气污染和病毒传播是医疗卫生工作者面临的重要问题,医护人员的安全也是我们需要关注的一项重点。实验室区域、半污染区和污染区的划分可以有效地防止病毒的传播,保证医护人员的安全。通风系统和管道消毒装置可以清洁空气和管道,保证空气质量的达标。实验室空间的设计可以进一步优化空气流动,提高空气质量和医护人员的安全性。机组、专门的通道和排放室外等措施可以保证在对医疗物品和垃圾的处理时,避免交叉感染的发生。

2.5 风量计算

准确的风量计算是压力梯度的保证。本项目对每个房间均进行了详细的计算（表2～表4）。

表2　负压隔离病房房间压差及风量表（2间相同）

序号	名称	面积/m²	高度/m	体积/m³	压差/Pa	送风换气次数（次/h）	排风换气次数（次/h）	系数	送风量（m³/h）	排风量（m³/h）
1	病房	31	2.6	80.6	-30	12	16	1.2	1 160.6	1 547.5
2	缓冲上	5.5	2.6	14.3	-30	12	14	1.2	205.92	240.24
3	卫生间	4.4	2.6	11.44	-30	0	16	1.2	0	219.64
4	缓冲下	4.6	2.6	11.96	-20	12	14	1.2	172.22	200.92

表3　负压病房侧污染区

序号	名称	面积/m²	高度/m	体积/m³	压差/Pa	送风换气次数（次/h）	排风换气次数（次/h）	系数	送风量（m³/h）	排风量（m³/h）
1	污物暂存	8.1	2.6	21.06	-10	0	7.5	1.2	0	189.54
2	污物清洗	9	2.6	23.4	-10	6	7.5	1.2	168.48	210.6
3	负压吸引	10	2.6	26	-10	6	7.5	1.2	187.2	234
4	避难间	14	2.6	36.4	-10	6	7.5	1.2	262.08	327.6
5	患者走廊	46	2.6	119.6	-15	6	8.2	1.2	861.12	1 176.86
6	换床间	16.5	2.6	42.9	-10	6	7.5	1.2	30 888	386.1
7	污染走廊	31	2.6	80.6	-15	6	8.2	1.2	580.32	793.104

表 4 负压病房侧半污染区

序号	名称	面积/m²	高度/m	体积/m³	压差/Pa	送风换气次数（次/h）	送风换气次数（次/h）	系数	送风量（m³/h）	排风量（m³/h）
1	治疗室	15.2	2.6	39.52	−5	6	6.9	1.2	284.54	327.22
2	处置室	10.13	2.6	26.338	−5	6	6.9	1.2	189.63	218.07
3	医护走廊	67	2.6	174.2	−10	6	7.5	1.2	1 254.2	1 567.8
4	丙类库房	5.1	2.6	13.26	−5	6	6.9	1.2	95.472	109.79
5	卫生工具间	5.6	2.6	14.56	−5	6	6.9	1.2	104.83	120.55
6	缓冲下	3.66	2.6	9.516	−5	6	6.9	1.2	68.515	78.792
7	退缓下	3.3	2.6	8.58	−5	6	6.9	1.2	61.776	71.042
8	退更二	6.63	2.6	17.238	−5	6	6.9	1.2	124.11	142.73
9	退更一	5.17	2.6	13.442	−5	6	6.9	1.2	96.782	111.29
10	缓冲上	3.25	2.6	8.45	−5	6	6.9	1.2	60.84	69.966
11	退缓上	3	2.6	7.8	−5	6	6.9	1.2	56.16	64.584
12	医护办公室	16.67	2.6	43.342	−5	6	6.9	1.2	312.06	35 887
13	外清	2.36	2.6	6.136	−5	0	6.9	1.2	0	50.806
14	橙色	15.45	2.6	40.17	−5	6	6.9	1.2	289.22	332.60

2.6 送排风口位置与压差控制措施

在送排风口位置的设计中，应考虑空气流动的方向和速度，以确保室内空气的均匀分布和流通。同时，应根据不同区域的需要，确定合适的送排风口数量和位置，并采用高效过滤器对空气进行净化处理。压差控制也是非常关键的一项措施，通过控制送排风口之间的气压差，可以有效控制空气流动和保证室内空气质量，并通过压差检测报警装置和墙面压差显示装置实时监测和调整系统运行状态[4]。此外，在医护走廊和 PCR 实验室等特殊区域的送排风口位置实施压差控制措施也需要特别考虑，以确保室内空气质量和人员健康安全。

2.7 控制措施

在通风空调系统中，启动顺序至关重要。首先，电动风阀应该是最先启动的，以确保新风和回风的顺畅流通。其次，在冬季制热工况下，室外温度低于 0 ℃时，应启动机组电预热段和水盘管加热段，将新风预热至 5 ℃，达到出风温度 25 ℃。而在夏季制冷工况下，当室外温度高于 0 ℃时，机组室外机启动，直膨机组制热，同样使出风温度达到 25 ℃。最后，送排风过滤器和压差控制也需要在启动顺序中得到充分考虑，以确保空气的清洁和流通。同时，应配备报警装置，及时发现并解决故障，保证系统正常运行。温控分段加热功能和过热保护与故障报警系统也是必不可少的，能够有效保护设备和人员安全。

2.8　合理的空间布局

在为了实现合理的空间布局，需要在改造项目的基础上，结合空间局限性和立面美观要求，进行通风空调系统的布置和设计。在通风管道与消防排烟管道交叉处，需要采用专业的技术手段进行处理，确保系统的正常运行和安全性。在负压隔离病房和实验室区域内部房间高度方面，需要根据实际情况进行合理的调整，以保证系统的通风效果和空间利用率。最后，在合理布局风管道的过程中，需要适当提高层高，以达到更好的通风效果和舒适度。

2.9　设备与配件

系统安全是首要考虑因素，因此需要选择具有高质量的直膨式全空气型净化空调机组，确保空气质量符合要求（图1）。同时，为了满足通风系统的要求，需要选择定风量风阀和电动密闭风阀，以便对空气的流向和分配进行精确控制，并保证系统稳定运行。

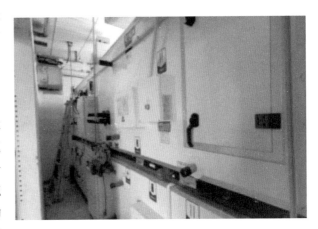

图1　实验室区域净化空调机组安装图

2.10　屋顶排风系统

在通风空调设计中，屋顶排风系统是至关重要的一环。在相关导则的指引下，我们需要考虑排风、过滤、隔离等因素。首先，要确保排风系统的高效性，通过高效过滤器过滤病毒，同时保证负压隔离病房的空气流通。其次，要考虑风口和排风机的设计，确保其符合新冠导则的要求。最后，可靠性也是设计中不可忽视的因素，确保系统能够长期稳定运行，为疫情防控作出贡献。

3.　安装与调试

3.1　安装要点

首先，根据设计图纸，安装技术人员需要制订施工计划，并制作管道加工和安装方案，同时考虑围护结构和穿越屋面时需要进行管道防水和密封处理，以确保系统的严密性。其次，安装风机和风阀时需要注意定位和安装角度，以保证风道的通畅和定风量阀的精准控制。在安装风管时，需要严密性检测，以保证系统的气密性。最后，在完成安装后，需要系统调试和运行方案，调整室内压力梯度和负压气流，以确保系统的正常运行和高效性能。

3.2　调试要点

首先,要保证房间内的门窗密闭,避免外界气流的影响。其次,要对风量进行平衡,确保每个房间内的风量均匀分布。在此基础上,需要满足压差要求,保证通风系统的正常运行。最后,在进行调试前,需要对设计文件进行仔细分析,明确通风系统的设计要求和参数。接着,可以通过设置定风量阀和风量设定等方式对通风系统进行初步调整。在进行二次调整时,可以通过记录阀门开启角度等信息,对通风系统进行更加精细的调整。

3.3　调试结果

在安装与调试过程中,我们对调试、通风、空调系统、温(湿)度、换气次数和压力梯度等方面进行了全面的测试和评估。根据我们的调试结果,系统的各项参数均符合设计标准。通风系统的换气次数、压力梯度和空调系统的温(湿)度都能够满足设定要求,保证了系统运行的稳定性和舒适性。

4.　结语

作为医院负压隔离病房暖通空调设计的关键要素,调试、通风、空调系统、病房区、医护区、医技区、实验室区、温度、湿度、换气次数、压力梯度及投入使用等数据都需要仔细分析。在这个系统中,温度和湿度的控制是非常重要的,可以有效遏制病原体传播。同时,通过控制换气次数和压力梯度,可以确保病房内、外空气的隔离,保护医护人员和患者的健康。在投入使用后,需要对系统进行定期维护,确保其正常运作。因此,医院负压隔离病房的暖通空调设计必须善于分析各项数据,细致周到地考虑各种情况,确保系统的高效、稳定和安全。

参考文献

[1] 刘蕾,杜坤.上海某医院应急发热门诊及负压隔离病房空调通风系统设计[J].暖通空调,2020(8):87-91.

[2] 中国国家标准化管理委员会.医院负压隔离病房环境控制要求:GB/T 35428—2017[S].北京:中国标准出版社,2017.

[3] 中国工程建设标准化协会.新型冠状病毒感染的肺炎传染病应急医疗设施设计标准:T/CECS 661—2020[S].北京:中国建筑工业出版社,2020.

[4] 陈文娟.应急改造负压隔离病房暖通空调设计及施工管理[J].江西建材,2021,41(6):37-38.

（撰稿:蚌埠医学院第一附属医院　张超）

1. 建设背景

近年来，随着医院新建楼宇的增多，水冷式中央空调机组凭借其制冷效果好、舒适度高、节能环保和综合效益显著等优势被广泛用于医院楼宇供冷。但随着中央空调系统管线和风机盘管的老化，中央空调的维护保养给后勤管理人员带来了一系列问题，如老旧中央空调末端管道和风机盘管会经常发生渗水、漏水，导致室内制冷效果差、吊顶被水浸、发霉，污染室内空气，破坏室内干净整洁的环境，影响患者就医感受，存在安全隐患等状况。为积极应对和解决中央空调系统漏水的难题，消除漏水带来的危害和降低漏水带来的损失，实现医院的精细化管理，助力医院的高质量发展，医院后勤部门除做好设备设施的维修管理、维护保养工作外，还应积极探索利用现代科学技术手段来解决现阶段的问题。现以我院北区 2007 年建成并投入使用的 1 栋 17 层，每层约 1 500 m²、40 个风机盘管的病房楼，以及附属水冷式中央空调系统为例，探讨漏水检测及预警智能化系统建设方案。空调漏水导致吊顶浸水发霉，如图 1 所示。

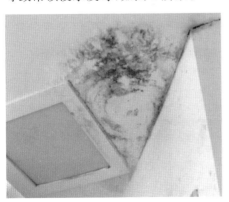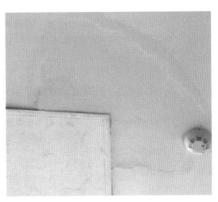

图 1   吊顶浸水发霉图

2. 漏水检测及预警系统应用现状及建设意义

目前,漏水检测及预警系统已在计算机机房、电子工厂、仓库和地下管道等场所广泛应用,但在国内生产企业生产的 FP 系列卧式暗装风机盘管机组中却不自带漏水检测装置,同时现在的楼宇控制系统也没有大范围使用漏水检测及预警功能。我院智能楼宇控制系统也未使用漏水检测系统,只在信息机房的环境监控系统中接入用于检测精密空调漏水状况的预警系统[1]。随着后勤管理人员对老旧中央空调的精细化管理和对漏水检测需求的增长及漏水检测装置的统一化、标准化,漏水检测及预警系统会被引入广泛的应用场景。如图 2 所示,是近几年在国家知识产权局注册的空调漏水检测装置发明专利。

该系统的建设及应用有助于维修人员能及时发现早期滴水、漏水状况,防止漏水事件的进一步扩大,同时也能节约人工检查时间,降低医院的吊顶维修费用,降低室内霉菌浓度,消除潜在的因漏水导致的用电安全隐患,创建一个干净整洁的就医环境。

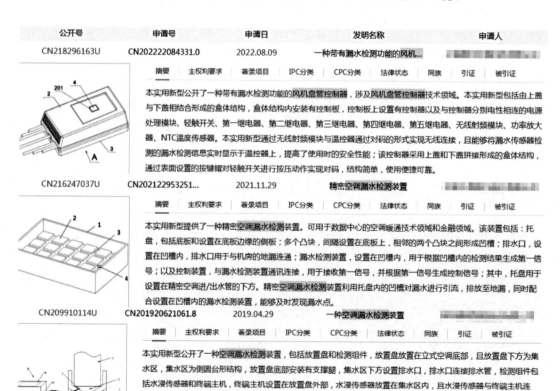

图 2　空调漏水检测装置相关发明专利

3. 中央空调系统漏水主要原因分析

为实现中央空调系统末端漏水检测及预警,需要了解中央空调末端的组成及空调漏水零部件和漏水原因。

中央空调末端主要由末端管道和风机盘管组成,末端管道又由冷冻水供回水管道、凝结水排水管、闸阀、电动阀及过滤器等构成,风机盘管主要由风机、盘管、电机、凝结水盘、排气阀和翅片等构成[2]。

在实际的维修工作中发现,中央空调系统渗水、漏水主要由末端管道和风机盘管的零件因保温不严或者锈蚀等原因造成漏水,具体漏水零件及原因见表1。同时也发现,漏水初期漏点是非常小的,只有针眼大小,只是在零件外表面发现有水滴不断滴落;随着时间推移,由于水压作用,漏点会越来越大,导致吊顶积水,室内如下雨般,才被医护人员发现空调漏水。所以如果漏水检测及预警智能化系统能及时发现早期漏水点位,并自动关闭阀门和提醒维修人员,就可避免吊顶被水浸泡、发霉等问题的发生。

表 1　中央空调末端漏水零件及原因

末端装置	漏水零件	漏水原因
末端管道	冷冻水供回水管道	1. 使用年限长,管道与保温层脱胶,凝结水锈蚀管道导致渗水、漏水。 2. 管道保温棉破损、脱落,导致管道裸露产生凝结水
	接口、阀门	异形管件、保温棉与管道之间存在间隙,包扎不严实,易产生凝结水
风机盘管	凝结水盘	1. 凝结水盘锈蚀出现漏点,导致凝结水盘中的水渗出。 2. 凝结水盘保温破损,产生二次凝结水滴漏。 3. 凝结水盘出水口因积灰、污泥堵塞,排水不畅,导致凝结水盘中的水外溢
	盘管	铜管内部锈蚀出现漏水点或者焊接处开裂
	排气阀	日常维护时未及时关闭
	以上所有零件	日常维护保养操作不当导致漏水

3.1　漏水检测及预警智能化系统的工作流程

通过探讨利用电子信息、计算机、自动化和互联网等技术,来实现漏水检测及预警智能化系统建设,系统工作流程如图3所示。系统工作时,利用传感器对管道和风机盘管的关键点位进行检测,来判断是否存在漏水状况,如果存在漏水状况,控制器或变送器将冷冻水供回水管的电动阀关闭并将漏水信息经控制器、楼层分机传递至楼栋主机或者楼宇控制系统,以声光、电话、短信等报警的方式提醒值班人员有漏水状况,值班人员在收到报警信息后及时通知维修人员进行维修。维修过之后检查是否维修好,如果维修好则打开冷冻水供回水电动阀,正常供冷,系统流程结束;如果没有维修好则返回至报警等待维修状态,等待维修作进一步处理,一直等到维修好后才能打开阀门,正常供冷[3]。系统控制见图4。

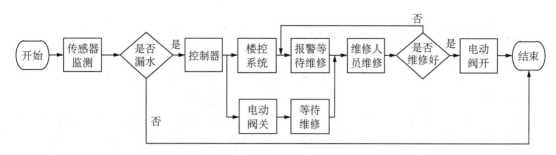

图 3 系统工作流程图

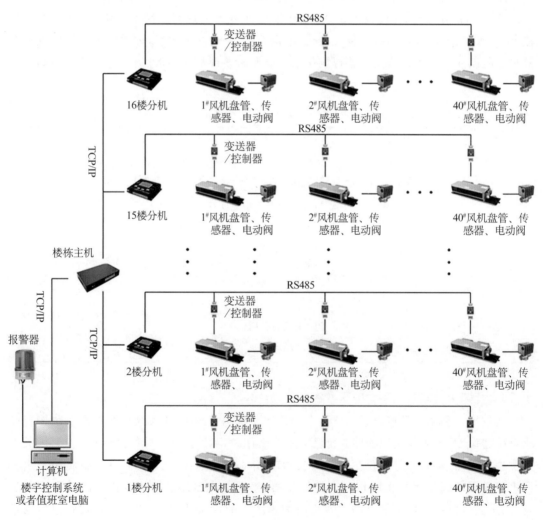

图 4 系统控制图

3.2 漏水检测点位的选择

根据前面末端管道和风机盘管漏水原因分析,中央空调系统漏水主要是因为末端管道及风机盘管存在漏点,所以选择在风机盘管的 1 号位置(图5)安装水浸传感器,用于检测是否因风机盘管的铜管等零件锈蚀破损和凝结水出水口堵塞等状况,导致的凝结水盘存水溢出的事件。凝结水盘深度在 25~30 mm,1 号位置的水浸传感器探头应安装在距离凝结水盘底部 15 mm 左右,因为根据日常运行、维修工作经验,风机盘管在正常工作情况下,凝结水盘是没有存水的,所以当凝结水盘存水深度超过 15 mm,可判定风机盘管机组漏水或者排水口堵塞,导致凝结水盘积水不断增多,最终溢出。安装在 15 mm 处有助于及早发现因排水口堵塞导致的凝结水盘存水状况,系统会及时发出预警信息,维修人员及时疏通管道,避免因排水口堵塞导致凝结水在吊顶上方长期滴漏,引起吊顶发霉。另外在 2 号位置安装水浸检测绳,因为 2 号位置是凝结水盘排水口下方,是整个风机盘管最低的位置,一旦有漏水必然会流过此处,同时也可检测凝结水盘本身是否锈蚀漏水或者是否产生二次凝结水等状况。在冷冻水供回水管道和凝结水排水管道下方安装水浸检测绳,用于检测空调系统末端管道是否存在漏水的状况。至此,以上这些检测点位可将中央空调系统末端是否漏水进行全覆盖。图 5 所示为卧式暗装风机盘管的构成。

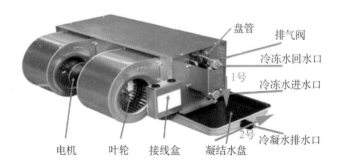

图5 卧式暗装风机盘管

3.3 常见的漏水检测传感器

目前市场上常见的漏水检测元件有浸水检测绳、光电水浸传感器、水浸传感器等检测元件,根据其检测原理可分为两大类,一类是通过监测检测元件的两个电极是否浸水,导致电极之间构成回路来判断是否有水;另一类是光电式传感器,传感器的端点有棱镜探头内有红外线发射和接收管,当棱镜探头接触到水等液体时,红外线在棱镜中的传输路径发生改变,此时传感器就判断是接触到水或者其他液体。图 6 是一些常见的漏水检测元件,表 2 所列是常见的检测元件的技术参数。可以根据实际需求选择确定合适的检测元件,检测元件的选择一般遵循体积小、抗干扰能力强、灵敏度高、电压范围宽、价格低廉、寿命长及维护方便等因素[4]。

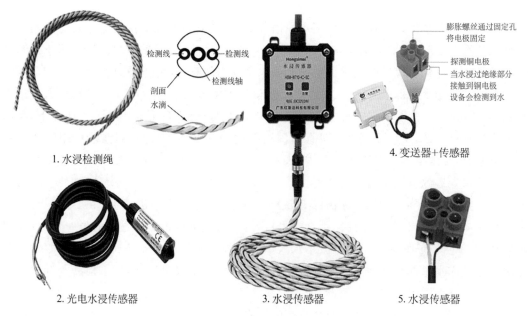

图 6　常见的漏水检测传感器

表 2　常见传感器的相关参数

检测元件名称	工作电压	灵敏度	信号类型	工作温度	尺寸（mm）
1. 水浸检测绳	DC9-30V	高	开关量	−20~80℃	Φ4
2. 光电水浸传感器	DC9-24V	较高	开关量	−40~85℃	67×18×18
3. 水浸传感器	DC9-30V	高	开关量	−20~80℃	
4. 水浸传感器	DC10-30V	高	开关量	−20~60℃	110×85×44
5. 水浸传感器	DC9-30V	高	开关量	−20~80℃	32×32×15

3.4　探讨控制器及楼层分机的建设

目前市场上的空调控制面板只调控风速、温度、阀门或带联网功能等，不能接入漏水传感器，导致要想把漏水检测传感器使用起来，就需要使用企业开发的与传感器配套的变送器或者控制器，将检测数据传输给主机（图7）。如果直接使用市场上成套的浸水传感器及传送器、主机，则存在接入点位相对较少、造价高昂的问题，难以满足医院对整栋楼宇的漏水检测点位需求，所以需要相关企业根据医院的实际漏水检测及预警系统方案，为医院配置能满足需求的变送器或者控制主机，以满足检测点位多，经济实惠的要求[5]。

市场上也有通用型 DDC 空调控制器（现场数字控制器）与传感器相连，但 DDC 空调控制器功能丰富、价格高，仅用于接入水浸传感器、电动阀，存在资源浪费、成本高的情况，同时也存在设备兼容问题，不建议采取此方案。

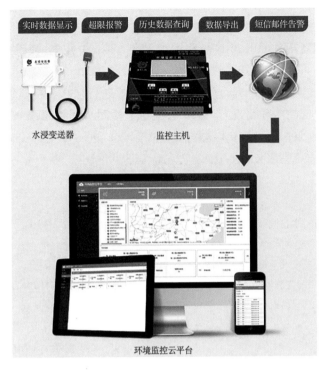

图 7　变送器及主机图

3.5　系统建设的其他考虑因素

一个稳定可靠、功能实用、经济实惠和缺点少的系统,除了要考虑采用哪种技术原理、元器件外,还需要考虑其他因素,如系统可靠性、经济性、可维护性和可发展性等,才能将系统做到可靠、实用、经济,并产生良好的经济效益。

(1)可靠性:要求系统抗干扰能力强、反应灵敏、检测准确、故障率低等。

(2)经济性:新系统建设和运行维护费没有低于旧系统运行运维费时,其经济效益较差。如新的中央空调系统发生漏水的故障率低,如果安装漏水检测及预警系统可能会增加成本支出。对于老旧空调系统或者故障率高的,则明显有较好的经济效益。

(3)可维护性:生命周期长且易于维护保养,运行维护成本低等。

(4)可发展性:系统建设时应具有前瞻性、技术先进性、理念超前性、兼容性和拓展性等优势。

(5)可操作性:简单易学、操作简单等。

(6)可建设性:应考虑实际组织施工难度、施工成本,降低系统建设成本。

4. 结语

通过以上对漏水检测及预警智能化系统关键环节的分析和探讨,有助于管理人员对系统整体有清晰的认识和深入的了解,更有助于评估系统建设的可行性。系统检测与预警只是为运维人员提供了一种对空调系统全面、高效、便捷的诊疗、管理信息平台,并不能实际解决故障,所以管理者应注重日常检修和维护保养,多举措并施,使设备处于最佳运行状态,降低设备故障率,这才是最好的管理措施。

后期会根据系统实际建设、运行效果、经济效益等进行综合分析与评价,并进一步探讨完善系统建设,结合医院实际情况,综合考虑将漏水检测与预警系统布置到医院建筑的其他地方,如配电室、水泵房、档案室和物资保管室等区域,进一步完善优化后勤设备管理,为医疗一线提供优质的后勤服务,助力医院实现高质量发展。

参考文献

［1］宋佳耀.精密空调漏水检测装置:中国,CN202122953251.X［P］.2022-04-08.

［2］中国国家标准化管理委员会.GB/T 19232—2019 风机盘管机组［S］.北京:中国标准出版社,2019.

［3］肖辉.建筑智能化系统及应用［M］.北京:机械工业出版社,2021.

［4］周润景,李茂泉.常用传感器技术及应用［M］.2 版.北京:电子工业出版社,2022.

［5］姚卫丰,贾晓宝.楼宇设备监控及组态［M］.3 版.北京:机械工业出版社,2021.

（撰稿:阜阳市人民医院　李彬）

0. 引言

池州市第一人民医院污水处理站日处理污水量为 1 500 m³，采用"水解酸化＋接触氧化工艺＋竖流式沉淀池＋单过硫酸氢钾消毒"工艺，设计内容包括：污水处理生化工艺、消毒工艺、污泥处置工艺、废气处理工艺以及物联网系统等。建设内容包括：格栅池、集水池、调节池、水解酸化池、接触氧化池、沉淀池、消毒池、污泥浓缩池、设备间、在线监测室以及工艺设备安装等。

1. 项目概况

该项目位于安徽省池州市，该市气候温暖，四季分明，雨量丰润，光照充足，无霜期长，属暖湿性亚热带季风气候。医院为三级甲等综合型医院，占地面积 7.8 万 m²，建筑面积 13.5 万 m²，开放床位数 1 189 张。根据环评文件要求，污水处理站按照 1 500 m³/d 的规模进行设计、施工。本项目污水主要源于门急诊、住院部、病房手术室、治疗室、各类检验室、病理解剖室和洗衣房等处排出的医疗、生活及粪便的污水。污水成分复杂，含病原性微生物、有毒、有害的物理化学污染物等，具有空间污染、急性传染和潜伏性传染等特征，不经有效处理会成为一条疫病扩散的重要途径并严重污染环境。

2. 污水处理工艺流程选择及污水处理站平面布置

2.1 工艺流程选择

按照环评文件要求，污水处理站采用"水解酸化＋接触氧化工艺＋竖流式沉淀池＋单过硫酸氢钾消毒"工艺，具体工艺流程如图 1 所示。

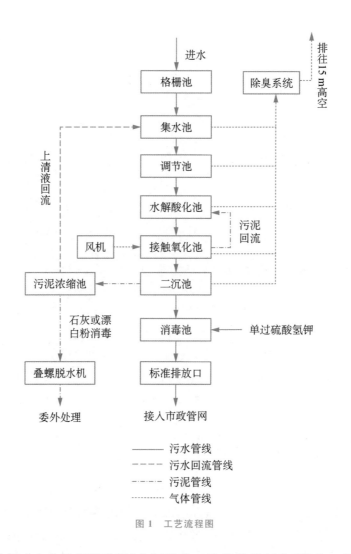

图 1　工艺流程图

工艺设计中污水生化处理段采用"水解酸化＋生物接触氧化"联合工艺对污水中有机污染物进行去除，污水消毒处理段采用单过硫酸氢钾消毒粉；污泥采用石灰消毒后利用叠螺式污泥压滤机进行脱水处理；污水站采用地埋式钢混凝土结构，封闭设计，废气收集后采用"低温等离子＋活性炭吸附"处理。

经过该工艺处理后，其出水水质满足《医疗机构水污染物排放标准》（GB 18466—2005）中表 2 预处理标准，污泥满足表 4 医疗机构污泥控制标准，废气满足表 3 污水处理站周边大气污染物最高允许浓度标准。

2.2　污水站平面布置

污水处理主要工艺段分为两段，可适应医院运营初期水量较少阶段的污水处理需求，同时在维护期间可不截污分段交错运行。地下池体包括：格栅渠、集水池、调节池（2 座）、水解酸化池（2 座）、接触氧化池（2 座）、二沉池（2 座）、消毒池（2 座）、污泥浓缩池及排放口；地上设备站房包括:脱水机房、在线监测室、消毒间和废气处理与鼓风机房。本站事故池设置在离站外约 50 m 处,案例中不做赘述。污水站总占地面积 412 m²,其中污水站设备站房面积为 112 m²。污水站平面布置如图 2、图 3 所示。

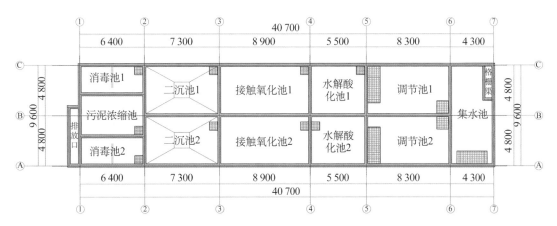

图 2　污水站地下池体平面布置图(mm)

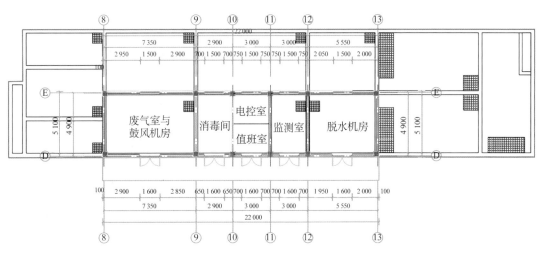

图 3　污水站地上设备站房平面布置图(mm)

3. 污水处理设计方案

3.1　设计原则

(1)最大化优化工艺设计,减少投资和占地使用面积。

(2)根据污水特点,选择合理的工艺路线,做到技术可靠、操作方便、易于维护检修和流程简单。

(3)污水处理设备应选用性能可靠、运行稳定、自动化程度高的节能优质产品,确保工程质量及投资效益。

（4）在设计中充分考虑二次污染的防治，设备耐腐蚀，噪声达标，以免影响周围环境。

（5）充分考虑到医院废水的特殊性，所有水池均采用地下式，并加盖密封。剩余污泥排入污泥浓缩池后，经过污泥脱水机脱水处理并消毒后外运处置。

（6）污水处理站内设置必要监控仪表，使污水、污泥处理过程能在受控条件下进行，选用的监控仪表能运行稳定，维修方便。

（7）经济合理，在满足处理要求的前提下，节约建设投资、运行管理费用。

3.2 生化处理段设计方案

本案例中生化处理段采用"水解酸化＋接触氧化"工艺组合。医疗污水具有较高的可生化性，其中浓度较高的有机污染物易被微生物降解，主要生化控制指标 COD 和氨氮经过生化处理段处理后去除率分别可达 85％、70％以上。

水解酸化池停留时间为 2.5 h，接触氧化池停留时间为 5.0 h。水解酸化池采用上升流形式，底部均匀布水，内部填充组合填料（图 4）。接触氧化池内部填充组合填料，采用智能溶氧控制系统对曝气进行控制，减少能源消耗（图 5）。

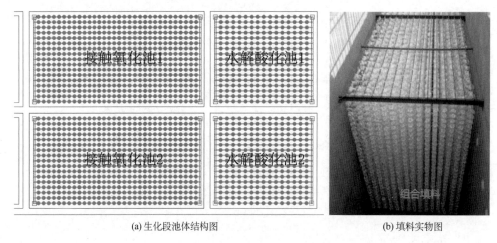

(a) 生化段池体结构图   (b) 填料实物图

图 4　生化段池体内部填料示意图

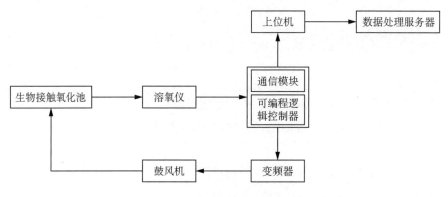

图 5　智能溶氧控制系统图

3.3　消毒段设计方案

该工艺段主要通过投加消毒剂杀灭污水中存在的致病性和感染性病原体。消毒池内设置折流板和穿孔曝气管，以使污水与消毒剂充分混匀。消毒停留时间设计为 2.0 h。消毒剂采用单过硫酸氢钾消毒粉，其通过溶于水后释放活性氧以及通过催化链式反应而产生的硫酸自由基、氧自由基，进而产生羟基自由基等多种强氧化成分对病原体进行杀灭。该消毒剂为粉剂，易于储存质量稳定，无泄漏及二次污染等隐患。消毒室与消毒投加装置如图 6 所示。

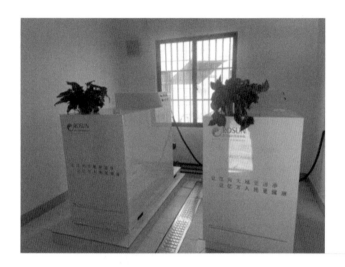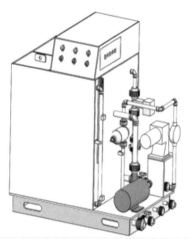

图 6　消毒室与消毒投加装置

3.4　污泥处置段设计方案

生化处理段通过附着在生物组合填料上的活性污泥对有机污染物进行处理，活性污泥随着工艺污水处理的进行而增长，其中死亡活性污泥与剩余活性污泥随着水流排出生化段，经过二次沉淀池重力沉淀作用聚集在泥斗中，部分回流继续参与生化处理，剩余部分则排到污泥浓缩池。

本方案中二次沉淀池采用竖流式沉淀池，表面负荷为 1 m³/(m² · h)，沉淀时长为 2 h。内部设置有污泥回流泵和排泥泵，污泥回流比为 50%。

贮存在污泥浓缩池中的污泥首先投入生石灰进行搅拌消毒处理，当 pH 值达到 11 左右时，病原体基本被杀灭。浓缩消毒后的污泥采用叠螺式污泥脱水机进行处理，脱水后的污泥含水率可达到 75% 左右。消毒脱水后的污泥按照危废进行相应合规处置。叠螺机原理图及实物安装图如图 7 所示。

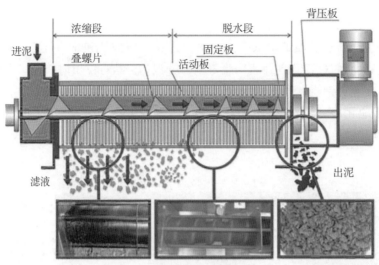

(a) 叠螺机原理图

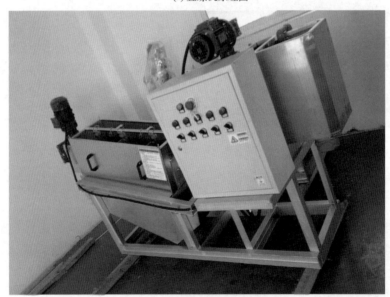

(b) 叠螺机实物安装图

图 7　叠螺机原理图及实物安装图

3.5　除臭系统设计

污水站中污水在处理过程中会散发出具有恶臭气味的废气,其中主要成分为氨气、硫化氢、甲烷和甲硫醇等。本案例污水站采用地埋式钢混凝土结构,所有检查口采用不锈钢密闭盖板进行封盖,其中格栅渠安装的回转式机械格栅露出地面部分采用钢化玻璃罩进行封闭,如图 8 所示。

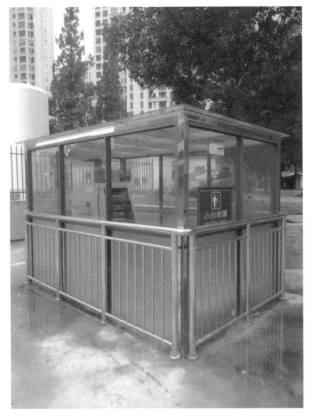

图 8　机械格栅罩

污水池体封闭处理后,利用引风机通过连接各池体的管道将废气进行负压收集。经过"等离子除臭 + 活性炭吸附"处理后,进行 15 m 高空排放。

本案例中设计废气处理量为 3 000 m³/h,其中地下污水池体内部换气次数按照 8 次/h 设计,污泥脱水间换气次数按照 12 次/h 设计。除臭系统原理图及实物图如图 9 所示。

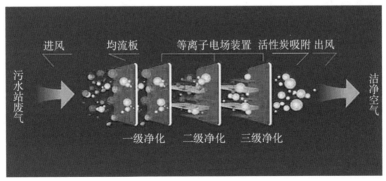

(a) 原理图

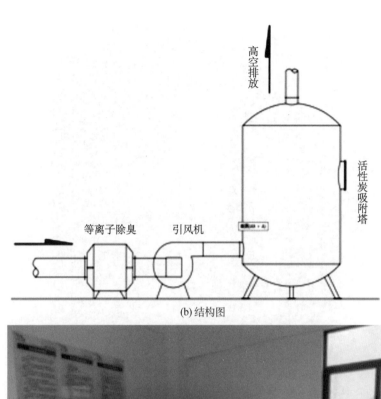

(b) 结构图

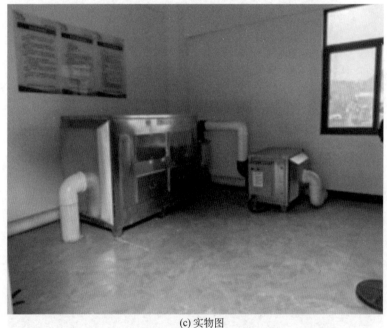

(c) 实物图

图 9　除臭系统原理图及实物安装图

4. 在线监测系统设计方案

本案例中的医院属于重点排污单位,对于污水主要排放口须进行水质在线监测,并与环保部门进行联网。站房内部面积设计大于 15 m²,内部净高大于 2.8 m,设有通风设施和给排水设施。监测指标见表 1。

表 1　污水站在线监测指标

序号	监测指标	限值	执行标准
1	CODcr	250 mg/L	《医疗机构水污染物排放标准》(GB 18466—2005)
2	氨氮	45 mg/L	下游污水厂接管标准
3	pH	6～9	《医疗机构水污染物排放标准》(GB 18466—2005)
4	流量	/	

　　主要设备包括:COD 在线监测仪、氨氮在线监测仪、pH 值在线监测仪和超声波流量计(图 10)。水样取自排放口巴氏槽前端顺直段存水区,通过自动水质采集仪进行混合采集。

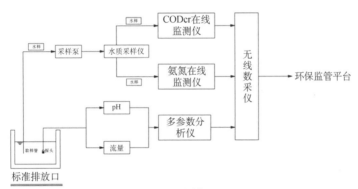

(a) 监测系统图

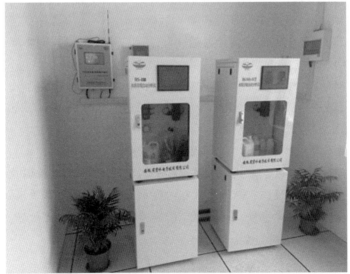

(b) 在线监测设备实物图

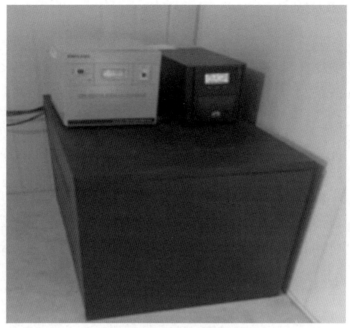

(c) UPS电源及稳压电源设备实物图

图 10　监测系统图与 COD 和氨氮在线监测设备(含 UPS 电源及稳压电源)

5. 物联网系统设计方案

5.1　物联网运营平台设计

本案例中污水站物联网系统纳入 5G 智慧物联云运营平台,平台帮助管理者精准管控污水站运行的各项指标,通过多维度分析数据找到污水站运营的相关运营问题,为管理者提供良好的决策支持,优化生产运营计划,及时改进生产运营目标,物联网运营平台系统整体架构如图 11 所示,可观测的指标如下。

(1) 生产数据分析:水质达标率、水质在线指标、以条形统计图的形式展示计划和实际污水处理量,同时显示年月日的数据对比、实时监测显示站点的网络状态、故障设备、开泵次数、停泵次数、水流量及压力数据等。

(2) 设备数据分析:设备运行状态、设备参数指标等。

(3) 能耗数据分析:以数字形式显示站点年平均电耗、月平均电耗以及当前电耗等。

(4) 报警数据分析:通过饼状图的形式实时显示报警已处理数据及未处理数据。

(5) 运维数据分析:故障申报、维修工单、维修验收和设备维保记录等。

5.2　污水站点可视化监控

如图 12 所示,通过各类传感器实时自动获取治理设施的运行数据,建立集中的告警分析及展现平台,并为监管部门提供灵活、针对性强的事件处理建议。通过调用视频监控,实时监

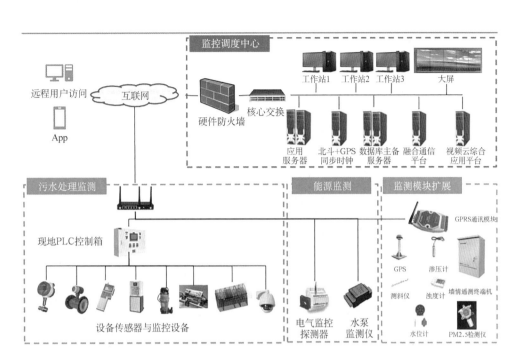

图 11　平台系统整体架构图

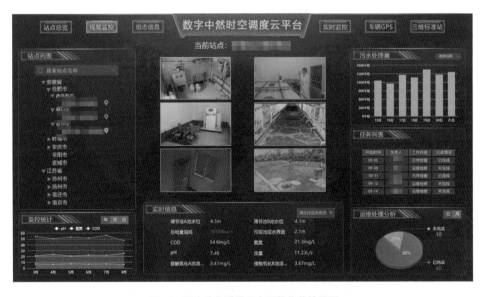

图 12　污水站物联网平台可视化监控页面

控污水站各工艺段、设备以及运维巡检维修过程中的视频图像,工艺过程打开后,相关摄像头联动打开。摄像头转向哪个方向,系统联动控制(多画面显示、支持镜头缩放、图像自动轮询)。

5.3　数字化生产运行管理

1)全面覆盖监测管网

对系统管辖范围内污水管网进行关键节点、区域划分,依据管网之间的上下游位置、管网干支关系合理选择布点方法,布设安装管网水质传感器,实现监测水域管网全面覆盖,关键管网节点精准监控。如图 13 所示。

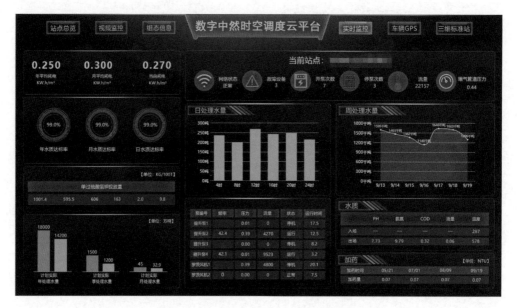

图 13 污水站物联网平台数字化管理页面

2)实时监控污染源头

对污水出水口水质及水量进行监测,根据水质水量的波动情况预测对处理设施处理效率的影响,实现处理设施预警、预报功能;同时实时在线监控水质污染变化及趋势,有助于对排水超标的原因进行诊断。

3)精准监测处理设施

在污水站处理设施进水口安装小型水质自动监测站进行实时监控,实时记录汇入水质的变化,实现精准监测处理设施。

5.4 智能运维管理(App 端)

1)设备台账

设备管理是污水站运营的重要工作,通过信息化技术与现代化管理相结合,更加有效地管理设备资源。设备台账将记录设备的详细信息,包括设备参数、维保资料等重要信息。对设备基本信息进行管理,可对设备进行增加、查看、修改、闲置、停用及报废等管理,设备信息包含设备名称、编号、所属区域、安装位置、设备类型、启用状态、设备状态、启用日期、报废日期、设备有效期及生产厂家等。

2)维修管理

设备是污水站的重要资产,设备的稳定运行,是运营的关键指标。设备监控中心帮助设备运维人员监控设备的关键运行状态和指标,使设备运维工作人员快速处理设备故障、按时完成设备维保任务。相关设备运维的管理者也可通过设备监控中心的多维度分析数据,制订设备维保的改进、优化计划。

故障申报:对设备故障申报信息进行管理,可通过关键词和维修状态进行信息搜索,包含工单编号、设备名称、故障状态、紧急程度、上报人、上报时间、故障来源和维修状态等信息。

维修工单:对所有维修工单进行查看管理,可通过关键词和维修状态进行信息搜索,包含工单编号、设备名称、故障信息、维修人、维修时间和维修状态等信息。

维修反馈:维修员工通过 App 将维修结果进行上报,上传故障原因及处理办法,管理人员可将部分经典维修反馈上传至知识库,逐步形成系统知识库。

维修验收:对所有维修验收工单进行查看管理,可通过关键词进行信息搜索,包含工单编号、设备名称、故障信息、维修人、维修时间、维修验收评价和验收人等信息。

图 14 所示为 App 端远程管理页面。

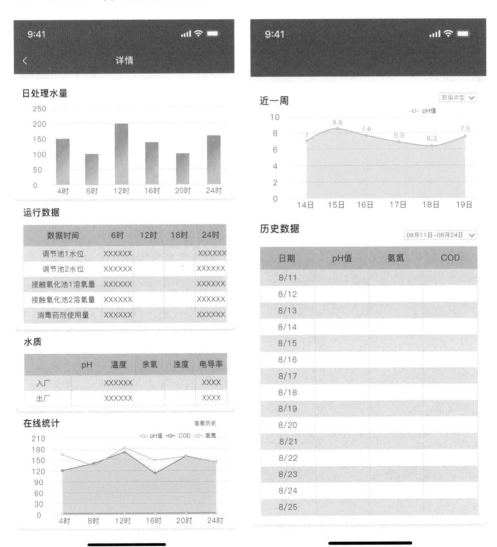

图 14 App 端远程管理页面

6. 工程案例分析

本工程污水处理站采用的工艺流程,处理后出水水质满足《医疗机构水污染物排放标准》(GB 18466—2005)要求,设计也满足《医院污水处理工程技术规范》(HJ 2029—2013)中各项要求。主要系统设计具有节能运行、便捷管理、提高工作效率的优点,实现了污水站智慧化运行的目标。本工程案例有如下特点。

(1)污水处理工艺流程具有抗高负荷冲击的能力,且出水水质稳定。工艺段分组的设计合理解决了系统维护期间医院不间断来水的问题。

(2)单过硫酸氢钾消毒粉的应用,解决了含氯消毒剂在运营管理中对操作人员具有高腐蚀性和较高毒性的伤害风险问题。

(3)案例中考虑全面,对于污泥的处置、废气的收集与处理均采用了可靠及合理的方案,其中污泥的处置杜绝了可能存在的感染性风险。

(4)充分考虑了节能设计,对高能耗设备采取了智能控制设计,如曝气风机的智能控制系统。

(5)通过物联网平台的形式,实现对污水处理站运行管理的数字化、自动化、智慧化;确立信息共享机制,实现污水站站点的智慧化运营管理。

7. 结语

在医院污水处理站设计中不仅仅需要考虑污水的处理,还需考虑污泥及废气的处理。在本方案中,对于水(污水)、固(污泥)、气(废气)三相的处理方案进行了比较合理的设计,有效减少了污染物的排放量,同时在各项设计中综合考虑了节能要求。

本案例在考虑工程建设的同时也纳入了先进的物联网设计,为后续的污水站运营管理工作大大减轻了工作量,同时也为同行业其他污水站运维管理模式提供了更加先进的思路。

(撰稿:华夏中然生态科技集团有限公司　汪俊文)

安全、稳定、高效供水是医院后勤工作的基础之一,关系到医疗业务的开展和生活秩序的保障。医院二次供水是医院供水系统的重要组成部分,承担着医院高区的供水任务。医院二次供水的设备、设施一般由医院运维,常因为技术、人才、管理等因素导致各类问题层出不穷。2013 年,国家卫生健康委发布了《医院二次供水运行管理》(WS 436—2013),从基本管理、运行管理、取用水管理和应急管理等方面对医疗机构二次供水运营管理提出了要求。为此,苏北人民医院结合行业标准,积极调研国内二次供水先进技术,通过理论分析、实地考察和专家论证,最终对原二次供水设备设施进行智慧化升级改造。

1. 项目背景

苏北人民医院创办于 1900 年,1994 年被评定为全省首批 9 家三级甲等综合医院之一,是扬州地区历史最久、规模最大、功能最全的三级甲等综合性医院。2002 年至 2020 年期间,医院总体规划、分步实施现代化改造,分期建设了主院区门诊、急诊、医技和病房大楼,其中医技楼于 2006 年竣工。医技楼二次供水机房同期建设,为门诊、医技及部分病房楼高区供水,是全院体量最大、结构最复杂的二次供水系统。近年来,该系统存在故障停止供水、高峰期用水量不足、水质无法监测和设备高耗能等问题。为此,医院对医技楼的二次供水系统进行智慧化升级改造,打造更加安全、高效、低碳的智慧二次供水系统,助力"智慧医院"和"绿色医院"建设。

2. 项目实施

2.1 建设原则

运用云计算、物联网、移动互联、大数据等新技术,对医技楼二次供水系统进行智慧化升级改造,保障用水安全,提升供水质量,降低运行能耗,提高供水管理水平。

2.2 设计规划

通过对供水系统硬件设备的改造和升级,外加软件管理系统的加持,建立起一套能够对设备的运行状态监测、故障问题提前预测和报警、能耗统计与分析、设备生命周期管理,以及水质检测、机房环控、安防保障和远程巡检等功能的智慧化管理体系,打造一个安全、节能、规范和标准的给水环境。如图1~图3所示。

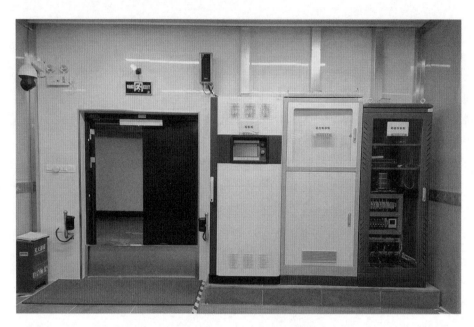

图1 智联供水设备——控制系统

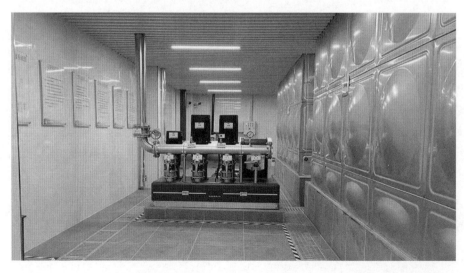

图2 智联供水设备——变频泵组

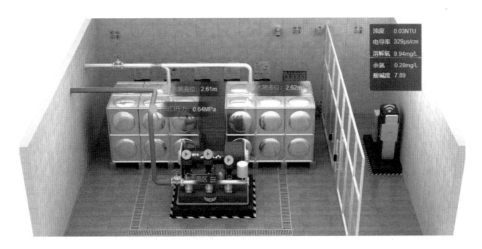

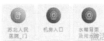

图3 智慧供水管理平台——运行状态在线监测

2.3 建设内容

2.3.1 泵组重新设计更新

(1) 根据表1和《建筑给水排水设计标准》(GB 50015—2019)确定给水设计流量。计算公式:$q_g = 0.2\sqrt{\alpha N}(L/S)$。

表1 卫生器具统计表

加压区	卫生器具名称							卫生器具当量总数 N_g	根据建筑用途而定的系数 α
	拖布池/个	洗脸盆/只	洗手盆/只	沐浴器/台	大便器/个	小便器/个	洗衣机/台		
该卫生器具当量	1	0.75	0.5	0.75	0.5	0.5	1		
该卫生器具数量	135	452	272	180	275	66	42		
该卫生器具总当量	135	339	136	135	137.5	33	42	957.5	2.0

计算得泵房冷水系统需求流量 Q_1(延时自闭冲洗阀附加 1.2L/S 的流量):$q_g = 0.2\sqrt{\alpha N_g} \approx 12.4 L/S$,$Q_1 = (12.4 + 1.2)L/S \approx 49\ m^3/h$。

由于二次加压供水中一路进入了生活热水交换器补水系统,因此还需热水量。经对医院住院部全日热水供应系统流量采集,其峰值流量:$Q_2 = 25.2\ m^3/h$;则二次供水系统总流量:$Q = Q_1 + Q_2 = 74.2\ m^3/h$。

(2) 水泵直接供水时所需扬程计算:$H_b \geqslant 1.1(H_y + H_c + \sum h) - H_0$。式中,$H_b$ 为水泵满足最不利点所需水压;H_y 为最不利配水点与引入管的标高差;H_c 为最不利配水点所需流出水头,取 8 m;H_0 为市政最小水压;$\sum h$ 为泵房与最远建筑物间管线的水力损失,含沿程水头损失 h_f 和局部水头损失 h_d。

计算给水管道的沿程水头损失:$i = 105Ch - 1.85d_j - 4.87q_g1.85$。式中:$i$ 为管道单位长度水头损失(kP$_a$/m);d_j 为管道计算内径(m);q_g 为给水设计流量(m^3/s);Ch 为海澄-威廉系数。

通过上述计算,泵房用水高峰时水泵满足最不利点所需的水压:$H \geqslant 68.2$ m。

(3)采用 2 大 1 小泵组设计且一对一变频的工作方式。2 台大泵选型为:$P = 15$ kW,单泵流量 $Q = 50$ m^3/h、扬程 $H = 68.2$ m;小泵选型为:$P = 7.5$ kW,流量 $Q = 25$ m^3/h、扬程 $H = 68.2$ m,汇总管:DN125,水箱大小为:52.5 m^3(两组)。该选型可使水泵组加压出来的水能够在保障实际供水需求的前提下,使水泵都处于高效区运行,提高了水泵的寿命,且减少能耗;一对一变频的工作方式确保系统对水泵组的控制精确到单个水泵,且当单个水泵出现故障不影响其他水泵的工作状态,最大限度地降低运行故障率。图 4 所示为智联供水设备系统。

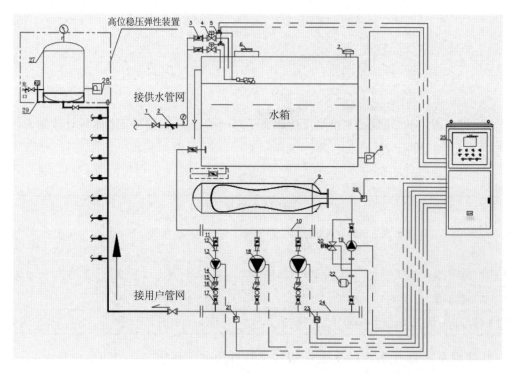

图 4 智联供水设备系统图

2.3.2 水质安全保障建设

采用全密闭304不锈钢水箱、管道及阀门组件,配备法兰式人孔、往复式呼吸帽、自动开闭式溢流等安全装置;利用底部弯曲凹槽完全出水设计,定时高峰智能水循环,保持水箱内水质的鲜活度以及纯净度。此外,配备多参数水质在线检测仪,实时监测来水水质,对水质变化数据进行分析和远程传送,第一时间了解水质变化情况(图5)。水箱出水端还配备了紫外线消毒器,对来水进行再次杀菌消毒,为水质安全增加一层保障。

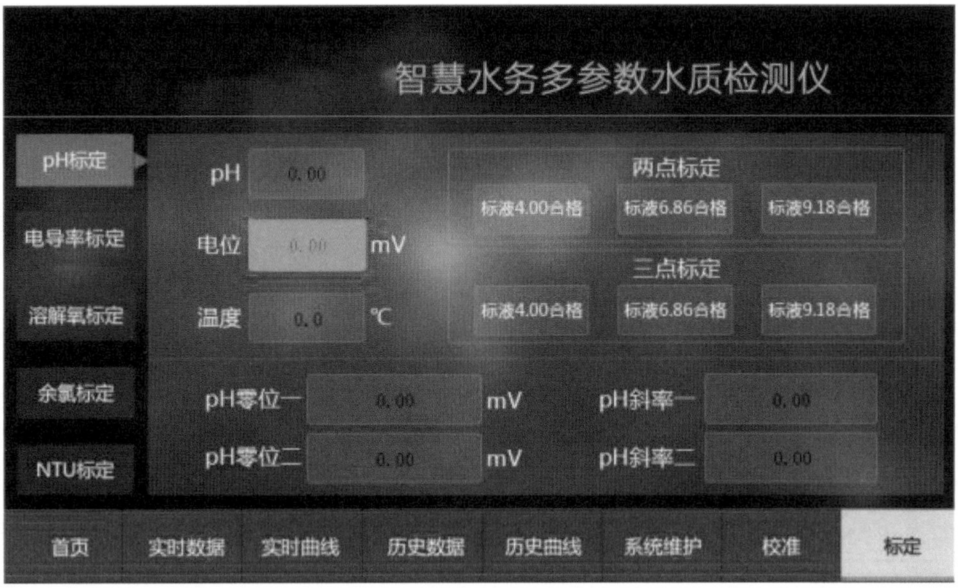

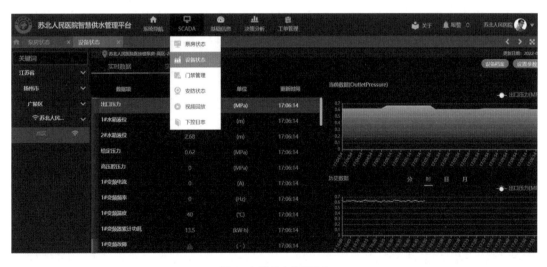

图 5　多参数水质检测仪

2.3.3　智慧化管理建设

如图 6 所示,智慧供水管理系统架构,主要包括:运行监控、数据分析及应用、设备管理、异常诊断及故障预警、工单管理及故障推送、安防系统以及移动应用 7 个方面。

图 6　智慧供水管理平台

1)运行监控

在线监控是智慧供水的基础。监控系统通过底层数据采集器对泵房和设备进行安全、高效的实时监控,采集内容主要涵盖四大类:①运行数据,包括压力、流量、变频器数据、水泵数据、水箱液位及电压/电流/功耗等;②环境数据,包括温湿度、烟感、水淹、风机、除湿机和空调等;③水质数据,包括余氯、浊度、pH、溶解氧和电导率等;④安防数据,包括视频、对讲、门禁和红外等。

2)数据分析及应用

得益于在线监控模块的高频数据采集与传输,系统实现了分钟统计、小时统计、日统计和月度统计等颗粒度的查询,并且自动生成报表、展现出同比历史曲线、环比历史曲线等。有价值的数据尽在掌控,有利于未来进行数据挖掘与大数据分析。

3)设备管理

智慧供水系统完整录入了所有设备的台账资料,且整合了几十种设备零部件的故障概率统计,根据这些零部件的实际使用时长,预先制订维保计划,明确规定设备的修理日期、类别和内容,不仅确保了设备及零部件始终处于良好状态,也实现了设备的全生命周期管理。

4)异常诊断及故障预警

异常诊断内容包括网络连接异常、泵房设备异常和监控系统异常等。根据系统设计的异常规则模型,完成异常自动诊断;将准确的诊断再形成规则模型,并存入模型库,为下一次的异常诊断提供解决方案,如此在运行中异常模型得到不断增加和优化。同时结合自动工单,大大提高对供水异常的管理运营能力,缩短故障周期,提高运维效率。

5)工单管理及故障推送

运维工单主要由异常诊断的故障报警自动生成,并向运维人员进行工单派送,向管理人员发送故障信息及工单派送结果。系统还可以自动根据上次巡检日期和巡检的周期提前生成巡检工单,并通知运维人员;在特殊要求下,也可临时制订巡检工单,并进行派送。巡检人员可根据现场情况,通过手机 App 实时反馈巡检结果;发现异常时可直接申请建立维修工单,完毕后,签字确认,提交结果。

6)安防系统

视频监控系统能够有效提升供水的安全保障能力。视频监控采用动态侦测,同时与门禁安防模块联动,变被动监控为主动监控。一般情况下,摄像头监控泵房预设点位置,当正常开门时,摄像头自动转到泵房门口,对进入泵房的人员进行拍摄留存;当泵房画面出现异常动态时,系统自动在平台弹出监控画面,并进行报警,提醒管理人员进行查看。

7)移动应用

移动端相比于 web 端,属于轻应用,但功能也同样齐全;具有设备在线监控系统、设备管理系统、门禁系统、故障报警系统和工单系统等功能。移动端的工单系统与 web 端的人员管理联动,系统会根据需求下发巡检、维修、保养任务到终端,并内置丰富的解决方案建议,大大提升了人员的工作效率。

3. 效益分析

医技楼二次供水泵房改造项目于 2020 年 12 月实施,2021 年 5 月份完成建设并验收,现今改造系统使用良好,有力保障了医院二次供水安全,也提升了后勤管理的服务品质。

3.1 经济效益

根据表 2、表 3 改造前后水泵运行数据及用电量对比,经计算得知,原二次供水系统设备日用电量约为 369.5 kW·h,现用电量约为 176.1 kW·h,节能效率 52.34%;每日节约电量 193.4 kW·h,年节约电量 70 591 度;按照本地平均电费 0.5 元/kW·h 计算,年节约电费约 3.5 万元。

表 2　改造前后水泵运行数据对比

供水时段	改造前				改造后				预设时间
	单泵流量	扬程	运行状态	水泵效率	单泵流量	扬程	运行状态	水泵效率	
高峰期	64 m³/h	91 m	3 台大泵变频	69.3%	49 m³/h	68.2 m	3 台水泵变频	73.7%	4 h
	5.8 m³/h	93 m	1 台小泵变频	20%					
常态期	32 m³/h	91 m	3 台大泵变频	70.2%	24 m³/h	68.2 m	3 台水泵变频	67.1%	12 h
	5.8 m³/h	93 m	1 台小泵变频	20%					
低谷期	16 m³/h	91 m	3 台大泵变频	64.6%	12 m³/h	68.2 m	3 台水泵变频	59%	8 h
	5.8 m³/h	93 m	1 台小泵变频	20%					

表 3　改造前后用电量对比

供水时段	改造前		改造后	
	分项耗电量	总耗电量	分项耗电量	总耗电量
高峰期	111.8 kW·h		54.6 kW·h	
常态期	181.9 kW·h	369.5 kW·h/d	87.9 kW·h	176.1 kW·h/d
低谷期	75.8 kW·h		33.6 kW·h	

3.2 安全效益

供水安全是服务保障的核心内容。通过对供水系统标准化建设和智慧化管理,使得传统的单一锁具管理转变为智能门禁、摄像头、红外对射和智能喊话系统等远程在线监控管理,由原来的问题突发事后抢救性管理上升到事前实时监测、安防联动的预防性管理,从而保证了院内所有人员及设备的安全稳定用水。

3.3 管理效益

智慧供水管理平台的建设,实现管理的精细化、专业化以及泵房的无人值守,减少泵房日常维护巡检人员工作难度和强度,由原来的被动管理转变为主动管理,提高了后勤管理效率。

4. 结语

从医院医技楼二次供水系统改造的经验得出,智慧化二次供水系统主要存在以下优势:

(1)采用新型智联供水设备,节能降碳效果明显。

(2)设备一对一变频控制的模式,提高设备运行安全。

(3)小流量保压能力,达到节能和延长水泵使用寿命的目的。

(4)大小泵搭配,保证水泵始终高效运行,同时达到节能效果。

(5)双控制系统,为控制系统运行提供双重安全保障。

(6)水质在线检测和水质消毒的建设,为水质安全增加双重保障。

(7)智慧供水管理平台的建设,降低运维专业性的难度,提高运维效率,使管理更加精细化、高效化。

因此,智慧化二次供水系统首先具有技术成熟、可靠性高,针对医院不同的供水问题可针对性出具解决方案。同时智慧化二次供水系统能够提高医院后勤管理的水平,尤其对于二次供水泵房数量较多的医院,能够极大提高管理效率。其次,智慧化二次供水升级改造投资回报率可观,能够针对性解决医患人员用水问题,保障医患人员用水品质,同时能够起到节能节水的效果,有较好社会、经济和管理效益。最后,在运维方面,采用医院主导的混合管理模式,专业的第三方人员可为医院提供技术支持。因而,智慧化二次供水将会是未来医院二次供水系统建设的发展趋势之一。

(撰稿:苏北人民医院 吴永仁 邵军 王俊 孙鹏)

中央空调系统的节能与否主要取决于以下三个方面：①空调设备的节能性能；②空调系统的节能设计；③空调系统的节能运行。空调设备的性能取决于设备的本身，不同厂家生产的设备其节能性能是有差别的，本文不作该部分的分析。空调系统节能性能的优劣取决于空调工程设计人员的设计水平，而空调系统投入运行后的运行管理水平的高低也对空调节能性能有一定的影响，故重视空调系统的设计与运行管理可最大限度地降低空调系统的能耗。笔者现就这两方面谈谈自己的浅见。

1. 节能空调工程设计中的关键点

1.1 负荷计算要准

冷负荷设计值是选择空调主机设备的主要依据，所以正确地计算建筑冷负荷对整个系统的设计十分重要。空调负荷主要包括：由于室内外温差通过围护结构传热引起的负荷，日射得热引起的负荷，室内仪器设备及人员散热引起的负荷，室外新风引起的负荷，医用设备特别是蒸汽消毒灭菌设备的散热量及散湿过程的潜热量等。在目前的工程空调设计中，冷负荷设计值取值过大是非常普遍存在的问题。调查数据显示，许多建筑的空调主机即使在最炎热的季节，仍有 1/3、有的甚至高达 1/2 的冷水机组是不需要运行的，可见冷负荷取值过大是其中主要原因，造成目前国内空调主机设备的大量闲置。而医院部门多，功能多，对空调的要求也根据不同病人类别有所不同，例如 ICU 几乎一年四季都要空调，而且温度要求与一般病房要求不一样；DSA 的设备机房因设备自身发热量大，所以一年四季都要制冷；透析中心的血透病人因为怕冷很早就需要制热等。所以各个部位的布局不但在医疗流程上要合理，同时也要兼顾考虑空调的合理布置，力求做到空调设计的节能。

1.2 设备选型要准

冷水机组是整个中央空调系统的核心部分,也是其中耗能最大的部分。因此合理选择制冷机的类型、台数及制冷量显得尤为重要,应尽量选择能效比高的制冷主机,同时应注意不同类型的制冷主机有不同的性能曲线,也有着不同的运行高效区间,因此空调设计人员在选择制冷主机时应根据建筑物的具体运行特点去选择,尽可能使项目在实际运行时大部分时间都落在制冷主机性能曲线中的高效区间内。

在中央空调系统的运行中,空调水循环水泵担负着输送制冷主机到终端的冷媒水的作用,其运行能耗也是相当巨大的,不容忽视,因此也具有较大的节能潜力。空调系统中的水流量是与空调负荷成正比、与供回水温差成反比的关系;根据我国夏热冬冷地区的气候特点,夏季空调的冷负荷一般都大于冬季空调的热负荷,而夏季空调供回水温差一般为5℃,冬季空调供回水温差一般为10℃(除直燃式空调机组、热泵式空调机组外),因此夏季空调水的流量比冬季空调水的流量至少大1倍以上;所以对空调水系统的布置、运行工况、管路和设备的选型应充分从节能性、可靠性和维护管理等方面综合权衡后进行合理的设计和安排。而我们在现实中常见一些工程在冬、夏季使用同一组空调水循环水泵就很不合理,也不节能。在空调水系统的设计中,应优先选用同程式系统,它不仅能确保设计效果和方便维护管理,今后还能对因建筑局部使用功能或布局发生变化时为空调系统的改造带来很大的便利;对于异程式系统,在空调工程设计中应采取谨慎选用的态度,其一该系统必须为小系统或者是局部异程系统,其二还需要对系统进行详细的水力计算,根据计算结果在一些支管上增加相应的平衡阀来调节压差,以实现水力平衡。在冷冻水、冷却水系统中,不论大小系统都应尽量优先考虑机、泵一对一系统,这样不仅有利于冷水机组的稳定运行,而且在实际使用中对系统的管理、自动控制都会带来很大的便利,从而达到节能的目的。我们知道,在空调设备的运行中,水泵的能耗一般约占空调系统总能耗的15%~20%,因而在空调系统负荷发生变化时若停掉一台冷水机组,其对应的冷冻水泵、冷却水泵和冷却塔也应停掉一台,否则易造成系统管路中水流量过大,流速过快,引起热交换不充分,供回水温差过小,降低冷水机组的工作效率,甚至会引起冷水机组发生喘振现象,所以其不但带来的节能效益十分可观,而且还能延长冷水机组和水泵的使用寿命。对于水泵与冷凝器不对应的系统,则应该在每台冷凝器及冷却塔的供水管上设置电动蝶阀并与其对应的冷水机组实施联动控制,否则这种系统则不宜采用。

医院建筑的功能多,点位多,同一功能区域不同性质的病况对空调的要求就不尽相同,因此对空调载荷的计算应根据不同时间段的不同要求作出相应的调整,所以对冷水机组的选型应选择制冷量大小不同的机型搭配起来使用;虽说可以选用变频冷水机组,但是此机型若是工作在机组功率大而系统冷负荷较小的工况下,会造成功率低于40%以下,冷水机组很容易产生喘振现象,对冷水机组的压缩机造成很大的损害,同时也很不节能。例如,某医院建筑物冷负荷设计值1800RT,实际选用配置为2台600RT变频离心式冷水机组+1台工频离心式冷水机组,根据对2个制冷期以来的实际使用运行状况的跟踪情况分析,发现在过渡季节启动1台变频冷水机组时,冷水机组基本不能满负荷运行,机组运行效率很低,往往工作在低效能区间,而且易发生喘振现象,若此系统配有 1 台 300RT 左右的冷水机组就可避免此情况的发生。在最炎热的季节实际使用情况为:1 台工频冷水机组 + 1 台变频冷水机组,变频机组有时也会因为运行效率低发生喘振现象;因此结合冷负荷设计值偏大的综合考虑后,建议该建筑的合理空调配置应为:1 台 600RT(变频) + 1 台 600RT(工频) + 1 台 300RT(工频)。

1.3 合理控制以及利用室外风量

在有人员长期滞留的空调房间里,由于人们呼出二氧化碳气体量的不断增加,这将会逐渐破坏室内空气的正常比例,从而对人体呼吸道健康产生不良影响。所以,从满足室内人员卫生的条件出发,必须保证为每个人提供一定量的室外新风。将新风从室外状态处理到送风状态下就需要一定的冷量或者热量,而这部分能量就被称作新风冷(热)负荷。在整个空调系统的总冷(热)负荷中,新风冷(热)负荷占有的比例很大,比如在我国空调主要使用区域的大型商场中,随着客流密度的变化,新风冷负荷于总冷负荷中所占的比例可以高达 21% 到 42%。所以,在尽量满足室内人员卫生条件的前提下,减少新风冷(热)负荷是空调系统节能的重要手段。

其中重要举措之一为:在满足卫生条件的前提下,减少新风量或者依据实际需要采取变风量系统进行调节。在有排风系统的条件下,可以利用室内能量对新风进行预热或者预冷处理,这样能够有效地减少空调系统的能耗。

1.4 选择合理的空气处理方式及气流组织形式

要选择合理的空气处理方式,防止需用空调的房间在供冷时过冷、过湿,在供暖时过热、过干燥;在进行系统规划时应将空调房间合理分区,在不得已必须合并在一个分区的情况下,必须设有随冷热负荷变化的自动控制装置;并且要防止再热损失,即在设计和运行中应尽量避免出现加热后再冷却、冷却后再加热、加湿后再除湿和除湿后再加湿等互相抵消的不利情况出现。故在进行设计时,首先应充分考虑部分负荷的使用特点,选用合适的设计风量;在实际运行中,根据室内温、湿度的设定范围,自动改变空调房间的送风量。其次,要尽量提高输能的效率,充分利用变流量等技术降低运行能耗;同时应采用输能效率高的载能介质,选定合适的送风温度等。最后,根据供冷时制冷设备的能效比、制冷效率等因素选定合适的供回水温差。需要注意的两点是:①因水泵和风机要求的功耗与管路系统中介质流速的平方成正比关系,因此,为保证运行效果真正节能,在进行设计和实际运行时不应采用高流速。②因目前改变风机流量常规采用的是电机变速的调节方式,故在进行设计时尽量采用变风量或变频调节设计,这样使用时可以根据房间的负荷变化自动调节风机的风量,从而可获得良好节能的效果。

2. 空调系统运行过程中的节能因素

在现行的空调系统设计及主机设备选型中均以最大负荷作为设计工况,而实际运行中空调负荷则随多种因素而变化,最小时甚至还不到设计负荷的10%。正由于实际运行状态与设计状态常常有较大偏离,因此,空调系统在投入运行后的运行管理对系统的节能也起着不容忽视的作用。在运行过程中的节能主要可从以下几个方面入手。

2.1　制冷主机的节能运行

在空调系统中,制冷主机的能耗约占系统总能耗的60%以上,因此制冷主机的节能运行是整个空调系统节能中最关键的环节。在现行的空调系统设计中,一般制冷主机都是按系统的最大负荷进行设计的,而制冷主机在整个制冷期都存在着很多不同的工况,对每个具体工况而言,都存在一条最佳的特性曲线,按满足这条曲线工作,制冷主机效率就高,能耗就小;应通过充分的调查研究找到各种工况的最佳特性曲线,控制制冷主机尽量按满足该工况特性曲线工作,就可以达到很好的节能目的。

2.2　水泵的节能运行

空调水泵在设备设计选型时往往大都留有部分余量,因此水泵的出水侧阀门一般都不会全开,有的仅能开到1/2,这样就造成了阀门的节流损失;同时由于阀门限制水量,从而使主机的制冷效果不理想,往往会造成单机供冷不够、双机或多机供冷时主机却在工作部分负荷下,造成大量的电能浪费。因此采用变频调速技术控制水泵,就能使阀门全开,减少节流损失。由于设计负荷运行时间仅仅占总运行时间的6%~8%,而水泵的能耗占空调系统总能耗量的15%~20%。所以采用了变频、变流量控制水泵的空调系统,就能使输送能耗随流量的增减而增减,因而具有显著的节能效果。但必须注意的是,在设计变流量空调水系统时,必须注意到各末端装置的流量变化与负荷的改变并不是线性关系,所以应充分考虑系统的动态平衡和稳定的问题,才能达到节能的最佳效果。

2.3　冷却塔的节能运行

影响冷却塔冷却效果的因素主要有:循环水量、水温、诱导风量、当地空气干湿球温度和空气中灰尘浓度等;在这些因素中,除空气中灰尘浓度无法人为控制外(根据当地空气中灰尘浓度定期清洗冷却塔填料即可解决),其他因素均可以通过一些管理和控制手段来改变冷却塔的工作状态,找出适合这些因素变化的最佳工作状况,控制冷却塔尽量在最佳工作状况下工作,就能达到冷却塔的节能目的。

2.4　降低空调水系统的隐性能耗

在现行的空调水系统中,冷冻水、冷却水两大水系统如何降低隐性能耗,往往被人们所忽视。实际上,这两大水系统水的耗失量是相当大的,如冷却水水质变差就会造成污垢堵塞冷却塔上部的布水盘而造成漫水,引起冷却水的大量耗失,造成水资源的浪费;冷冻水水质变差就会造成污垢堵塞冷冻水管路中的过滤器,引起冷冻水管路循环不畅,空调末端制冷效果不好,进而增加了冷水机组、水泵和冷却塔的电能消耗,这些都是隐性能耗。对于这些隐性能耗只要引起足够的重视,定期检查系统管路有无渗漏、冷却塔补水浮球阀有无失灵、冷冻水水质、冷却水水质,经常对冷却水、冷冻水进行排污、清洗管路中的过滤器等,也能起到良好的节能效果。

3. 结语

空调运行节能是整个空调系统节能的非常重要的环节,只有掌握好空调设计和运行中节能的有关知识,不断深入研究和开发利用节能技术,才能最大限度地降低投资额,节约能源,降低运行能耗,才能为医院的健康有序地发展提供有力的保障;节约能源就能减少二氧化碳等温室气体的排放,就能保护我们大家共同生活的地球环境,就能为我国经济的健康可持续发展提供支持。

（撰稿:东南大学附属中大医院　李文艺　朱敏生）

在现代医院建设中,生活热水系统一直是医院设计规划的重要环节,医院生活热水用水量大、覆盖率广泛,且 24 h 不间断供应,应保证合理的水温和稳定的水压。在国家节能减排政策的推行下以及"双碳"目标的引领下,对生活热水绿色节能要求逐步提高,传统锅炉供应热水能耗大、污染重、成本高等问题越发凸显,为确保患者、医护人员得到稳定、高质量的热水服务,同时满足环保和经济效益的双重需求,滨海县人民医院项目采用空气源热泵辅助太阳能系统提供医院生活热水,确保医院生活热水使用的安全、节能及便捷管理等多方面要求。

1. 医院生活热水使用需求

1.1 供给安全需求

1.1.1 水温控制保障

医院生活热水用水量根据使用功能、地区条件等结合制定的规范,每天用水 110~300 L/床,用水场所为病房、门诊、手术室等。用水时间为热水 24 h 供应,每天用水高峰期为 6:30—9:30、15:30—19:30,每年 7—9 月为用水高峰期,用水量波动大,热水温度控制难度高。同时,医用热水温度根据手术室、产房、婴儿室、供应室、门急诊、医技各科室和职工后勤部门的要求存在一定差异,一般需分别设置热水供应系统,如手术室集中盥洗室的水龙头应采用恒温供水,末端设置温度控制阀且温度可调节,供水温度宜为 30~35℃。洗婴池的供水应防止烫伤或冻伤且为恒温,末端设置温度控制阀且温度可调节,供水温度宜为 35~40℃。当医院热水系统有防止烫伤要求时,淋浴或浴缸用水点、洗手用水点设置冷、热混合水温控装置,确保用水点最高出水温度在任何时间都不大于 49℃。自备的水加热器生活热水的温度不应低于 60℃,其他用途的热水水温按 60℃ 计。

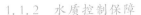

1.1.2 水质控制保障

医院作为多菌环境,对空气环境、水环境细菌洁净度有很高的要求,水质往往是忽视点,水质安全的最大威胁来自军团菌、分枝杆菌。当水温达到53℃时,可有效抑制军团菌、分枝杆菌生长,同时可通过紫外线杀菌器对其进行消毒。

1.1.3 水压控制保障

不同医疗区域对水压要求同,当水压较低时,将影响患者及值班人员洗浴体验,水压过大时,会对患者造成皮肤创伤等问题。水压控制保障主要通过管路泵阀系统,管路泵阀系统的作用主要是建立热能或热水传输通路,把太阳能集热系统和辅助加热系统的热能或热水传输到贮热系统,把贮热系统的热能或热水输送到末端用热系统。

1.2 节能降耗需求

1.2.1 合理系统设计

医院热水系统采用不同的热源选择、组合方式、设备选型和系统控制等都将带来不一样的节能效果,医院生活热水系统规划设计要立足医院多元化及长期发展方向,综合考虑医院新建、改建、扩建和使用功能调整等方面因素,做好现阶段需求和未来发展的统筹规划。

1.2.2 定期维护除垢

热水系统节能对管道系统清洁要求较高,垢的增加将显著降低系统效率,如表1所示,水垢的增加极大降低系统传热效率,水质硬度可通过前端设置软水器调整,阻垢缓蚀处理应根据水的硬度、适用流速、温度、作用时间或有效长度及工作电压等选择合适的物理处理或化学稳定剂处理方法,当系统对溶解氧控制要求较高时,宜采取除氧措施。

表1 不同物质传导效率对比

物质名称	热传导率 kcal/(mh℃)
硅酸盐主体之水垢	0.2~0.4
碳酸盐主体之水垢	0.4~0.6
硫酸盐主体之水垢	0.6~2.0
软钢	40~60
铜	320~360
油脂份	0.1

1.2.3 智能节能管理

热水系统智能节能管理通过数据实时监控、设备远程控制等方式协调多种能源的合理运行,降低热水系统过度负荷,减少运维管理的人力支出。通过末端限时刷卡取水等方式,避免"一人住院,全家洗澡"的现象出现。

2. 热水系统规划设计

2.1 热源配置——空气源热泵辅助太阳能系统

医院集中供应热水所需的热源可根据建筑物所在地区的工业废热、余热、地热、太阳能和电力供热等方式提供。在采用热源时应注重采用清洁热源,注重环保清洁,实现可持续发展。

2.1.1 太阳能热水系统

太阳能热水器是吸收太阳辐射能量并向物质传递热量的装置,太阳能热水器同柴油锅炉、燃气锅炉相比具有以下优点:一是环保效益,相对于使用化石燃料制造热水,能减少对环境的污染及温室气体二氧化碳的产生。二是节省能源,太阳能属于免费热源,只要有场地与设备即可利用。三是安全稳定,不像使用瓦斯有爆炸或中毒的危险,或使用燃油锅炉有爆炸的顾虑,或使用电力会有漏电的可能。四是不占空间,太阳能集热器装在屋顶上,不会占用任何室内空间。五是经济效益,太阳能热水器不易损坏,使用寿命一般在 15 年以上,经济成本效益显著。

2.1.2 空气源热泵系统

当秋冬季节、阴雨天气、热水用量过大等情况下,太阳能系统无法满足供热需求,可采用空气能进行辅助加热。空气源热泵就是利用逆卡诺原理,以极少的电能,吸收空气中大量的低温热能,通过压缩机的压缩变为高温热能,是一种节能高效的热泵技术。通过空气源热泵、柴油锅炉、燃气锅炉等热源组合同时以日供热水 10 t,进水温度 15℃,出水温度 55℃测算的各项数据对比(表 2),空气源热泵具有以下优点:一是热效率高,空气源热泵热效率全年平均在 300% 以上,而锅炉的热效率不会超过 90%。二是费用较低,与燃油、燃气锅炉相比,空气源热泵全年平均可节 70% 的能源,加上电价的走低和燃料价格的上涨,运行费用明显较低。三是绿色环保,空气源热泵热水器无任何燃烧排放物,制冷剂选用了环保制冷剂 R404A,对臭氧层零污染,是较好的环保型产品。四是运行安全,与燃料锅炉相比,空气源热泵可全自动控制,无须人员值守,可节省人员成本。五是人性化设计,空气源热泵采用多台机组并联的安装模式,当医院用水量增大时,可随时增添设备。六是安装便捷,可像空调室外机一样直接安装,无需锅炉房。

表 2 不同热源加热性能测算数据对比

热水设备名称	电热水锅炉	燃油热水锅炉		燃气热水锅炉		太阳能+电加热管	空气源热泵	太阳能+空气源热泵
能源种类	电	柴油		天然气		光能+电	电+空气	光能+电
燃料与设备热效率	95%	80%	85%	80%	85%	95%	380%	380%
燃料单价(元)	0.76 元/kW·h	5.14 元/kg		3.42 元/m³		0.76 元/kW·h	0.76 元/kW·h	0.76 元/kW·h

（续表）

热水设备名称	电热水锅炉	燃油热水锅炉	燃气热水锅炉	太阳能+电加热管		空气源热泵	太阳能+空气源热泵	
专业人员配置	不需要	2 名	2 名	不需要		不需要	不需要	
占地面积	30 m²	30 m²	30 m²	100 m²		10 m²	110 m²	
每 T 水加热成本（元）	37.21	29.35	23.95	0.64	23.26	9.304	0.64	5.82
每天热水加热成本（元）	372.1	293.5	239.5	6.4	232.6	93.04	6.4	58.2
年需能源费（元）	135 816.5	107 127.5	87 417.5	48 707		33 959.6	12 955	
年需人工费（元）	不需要	120 000	120 000	不需要		不需要	不需要	
年总运行费用（元）	135 816.5	227 127.5	207 417.5	48 707		33 959.6	12 955	
热水设备使用寿命（年）	5～10	5～10	5～10	10 年以上		10 年以上	10 年以上	
环保性	无污染	污染	污染	无污染		无污染	无污染	
安全性	危险	危险	危险	无危险		无危险	无危险	

2.2 集热系统选择

太阳能系统集热器一般分为普通平板、高性能平板、全玻璃真空管、U 形管及热管等，其中高性能大平板集热器是一种集成的平板集热器，集成后的大平板集热器可以相当于 5～8 片普通平板集热器，减少了安装和连接头，提高了系统质量并降低安装成本。通过大平板太阳能集热器与普通平板、全玻璃真空管、U 形管和热管性能对比（表 3），其具有集热性能高、占用面积少、系统故障低和施工周期短等优点。大平板集热器一般采用病房楼屋面铺设方式实现建筑一体化设计，既美观大方、节省管道、减少热损，又充分利用屋面面积，达到集热最大化。

表 3 不同集热器性能对比

对比项目	普通平板	高性能平板	全玻璃真空管	U 形管	热管
瞬时效率截距	76.4%	84.9%	74.4%	72.2%	72.3%
85℃平均效率（环境温度−20℃）	23.2%	57.5%	48.6%	50.2%	48.5%
节约占地面积比	91.5%	92.6%	58.3%	60.4%	63.7%
单平米重量（kg）	16.5	19.7	29.8	24.4	23.6
单位面积价格	★★☆	★☆	★	★★★	★★★

2.3 热水储蓄——开式及闭式系统相结合

开式系统是指集热系统中集热器的流道与大气连通，且集热器所承受的压力不超过

1 kg/cm^2 的系统。闭式系统是指集热系统中集热器的流道密闭的系统。所有类型的集热器均可用于开式系统,但不承压的集热器只能用于开式系统而不能用于闭式系统。医院作为大规模集中热水系统,单个系统集热器数量及接口较多,采用闭式系统容易出现渗漏,但开式系统水易受污染,自来水压力未能有效利用,可针对不同区域采用开式及闭式系统相结合的方式。

3. 空气源热泵辅助太阳能系统的应用

3.1 工程概况

滨海县人民医院项目总占地面积 297 亩(1 亩 = 666.67 m^2),总建筑面积 24 万 m^2,规划设置床位数 1 600 张,热水供应区域分为医疗综合楼、手术室、行政楼和感染楼 4 个,除手术室采用空气源热泵系统供应热水外,其余热源均采用空气源热泵辅助太阳能热水系统(图 1)。

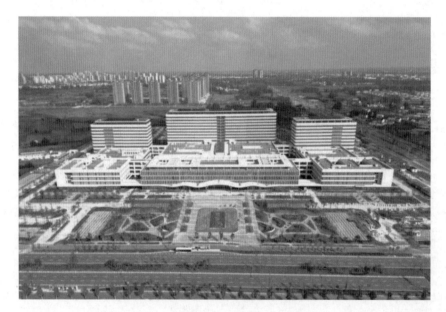

图 1　滨海县人民医院项目屋顶集热器

3.2 自然资源条件

江苏省盐城市滨海县,北纬 33.35°,东经 120.15°。盐城属亚热带季风性湿润气候区。阳光充足,雨量充沛,霜少无雪,气候温和,夏长冬短,年平均气温在 22℃。冬季最冷的 1 月平均 3.4℃,夏季最热的 7、8 月平均 29.8℃,极端最低气温 −12.3℃,极端最高气温 37.7℃。由此可见,滨海地区具有太阳总辐射量大、太阳能可利用日数较多,气候环境温度高等自然气候条件,太阳能资源丰富,可开发条件优越,综合利用太阳能的潜力巨大。项目周边无高层建筑,无遮挡、直接辐射较多,非常适合太阳能+空气源热泵集中供热系统建设。

3.3 使用功能需求

3.3.1 医疗综合楼热水系统

医疗综合楼热水最高日热水用量为 204.6 t,最高日最大时用水量为 68.2 t。医疗综合楼为病房楼标准病房卫生间、医护值班室设置集中热水供水系统。其热水系统如图 2 所示,采用太阳能制热,设备布置在住院病房楼(分为 1# 妇幼病房楼、4# 外科病房楼、5# 内科病房楼)屋面钢架结构上;空气源热泵辅助制热,隐蔽布置在 4# 外科病房楼一层室外景观内。储热设备及循环泵站等设于 4# 外科病房楼地下一层热水机房内,热水设计温度为 60℃。医疗综合楼作为大规模集中热水区域,单个系统集热器数量及接口较多,采用闭式系统容易出现渗漏,结合传统水箱具有投资低、储水量大等优点,故采用开式系统。医疗综合楼热水系统采用空气源热泵辅助太阳能系统作为热源,配置高效平板式太阳能集热器 120 组,系统配置有效容积 75 m³ 的集热水箱、恒温水箱各一个,白天通过太阳能将水箱加热,当水箱温度无法满足或降低时,开启空气源热泵作为辅助热源,系统配置 12 台低温 25P 空气源热泵作为辅助热源,单台制热量 95 kW(运行工况 20℃/15℃),水箱初始水温 5℃,终止水温 60℃)。

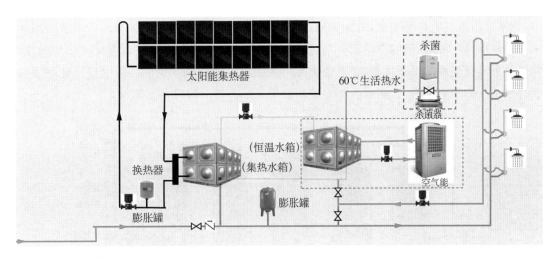

图 2　医疗综合楼热水系统运行原理图

3.3.2 行政楼及感染楼热水系统

行政楼热水最高日热水用量为 10.8 t,最高日最大时用水量为 1.9 t;感染楼热水最高日热水用量为 5.6 t,最高日最大时用水量为 0.4 t。行政楼值班标准卫生间、感染楼病房卫生间设置集中热水供水系统。其热水系统如图 3 所示,采用太阳能制热,空气源热泵辅助制热。设备分别设于行政楼及感染楼屋顶。行政楼、传染楼用水量小、集热器数量少,因承压水箱小容积、小范围内循环更充分彻底,换热效率更高,按需供热,且杜绝与外界环境的直接接触,避免水源二次污染,不易滋生细菌、水垢,故采用闭式系统。行政楼、感染楼各配置高效平板式太阳能集热器 8 组,储热设备采用 6 t 容积式换热器、6 t 承压水罐各一台,辅助热源采用空气源热泵,各采用 2 台 20P 空气源热泵。

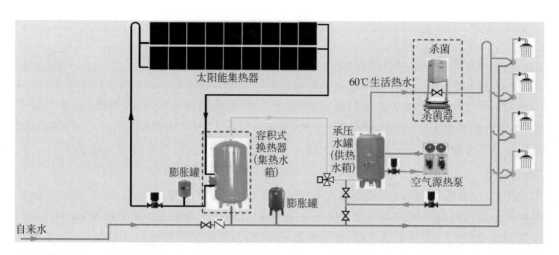

图 3　行政楼、感染楼热水系统运行原理图

3.3.3　手术室热水系统

手术室最高日热水用量为 13.6 t,最高日最大时用水量为 1.7 t。其热水系统如图 4 所示,热水采用空气源热泵制热,电加热辅热。设备设于 2# 医技楼屋面平台。手术室采用热水分仓储存,减少水箱间的冷热混合问题,从而解决了系统补水造成供水温度波动的问题。实现全天候恒温快速恒压供水,让系统满足用水波动大时的热水供应。手术室设计采用一套智享承压热泵热水系统,热源及储水罐均能满足最高峰时间段热水需求。

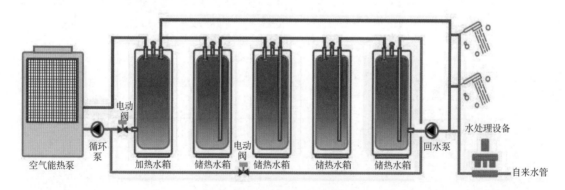

图 4　手术室热水系统运行原理图

3.4　自控原理说明

3.4.1　医疗综合楼热水系统

1) 集热循环

1# 妇幼病房楼、4# 外科病房楼、5# 内科病房楼屋面最后一组集热器分别安装测温探头 T1,集热器测温探头 T1 与集热水箱水温 T2 形成温差,T1 - T2≥5℃(可设置),各楼栋集热循环泵分别启动,同时热水板式换热器循环泵启动(板式换热器循环泵为变频控制,根据

各楼栋集热循环泵启动数量控制启动功率大小),通过集热循环,将集热器中的介质热量传递到集热水箱中,使集热水箱水温升高。当系统出现因平板集热器集热效率过高或闷晒等情况导致介质温度过高,屋面控制柜自动切换电动三通阀,启动风冷散热器,进一步使介质降温。屋面补液水箱补水系统:定压补液,系统管道补满介质后的管道压力做设定值,后期当水管内介质压力下降后,自动启动补液泵。满足压力值自动停止。

2)双水箱循环

当集热水箱水温 T2 与恒温水箱水温 T3 形成温差,T3 - T2≥3℃(可设置)或 T3 - T2≥3℃(可设置),相应的水箱循环泵启动,平衡双水箱水温,满足设定平衡温度后,水箱循环泵停止。如集热水箱水温过高,也可同时启动双水箱循环泵,互相循环,平衡双水箱水温。两个水箱为遥控浮球阀补水(满足液位要求即停止,日常为满水位状态,遥控浮球阀总包已安装)。

3)空气源热泵辅助加热

当系统检测恒温水箱水温达不到50℃(日常用水水温,可设置),自动启动空气能循环泵,同时启动空气源热泵,使水温加热至设定水温。当达到设定水温,空气能循环泵及空气源热泵自动停止。

4)热水供水、热水回水

热水供水泵带压力控制,当检测到有用水点用水,自动启动热水供水变频泵及回水电磁阀;各楼栋回水管末端带测温探头 T4,如回水管末端水温 T4 与恒温水箱水温 T3 形成温差,T3 - T4≥3℃(可设置),自动启动热水供水泵及回水电磁阀,保证用水端即开即热。

3.4.2 行政楼及感染楼热水系统

1)集热循环

系统自动检测最后一组集热器出水水温 T1 及容积式换热器水温 T2,当 T1 - T2≥5℃(可设置),集热循环泵启动,介质循环使容积式换热器内水温升高,达到设定值后自动停止。如系统出现因平板集热器集热效率过高或闷晒等情况导致介质温度过高,控制系统自动切换电动三通阀,启动风冷散热器,使介质降温。容积式换热器为承压进出水,热水出水,自来水自动补水。

2)空气源热泵辅助加热

系统检测承压水罐水温 T3 达不到用水设定水温,自动启动空气能循环泵及空气源热泵,当水温 T3 达到设定值后自动停止。

3)热水供水、热水回水

当检测到有用水点用水,自动启动热水回水泵,热水供水、热水出水承压运行;回水管末端带测温探头 T4,如回水管末端水温 T4 与承压水管水温 T3 形成温差,T3 - T4≥3℃(可设置),自动启动热水回水泵,保证水端即开即热。

3.4.3 手术室热水系统

1)空气源热泵启停

当系统检测到加热水箱设定温度(50℃,可设置)- 实际加热水箱水温≥5℃(可设置),

空气源热泵启动(热泵循环泵联动启动);如系统检测到加热水箱水温－实际加热水箱水温≤3℃(可设置),空气源热泵停止(热泵循环泵联动停止)。

2)集热循环

当系统检测到加热水箱设定温度(50℃,可设置)－实际加热水箱水温≤5℃(可设置),且加热水箱水温－保温水箱水温≥集热循环启动温差5℃(可设置),电磁阀及集热循环泵启动;如系统检测到热水箱设定温度(50℃,可设置)－实际加热水箱水温≥8℃(可设置),或者加热水箱水温－保温水箱水温≤集热循环启动温差2℃(可设置),电磁阀及集热循环泵停止。如系统检测到回水管水温≤回水管设定温度,且加热水箱水温－回水设定温度≥5℃(可设置),回水循环启动。

3.5 系统设计效果

目前,项目正处于调试阶段,预计在冬季晴天太阳能集热系统可满足系统90%左右的设计供热量,阴雨天气热泵机组平稳运行,年综合节能率可实现预期的85%以上目标。项目可通过电脑实现远程控制,太阳能集热系统和热泵系统可自动切换、智能化运行,提供了全年全天候供热。管理方便,安全可靠,不需设机房及专职人员,节省每年的人工费用,燃料采购费用等,只要少量电能,即可产生大量热水,且不产生任何污染。

4. 总结与思考

空气源热泵辅助太阳能系统作为经济、合理、节能和环保的中央热水系统,能够有效地降低能源消耗,提高能源利用效率,既响应了国家倡导的利用可再生能源的号召,又体现了管理者的绿色、节能、环保的意识和理念,将在医院建筑的能源利用中发挥着越来越重要的作用。

(撰稿:滨海县人民医院)

随着我国社会与经济的快速发展,能源消耗日益上升,节能减排是我国现阶段实行可持续发展的重要任务。医院作为重要的特殊既有建筑,其人员密集,用能环境复杂,用能形式多样,机电用能设备较多,系统复杂,整体能耗远高于其他公共建筑,通常为一般公共建筑的 1.6~2 倍。其中,医院生活热水用量随着业务量的增长以及服务品质的提高逐年增加,热水相关能耗呈现明显的增长势头。传统生活热水系统采用的是容积式换热器,存在加热慢、难维护、易滋生细菌等问题,已无法满足临床医护人员和患者对生活热水的服务需求。此外,随着低碳经济发展要求的提出,高能耗的容积式换热器也无法满足医院低碳发展和精益运维与智能管控的要求。因此,无锡市人民医院(以下简称"人民医院")积极调研,学习国内外先进技术,引入新型生活热水机,结合国内最新国家规范、行业标准拟定改造方案,并对医院二期生活热水系统进行优化改造,为未来医院生活热水系统新型生活热水机的推广和应用奠定实践基础。

1. 项目背景

1.1 生活热水系统的改造需求

人民医院占地 278 亩(1 亩 = 666.67 m²),总建筑面积 32.486 万 m²,根据不同功能分为门急诊、医技、病房和手术中心等 10 幢既有建筑,用能种类包括水、电、天然气和蒸汽等多种形式,用能设备包括空调、给排水、照明和变电等多个系统。其中,蒸汽的消耗以中央空调制暖、供应室消毒、生活热水和食堂蒸饭为主,且生活热水的蒸汽消耗量占比越来越大,仅次于中央空调制暖。另外,根据数据统计,按照转化成标准煤计算,人民医院每年蒸汽用量已与电能用量相当,以降低蒸汽消耗为目的的节能改造是人民医院既有建筑节能工作的重点之一。由于人民医院中央空调之前已通过合同能源管理的方式改造过,因此在蒸汽方面,人民医院节能改造工作重点在生活热

新型生活热水机在医院生活热水系统的实践与思考

水系统。另外,人民医院二期生活热水系统已使用近十年,相关设施频繁损坏,维修难度大、费用高,亟须通过改造来彻底解决问题。

1.2 新型生活热水机的优势

目前大部分医院还在使用传统生活热水系统,即采用容积式换热器进行热水供应。人民医院二期共有 11 台容积式换热器(图 1),从 2011 年投用至今,使用下来普遍存在以下问题。

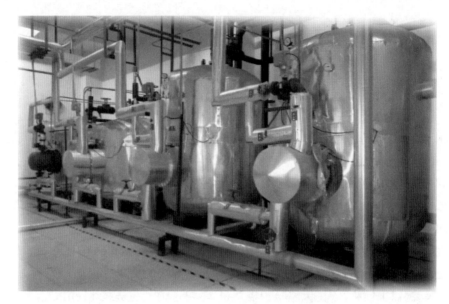

图 1　人民医院传统生活热水系统容积式换热器

(1)加热时间长。通常人民医院热水系统自开启后,需要 1 h 左右水温才能达到设定温度,如在冬天寒冷天气,加热时长更长。因此病房大楼的洗澡热水需要管理人员至少提前 1 h 开启。

(2)冷凝水温度高。经测算,容积式换热器排出的冷凝水温度在 60～75℃,一方面,换热效率低造成能源浪费,另一方面,排出的高温水会对污水井的设施造成伤害,如水泵等。

(3)管理要求高。容积式换热器是压力容器属于特种设备,需要每年年检以及定期定检,在安全管理方面,需要特别关注,管理要求相对较高。

(4)易滋生军团菌。容积式换热器仅在储水容器中增加加热功能,如热水系统停止使用或使用量少的时候,管路中容易滋生军团菌,存在公共卫生隐患。

(5)维护难度大。容积式换热器加热工作时水流速度较慢,大量原水滞留于此,会产生大量水碱、水垢等化学污垢,但由于容积式换热器的内部结构比较复杂,清洗维护不便,需要投入更多的时间和人力成本。

为了解决生活热水系统容积式换热器目前存在的问题,人民医院积极调研,学习生活热水系统先进技术,新型生活热水机的应用提供了新思路,新技术的采用可以解决或大幅缓解以上存在的问题。另外,新型生活热水机还具有五重防护功能,以保障生活热水系统运行的安全性。

（1）高温保护：当出水温度超出设定温度 + 3℃时，温度控制系统内的高温组件强制温控系统闭合，以保证出水温度不会超过温度设定值的 + 3℃运行。

（2）超高温保护：当设备的整体温度控制系统失灵时，超高温保护系统迅速切断热源，保证生活热水系统出水温度小于 70℃运行。

（3）断电保护：具备断电保护功能，当设备断电时，温度控制系统会自动切断一切热源，以确保生活热水系统出水温度在设定范围内运行。

（4）高压保护：当生活热水系统超过压力设定值时，压力控制系统会自动进行泄压，并停止设备运行，使系统压力维持在正常状态，并可进行远传报警；当系统压力恢复正常后，设备可自动运行，若系统压力反复连续三次短时超压，系统将被锁死，需要设备工程师进行设备调试检查后方可解锁运行。

（5）缺水保护：当系统运行压力低于设定值时，为保证设备运行安全，压力控制系统将设备停止运行，并可进行远传报警，需要进行供水压力检查，待压力恢复正常后，设备可自动运行。

2. 项目实施

2.1 建设原则

（1）先进性。采用先进、成熟、可靠的技术，遵循目前国际/国家的相关标准或规范，具有优良的系统体系结构和先进合理的设备配置，确保整体系统的先进性。

（2）经济性。能降低医院蒸汽的消耗，达到节能减排的目的，从而降低医院的运行成本。

（3）安全性。提供较强管理机制和控制手段，提供高温保护、超高温保护、断电保护、缺水保护、高压保护及水锤消除防护等技术措施。

（4）智能化。可远程控制及处理设备故障，提升运行效率，预知设备风险，提前消除隐患，远程智能报警等。

（5）可维护性。设备内部主要配件应采用双路设置，便于维护和检修。

2.2 设计规划

根据《建筑给水排水设计标准》（GB 50015—2019）中的相关规定，生活热水加热设备应满足以下要求：

（1）第 6.1.2 项规定水温合适、水压稳定、杜绝烫伤事故；

（2）第 6.2.4/6.2.6 项规定医院热水加热设备出水温度低于 60～65℃时，应设置消灭致病菌的设施；

（3）第 6.5.4 项规定医院建筑应采用无冷温水滞水区的水加热设备。

人民医院通过论证，生活热水系统改造范围选定为二期 G 区和 X 区，原有容积式换热器全部铲除，高区设备移位并重新设计管路及走向。其中，G 区高区病房有两台换热面积 10.9 m^2、容积为 5 t 的容积式换热器，中区有三台换热面积 19.7 m^2、容积为 7 t 的容积式换热器，低区有两台换热面积 11.6 m²、容积为 7 t 的容积式换热器,X 区高区有两台换热面积 8.8 m²、容积为 3.5 t 的容积式换热器,中区有两台换热面积 10.9 m²、容积为 5 t 的容积式换热器,总计改造 11 台容积式换热器。图 2 为 G 区改造的三维效果图,图 3 为 X 区改造的三维效果图。

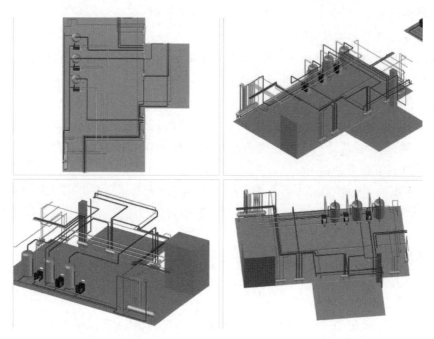

图 2　G 区改造的三维效果图

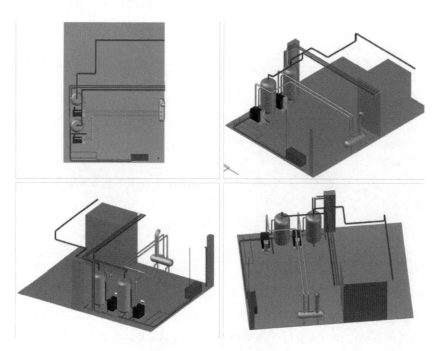

图 3　X 区改造的三维效果图

2.3 二期生活热水系统改造详情及效果图对比

G区高区病房现有两台换热面积 10.9 m²、容积为 5 t 的容积式换热器全部拆除,经测算需安装 1 台新型生活热水机(供水量 20 000 L/H)和 1 台 3 000 L 的不锈钢储水罐;中区现有三台换热面积 19.7 m²、容积为 7 t 的容积式换热器全部拆除,经测算需安装 1 台新型生活热水机(供水量 24 000 L/H)和 1 台 5 000 L 的不锈钢储水罐;低区现有两台换热面积 11.6 m²、容积为 7 t 的容积式换热器全部拆除,经测算需安装 1 台新型生活热水机(供水量 20 000 L/H)和 1 台 3 000 L 的不锈钢储水罐。拆除的容积式换热器,可做报废处理,增加了机房整体运行空间,减少了系统管路,机房空置空间占机房面积三分之一,并提升系统运行效率和运行安全。

X区高区现有两台换热面积 8.8 m²、容积为 3.5 t 的容积式换热器全部拆除,经测算需安装 1 台新型生活热水机(供水量 10 000 L/H)和 1 台 3 000 L 的不锈钢储水罐;中区现有两台换热面积 10.9 m²、容积为 5 t 的容积式换热器全部拆除,经测算需安装 1 台新型生活热水机(供水量 20 000 L/H)和 1 台 3 000 L 的不锈钢储水罐。图 4 为改造后的效果图对比。

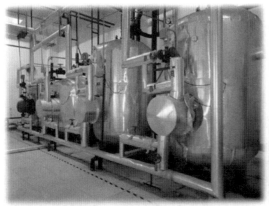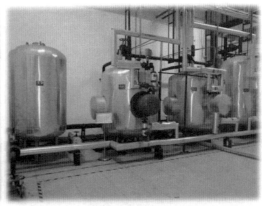
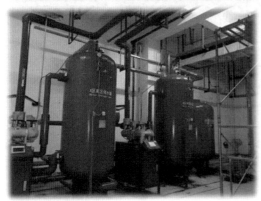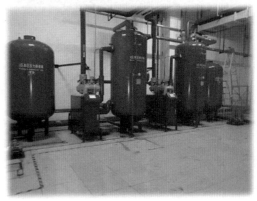

图 4　X区改造后的效果图对比

2.4 智能云数据平台

智能云数据平台通过互联网,将现场不同设备的数据、程序及图像传输到远端的云数据中心,实现远程监控、远程诊断、远程维护及故障预警,解决了只能本地或 BA 系统发现和处理问题的能力,实现了移动与 PC 端互联共用,不限地域,超远距离传输并精确控制。如图 5～图 7 所示。

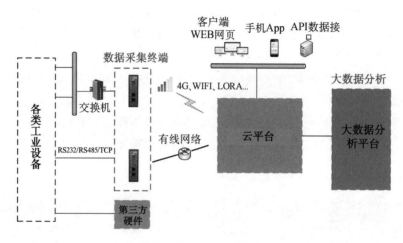

图 5 智能云数据平台架构

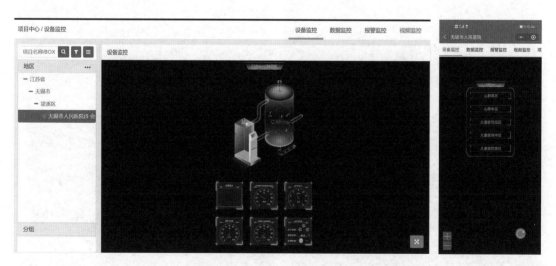

图 6 智能云数据平台以及手机端展示

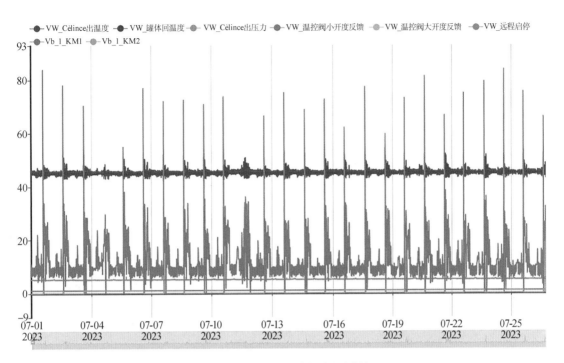

图 7　生活热水机相关参数的实时监控

　　另外,可以通过扫描设备的电子铭牌二维码,即可通过云数据服务平台填报设备运行状态以及异常情况报告,同时也可获取设备信息以及相关售后服务(图 8)。

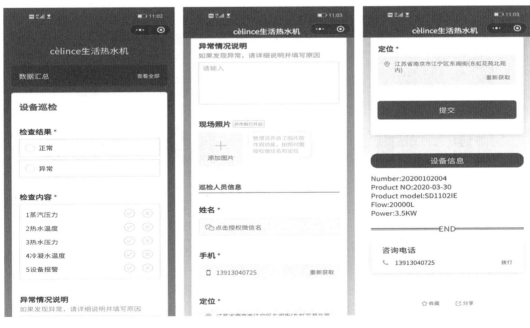

图 8　手机端设备巡检

3. 实施效果

3.1 加热时间

生活热水系统的热水加热时间反映了整个系统的热转换效率,加热时间的长短也直接影响到生活热水系统的运维管理。对比效果时,统一将温度设置在55℃,图9是改造前后生活热水系统开启后到达设定温度所需加热时间的对比图。

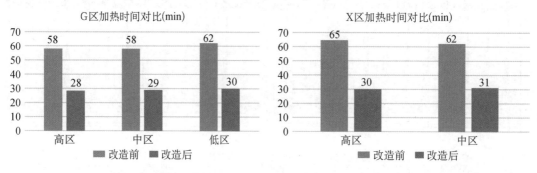

图9 改造前后生活热水系统开启后到达设定温度所需加热时间的对比

3.2 冷凝水排放温度

冷凝水排放温度直接反映了设备使用蒸汽的效率,温度过高,不仅会损伤相关设备设施,更会造成能源浪费。图10是改造前后统一设定温度时冷凝水排放温度的对比。

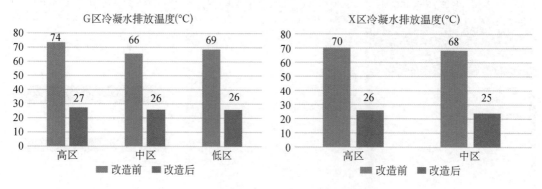

图10 改造前后冷凝水排放温度的对比

3.3 节能效果分析

由于原容积式换热器使用时间较长,传热系数衰减,经测算只有890 W/(m²·K),而新型生活热水机使用卫生等级加热器,传热系数高达6 000 W/(m²·K),有效提高了蒸汽的使用效率,降低了冷凝水排放温度。由于改造后的生活热水系统在2021年启用,因此对比2022年与2021年的蒸汽用量,全院蒸汽用量2022年同比2021年下降2.87%,如去除冬季暖空调使用期间的蒸汽用量,全院蒸汽用量 2022 年同比 2021 年下降 9.24%,节能效果显著。

4. 结语

新型生活热水机相较于传统容积式换热器,主要存在以下优势:

(1) 不再是压力容器,无须每年接受特种设备年检工作,运行更加安全、稳定;

(2) 智能控制系统的独特设计避免了军团菌的滋生,改善水质,提高热水品质;

(3) 生活热水出水温度稳定,有效防止患者洗澡烫伤;

(4) 节约能耗 30% 以上,大大降低运行成本;

(5) 热水滞留容积小,加热速度快以及清洁污垢简便;

(6) 建设智能云数据平台,支持超视距报警以及远程智能化一键式操作,使可操作性大大提高,同时提高了系统的安全性。

新型生活热水机相对于传统容积式换热器有足够的技术优势,但从成本而言,新型生活热水机价格较高,这是对医院生活热水系统新型生活热水机改造与推广的一大限制。但从另一面看,新型生活热水机节能效果显著,按照前面测算的节能率以及目前商品蒸汽的单价计算,人民医院每年可以节约 40 万元,2～3 年即可回本。同时,借助智能云平台服务,可及时发现生活热水系统存在的问题,如设备故障报警、污垢报警等,采用各种措施,进行针对性处理,达到医院生活热水系统安全稳定运行的目的,从而降低医院运营成本。

(撰稿:无锡市人民医院)

1. 医院物流系统的发展

医院的医用物流传输系统源于 20 世纪 50 年代的欧美,当时主要应用于工厂、机场、大卖场等领域,随着制造业和第三次工业革命信息技术获得前所未有的突破性发展,也带动了区域物流传输系统的大变革。特别是物流传输分拣系统自动化与信息化相结合,使得物流传输系统的便捷高效优势更加明显,物流系统可以大大节约人力成本,提高工作效率。在这一历史大背景下,物流传输系统也逐步地应用到了医疗领域。

欧美国家的医院引入物流传输系统较早,经过半个多世纪的发展,物流传输系统在欧美医疗领域已得到了广泛的应用,欧美大中型以上的医院基本上都装备了自动物流传输系统。而我国,多年来却还是延续着传统的物流运送模式,主要靠着"专职运送队伍",动力就是"人力",工具就是"手推车",载体就是"货运电梯"。这种传统的"人力"运送方式有着明显的弊端,主要体现在:

(1)人力成本高,管理困难。特别是运送洁净物资和高值耗材的人员,需要掌握一定的专业知识和医疗常识,需要接受医院专门的培训。而随着我国劳动力人员成分的变化和人力成本的上升,必然会增加医院人力采购和培训管理成本。

(2)运送不及时,容易出错。门诊和病区每天会有大量的物资需求,包括药品、大输液、检验样本、被服、耗材、配餐和垃圾等,需要快速且准确地运送到指定位置,因为多种因素,人力运送时经常会出现标本丢失、物资遗漏等情况。而且大部分运送物资的时间会与门诊就诊和病区病患就医等在同一高峰时段,会导致运送车辆和病患争抢运送通道、电梯等情况,经常会发生一些不必要的纠纷,导致物资无法及时运送到使用科室。

(3)容易发生院感事件。运送洁净物资和感染垃圾的时候,也存在运输车队与病患、医护人员流线交叉的情况,特别是在同一电梯内,容易发生气溶胶、飞沫传染等情况,疫情时期这一情况更为严重。随着后疫情时代我国医院规模的不断壮大,这些矛盾就显得尤为突出。

从新世纪伊始,我国医院也开始提倡解放"人力",积极装备自动化物流传输系统,积极发展物流系统的物联网,显得尤为重要。同时,自动物流传输系统也是现代智慧医院的重要组成部分,能够大大提高医院的工作效率,节约人力成本、节省时间、优化医疗流程、改善就医环境和控制运营成本,从而大大提升医院的整体运维管理水平。

为了适应医院多科室的各自特点和快速发展要求,医疗领域的自动化物流传输系统发展也越来越多元化、智能化。应用于医院内的自动化物流传输系统主要包含气动物流、轨道物流、厢式物流、垃圾被服回收系统、智能发药和 AGV 智能机器人物流等(图 1)。再加上信息技术和物联网技术的快速发展,医院自动化物流传输系统的智能化程度也越来越高,物流传输系统已能做到自动分拣、实时监控、事前编程、事后追溯、故障自动识别和远程监控维护等多方面的功能。自动化物流传输系统已经成为现代化医院广泛使用的工具。

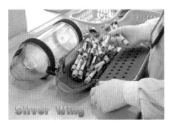 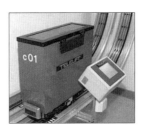 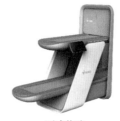 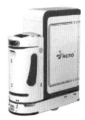

气动物流　　　　　　轨道物流　　　　　厢式物流　　　AGV智能机器人

图 1　自动化物流传输系统

目前国内大部分物流企业均源于欧美品牌,有很多甚至在国内没有专门的生产基地,而且,很多物流系统的运行模式还是基于欧美国家医院的特点来设计的。欧美国家医院规模相对较小、床位数少,因此需要一次性运送的物资体量少,而国内大部分大中型医院规模大、床位数多,很多物流系统并不适用于国内的医院物资运送和管理模式。因此,刚开始物流系统在我国医疗市场上发展得比较缓慢,且价格昂贵。随着我国经济的不断发展,国力不断提升,对于医疗行业特别是医院的建设也越来越重视,为了适应我国医院的使用需求,很多国外品牌开始设计并推出适合中国国情的自动化物流传输系统,比如扩大箱体的轨道厢式物流,比如适用于如手术室、供应室、检验科和静配中心等区域内的小型 AGV 智能机器人物流等。

2. 医院物流系统选择因素

如何选择适合我国国情和各地区医院实际情况的自动化物流系统,以真正达到降低医院运维成本,提高工作效率,提升医院整体竞争力和品牌?笔者认为要结合医院自身的科室分布特点,综合考虑各种因素来选择适合本医院使用的自动化物流传输系统。主要考虑以下几点。

1）运输的物资类型

就我国大型三甲医院来讲,需要运输的物品主要有药品、大输液、检验样本、耗材、器械、敷料包、被服、病历报告、配餐和垃圾等。各个医院楼宇及科室分布各不相同,有的医院药学部、总务处、装备处和食堂等独立于病区及门诊大楼,位于不同的大楼内,无法实现物资通过自动化物流设备实现有效的连接,只能由人工来运送。在选择物流形式及站点布置时,应当根据本院区楼宇及科室的规划分布情况,综合实际使用情况进行选择。新院区建设时则应当结合建筑设计布局,提前做好物流系统的选择和站点规划。

2）运输的物资范围

我国大部分城市的老医院均位于市中心区域,老院区楼宇分布相对分散,科室不集中,将整个院区的相关科室均通过物流系统联系起来是不现实的。因此,在选择物流形式时要充分考虑本医院的楼宇分布、科室的分布特点和运输距离的长短等因素。比如通过物资的运输范围,可以考虑在某几个特定的科室或者某栋楼内独立设置物流系统。比如单独在供应中心和手术室建立 AGV 智能机器人物流系统,在急诊和检验科、病理科建立气动物流传输系统,比如在药库和门诊药房、住院药房、急诊药房区域建立轨道物流系统等。

3）运输的物资数量

医院也应当根据自身的门诊量、床位数、出入院人数和手术量等情况综合估算各种物资的运输量。比如,根据床位数来估算大输液、药品和耗材等的运输量来选择是采用厢式物流还是轨道物流;通过手术量来估算器械、洁净敷料包等的运输量来选择物流站点位置和站点数;通过门诊和急诊的就诊人数来综合考虑药品、检验样本的传输方式和站点位置。根据本院所需要运送物资的类型和数量,选择的物流系统至少能解决区域内 70% 以上的物资运输,这样才是物流系统解放人力、降低成本的理想方式。

4）投资建设和运维成本

医院在选择合适自身使用的物流传输系统时,还要充分考虑本医院的经济承受能力,因为物流系统的前期投资和后期运行维护成本也是一笔较大的支出,要综合考虑使用和经济因素后选择合适的物流系统,真正做到经济高效。

5）考虑系统的可扩展性和灵活性

科学技术特别是信息化技术的发展日新月异,医院的规模和科室业务也在不断变化,特别是后疫情时代,很多地区都在建设新院区,扩建老院区。面对未来发展的变数,如何保证本院使用的物流系统能在后期发展中不断加入新的、先进的设备和技术,让物流系统在智慧医院中"不落伍"甚至成为"亮点",那就要在进行物流系统设计规划时根据当前市场上物流系统的特点,考虑该系统后期硬件的可扩展性、系统升级的灵活性。

3. 医院物流系统优缺点比较

每一种类型的物流系统都有各自的优点和局限性。因此,没有最好的物流传输系统,只有最合适本院使用的物流传输系统。目前,市面上常用的可供医院选择的区间物流传输系统,主要包括:气动物流、轨道物流、厢式物流、垃圾被服回收系统和 AGV 智能机器人物流等。垃圾被服回收系统为专项系统,这里不做分析,可根据自身需求选择重力式或者气力式。下面就对其他几种常用的物流形式各自的主要特点进行简要的分析对比和经济指标(表 1、表 2)。

表 1 常见的区间物流传输系统特点对比表

	气动物流	轨道物流	厢式物流	AGV 智能机器人物流
传输重量	5～7 kg	10～30 kg	30～60 kg	≥100 kg
传输容量	5 L	35 L	90 L	200 L
传输速度	慢速:2～3 m/s 快速:5～8 m/s	水平:0.6 m/s 垂直:0.4 m/s	水平:0.5 m/s 垂直:2 m/s	水平:0.5 m/s 垂直:电梯
传输物品	检验标本、药品、小型器械、小型耗材及病历报告等非批量的对速度要求高的紧急物资	检验标本、药品、静配输液、纸质资料、器材和耗材等	检验样本、药品、静配输液、纸质资料、器械、耗材和配餐等	检验样本、药品、静配输液、纸质资料、器械、耗材、被服和配餐等
优点	1. 速度快、效率高; 2. 设备占用空间小,受建筑限制少,适合新建和老楼改造	1. 比气动物流传输量大; 2. 占用建筑空间相对较小,一条轨道上可设置多个站点; 3. 可同时多车发送和接收	1. 比轨道物流传输量大; 2. 医院物资基本都能装载运送; 3. 物资始终水平放置,确保物资安全	1. 单趟物资运载量最大; 2. 适合局部区域或者特定科室之间的物资运送
缺点	1. 载体小、载重量小,只能运送小物件和重量轻的物资; 2. 液体运输需要完全密闭,特别是血液等检验标本运输有速度限制,也容易产生样本检测结果误差	1. 速度相对较慢; 2. 受轨道和箱体尺寸限制,不能运送大批量的、成箱的物资和被服等; 3. 箱体在运行过程中会发生翻转,容易导致配餐等物品的渗漏或变形; 4. 对吊顶装饰美观和楼层净高有一定影响	1. 垂直井道尺寸太大,对建筑空间的占用巨大,且需要提前留好,无法用于老楼改造项目; 2. 水平速度相对较慢; 3. 系统复杂,无法实现独立的楼宇间的传输	1. 水平速度较慢,垂直速度受电梯使用的影响; 2. 很难实现全院区的物资传输使用; 3. 机器人价格昂贵

表 2 物流系统的经济指标

| 分类 | 气动物流 | | 轨道物流 | 厢式物流 | AGV 智能机器人 |
	PVC 管道	金属管道			
项目造价	8 万～10 万元/站	15 万～20 万元/站	25 万～35 万元/站	40 万～50 万元/站	50 万～300 万元/台

分类	气动物流		轨道物流	厢式物流	AGV 智能机器人
	PVC 管道	金属管道			
运维成本	3％～5％		3％～5％	3％～5％	3％～5％
平均耗电/次	0.03 kW·h/单次		0.08 kW·h/单次	0.05 kW·h/单次	1.0 kW·h/6 h
节省人力	节省10％人工		节省60％人工	节省80％人工	节省95％人工

各个物流系统的特点和使用范围概括如下：

（1）气动物流传输最大的优点就是单次传输速度快，对建筑影响空间小，但是单次运送量小，适用于小型的、零星的、紧急的及非批量的物资，一般用于急诊、手术、输血、药房、病理和检验等科室之间的联系。

（2）轨道物流运送量相对较小，对装修有影响，造价高，但是站点设置灵活，占用建筑空间相对不大，系统运行相对稳定，适合中小型、对速度要求不高、不需要大批量运送的物资。

（3）厢式物流单次运送量相对较大，基本可满足各科室使用要求，但是对于建筑的空间占用较大，造价高，适合于新建院区和新建楼宇的使用，用于运送对速度要求不高、大批量的物资。

（4）AGV 智能机器人物流经过多年发展，已具备运送量小、中、大各个档次，特别适合手术室、供应室、检验科、装备处、被服库及配餐等科室和特定功能的使用，且不占用建筑空间，无须设置任何轨道或者井道，但是缺点就是机器人的价格昂贵，对于医院智能化要求较高，无法实现全院区所有科室物资的运输使用。

各种物流形式特点分明，各有优势，在选择适合本院使用的物流形式时，应当充分结合本院区的楼宇和科室分布特点、物资情况和经济因素等，兼顾考虑物流系统的运输量和速度两个最核心的问题。

4. 南通大学附属医院东院区物流系统选择分析

我院现有院区（西院区）楼宇分布相对独立，科室齐全但分布不均匀，需要运输的物资种类多，体量大小不一。西院区目前主要还是依靠"人力"运送，仅在门急诊楼检验科、病理科、美容整形科等局部区域通过改造和新建的方式选择了对建筑格局影响最小的气动物流进行连通。也有厂家在手术室推广使用过 AGV 智能机器人。

为优化医疗资源布局，解决区域配置不均衡的现状以及应对突发疫情时能够快速应对，国家大力推广大型三甲医院"一院多区"的建设运行模式。在这一大背景下，我院新院区（命名为南通大学附属医院东院区）项目应运而生。我院东院区位于南通市先锋镇，于2020 年 5 月 8 日正式动工。项目总规划面积 56.6 万 m^2，占地面积 281 亩（1 亩 = 666.67 m^2）。分两期建设，一期占地面积 160 亩，总建筑面积 42.4 万 m^2，总床位数 2500 张。主要包括门急诊楼(5层),医技楼(5层),住院楼A(16层),平疫结合楼(16层),感染楼(2层),高压氧(1层),危化品库房(1层),污水处理垃圾用房(1层)等。二期占地面积121亩,总建筑面积14.2万 m²,主要包含行政、办公、科研、教学及保障用房等。具体布局如图2所示。

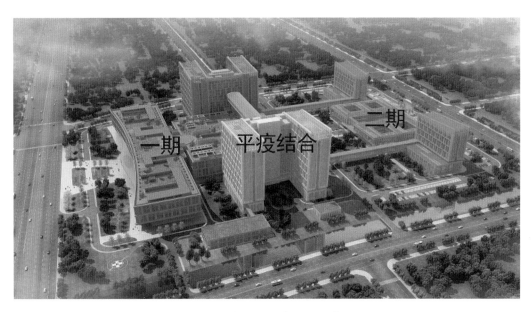

图2　南通大学附属医院东院区平面布局图

基于以上对于各种物流系统和老院区的基本情况的认识,在我院东院区建设中,我们根据东院区的规划业务量,估算东院区物资运输量和主要使用科室(表3),同时考虑前期投资和后期运维成本,结合建筑平面和科室分布规划,以最终确定东院区的最佳物流组合方案。

表3　主要科室物资情况统计

科室	位置	物资运送	物资形态	配送频次	物资发放
药库	地下负二层	发送药品至静配中心、门诊药房、住院药房、急诊药房、病区、手术室等	多数为整箱药品	大批量、多频次	发放站
静配中心	住院楼A一层	接收来自药库的药品、发送输液至各护理单元	接收整箱药品、分包发送	大批量、多频次	接收站、发放站
病区护理单元	住院楼A、平疫结合楼	接收药品、耗材、器械等物资;发送检验样本、被服等	整箱接收、分包发送均有	大批量、多频次	接收站、发放站
消毒供应中心	医技楼三层	接收、发送洁净物资,接收用过的器械等污物	辅料包、器械包外形体积大	大批量、多频次	接收站、发放站

（续表）

科室	位置	物资运送	物资形态	配送频次	物资发放
手术室	医技楼四层、门急诊楼四层五层	接收洁净物资、药品、血液等，发送检验样本、脏被服、用过的器械等	辅料包、器械包外形体积大；药品整箱接收	大批量、多频次	接收站、发放站
输血科	医技楼四层	接收耗材、药品等；发放血包	多为整箱接收，发送血包小体积	少批量、少频次	接收站、发放站
病理科	医技楼五层	接收来自病区和手术室的病理标本、洁净物资等	小体积	少批量、少频次	接收站
检验科	医技楼三层	接收来自门急诊、病区和手术室的检验样本、洁净物资等	小体积	大批量、多频次	接收站
影像中心	医技楼一层	接收耗材、药品等	多为整箱接收	大批量、少频次	接收站
内镜中心	医技楼一层	接收耗材、药品等	多为整箱接收	大批量、少频次	接收站
门诊科室	门急诊楼一至三层	接收耗材、药品等	多为整箱接收	大批量、少频次	接收站
急诊科室	门急诊楼一层、二层、四层	接收耗材、药品等；发送检验病理标本等	多为整箱接收，发送样本小体积	少批量、少频次	接收站、发放站
体检中心	平疫结合楼及医技楼一层、二层	接收耗材、药品	多为整箱接收	大批量、少频次	接收站
后勤保障中心	地下负一层	发放耗材、办公用品、被服等	各种外形体量均有	大批量、多频次	接收站、发放站
装备处	地下负一层	发放耗材，接收器械维修等	各种外形体量均有	大批量、多频次	接收站、发放站
食堂	地下负一层	发送配餐	小体积	大批量、多频次	发放站

4.1 建筑布局设计亮点

（1）在建筑平面和科室分布规划时，要求东院区总体布局"一轴两翼"，门诊、医技、手术室、住院、体检中心、后勤及装备等科室分布相对集中，以缩短物流的水平传输距离，简化物流运输流程。

（2）各楼宇之间通过地下室、地上连通道相互连通，并且预留物流用的垂直井道和水平运输路线，以避免占用太多建筑空间，避免与其他管线冲突，减少对建筑净高的影响。

（3）合理规划考虑人流和物流流线，要求严格按照"三区两通道"考虑平面布局，做到洁物运输、污物回收、洁污分离和平疫结合等感控要求，做到人流和物流的动线分离。

（4）总务处、装备处、药库等科室尽量集中布置在地下室内，物流机房也设置在地下室内，减少对于地上空间的占用，减少对临床科室的影响。

4.2　物流组合形式选择

（1）东院区楼宇相互连通，且各功能科室相对集中，因此，物资运输时长不需要太过担心。实际运行时可以考虑错峰使用，比如早高峰物流通道主要先运送病区的检验样本至检验科，之后再从静配中心将配液运送至各病区，其他耗材和器械的运送则避开这一最繁忙的时间段。

（2）经过比较，厢式物流虽然箱体相对较大，能够运送绝大部分的物资，比如被服物资等，但是要解决东院区2 500张床位的运送量，就需要足够多的站点和垂直井道，才能保证在短时间内快速地送到各个病区，这样不仅会占用较多的建筑空间，而且前期建设投资和后期运维成本会特别巨大。在权衡各中型物流系统的利弊，综合考虑我院物资特点、运送使用需求、前期投资造价和后期运维成本后，中型物流最终选择了轨道物流系统，通过足够多的站点和轨道连通，基本覆盖全院各科室。而且要求使用大箱体（30 kg），主要用来解决绝大部分中小体量、可以分批次运送的物资，其他的比如被服、成箱药品等主要还是通过人工或者后期通过 AGV 智能机器人进行运送。

（3）东院区急诊科室、手术室、ICU、病理科、检验科、输血科及药房等主要集中在门急诊楼和医技楼，为解决这些科室之间的快速联系要求，解决急诊区域样本的快速检验、手术室术中标本的快速诊断和血包的快速送达等，在两栋楼使用气动物流作为辅助系统进行连通，以满足紧急物资的运送需求。

（4）为解决两栋住院楼病区的脏被服和垃圾回收问题，同时兼顾我院被服回收和垃圾分类处置特点，在病区选择了重力式被服回收系统，每个病区都设置有被服回收和垃圾的投递口，能够解决脏被服和垃圾的回收处置问题。结合东院区的开放床位规模和经济因素，考虑分批次进行投资，先启用重力式被服回收系统，垃圾回收系统仅安装竖管，投递口和地下室横管暂不安装，预留安装通道。

（5）充分考虑物流系统的前期投资和后期运维成本，优化站点布局和流线走向。另外，考虑物流系统的可扩展灵活性，在地下室南边预留有气动物流和轨道物流系统扩展通道，方便二期楼宇与一期物流系统的连通。

最终，东院区确定的物流组合方案为：以轨道物流系统为主，共 104 个站点；气动物流为辅，共 16 个站点；病区采用重力式被服回收系统和垃圾回收系统（预留）；为使后期可增设，手术中心、供应室、药库预留 AGV 智能机器人物流系统条件。东院区物流系统主要站点设置如表4～表6所示（注：表中数字为站点数）。

表 4　轨道物流站点布置表

楼层	住院楼 A	住院楼 B	医技楼	门诊楼	感染楼
16F	2	2			
15F	2	2			
14F	2	2			
13F	2	2			
12F	2	2			
11F	2	2			
10F	2	2			
9F	2	2			
8F	2	2			
7F	2	2			
6F	2	2			
5F	2	2	病理科 1；微生物实验室 1	日间手术 1；日间留观 1；行政办公 1（预留）	
4F	2	2	手术部 5；输血科 1	急诊手术 1；EICU1；急诊留观 2	
3F	2	2	供应室 1；检验科 1	耳鼻喉科、口腔科 1；眼科手术室 1	
2F	2	2	DSA1；VIP体检；ICU2	妇产科、计划生育科 1	
1F	3	2	医学材料服务部、美容中心 1；综合内镜、呼吸内镜 1；消化内镜 1；血透中心 1	急救中心 1；急诊输液 1；急诊检验 1；急诊药房 1；门诊药房 1	
B1F		疫情预留转换站点 1	装备处库房 1；总务库房 1；中控维修站点 1	门诊集中治疗区 1	
B2F			药库 1		
总计	33	33	22	16	0
备注					

总计 104

表5 气动物流站点布置表

楼层	感染楼	住院楼 A	住院楼 B				
设备	无	无	无				
5F			病理科 1		日间手术 1	高级专家门诊 1	
4F			手术部 2	输血科 1	急诊手术 1	EICU1	
3F			检验科 2	ICU2		眼科手术 1	
2F			VIP 体检 1		人流手术室 1		
1F					急救中心 1	急诊检验 1	急诊药房 1	门诊药房 1
B1F							
B2F							
总计	0	0	0	9		10	
				19			
备注							

表6 重力式被服回收系统站点布置表

智能化被服物流传输系统工程——投放点数量表				
	住院楼 A		住院楼 B	
	管井 1	管井 2	管井 3	管井 4
楼层	投放口数量	投放口数量	投放口数量	投放口数量
	被服	被服	被服	被服
16F	1	1	1	1
15F	1	1	1	1
14F	1	1	1	1
13F	1	1	1	1
12F	1	1	1	1
11F	1	1	1	1
10F	1	1	1	1
9F	1	1	1	1
8F	1	1	1	1
7F	1	1	1	1
6F	1	1	1	1
5F	1	1	1	1
4F	1	1	1	1
3F	1	1	1	1
2F	1	1	1	1
1F	排放阀室			
B1F	被服收集站房			
合计	15	15	15	15
总计	被服投放口总数		60	

4.3 存在问题

物流系统作为东院区的重要组成部分,应当在建筑方案规划时,找专业物流厂家配合设计院及时介入,及早确定物流形式、站点位置和数量等。然而,由于东院区建设过程中专业厂家未能及时介入,导致出现如下几点问题:

(1)设计院一开始按照厢式物流系统预留垂直井道和站点位置,后期改为轨道物流,导致三级流程建筑平面随着物流井道和站点的调整而多次调整。

(2)物流系统只能根据三级流程确定的科室布局进行物流动线和站点规划设计,导致部分流线影响装修美观、局部区域净高及部分站点位置设置不合理等情况。

(3)改为轨道物流,前期按照厢式物流系统预留的很多垂直井道和站点位置用不上,占用建筑空间,拆改又需要增加费用。

(4)轨道物流、气动物流和垃圾被服回收系统机房和控制室前期设计时未统一考虑,不在地下室同一区域,不方便后期集中化的物流平台建设和运维管理。

(5)地下室被服回收点相对被服回收库房距离较远,人力运输路线过长。

(6)几种物流系统分别单独招标,增加了后期运维成本和人员管理难度。

5. 结语

我院在东院区物流系统的选择上,充分结合了本院楼宇布局、科室分布、物资种类、物资数量、不同科室的使用特点、前期建设投资成本和后期运营维护成本等因素,经综合后最终选择了最合适本院使用的物流组合方式,即"以轨道物流为主、气动物流为辅、专项物流(重力式被服回收、药品发放等)补充及预留AGV智能机器人扩展"的系统模式。经过有效的规划设计、标准的建设验收和严格的运维管理,必然能给我们东院区的高质量发展和智慧医院的建设提供有力的保障。

但是也有经验教训,如在项目的初步方案规划阶段未能同步考虑物流系统的规划,物流形式确定太晚导致专业厂家未能及时介入,带来了后期的平面空间浪费、布局调整和一些不必要的拆改。

因此,为确保选择物流系统最优,现场布局调整最小,医院在建设时应当尽早确定物流形式,并及时与专业物流厂家联系,协调与建筑设计院的方案配合及优化调整,确保在方案规划阶段就将站点设置、物流动线、机房位置等考虑细致,以保证建筑空间的最大利用和物流系统发挥最大功能。

(撰稿:南通大学附属医院)

随着现代医学技术和医疗设备的快速发展、患者对优质医疗服务需求愈发强烈。手术室是现代医院的"心脏",是医疗资源的集中地,是医疗技术水平的集中体现,是医院最重要的医技部门之一,随着现代化洁净手术室在国内需求量的日益增长,对手术室的建设也提出了更高的要求。一直以来,洁净手术室的核心关注指标是严苛的净化空气环境参数,未来手术室的建设在满足环境温湿度、洁净度等基本规范要求的同时,还越来越注重环境的匀速层流、人员体感舒适度及患者体温的维持等人性化需求,传统的对流式空调系统将难以满足未来手术室的发展要求,为此上海市第十人民医院(以下简称"十院")积极学习国内外手术室先进技术,引入手术室辐射式空调系统的概念,通过理论分析、实地考察、实验室模拟、课题研究及专家论证,并结合国内最新国家规范、行业标准对方案进行优化,最终在新建的一间千级洁净手术室内实现了辐射式空调系统的技术落地,为未来现代化洁净手术室辐射式空调系统的推广和应用奠定坚实的理论和实践基础。

1. 项目背景

1.1 手术室变革与需求改变

随着麻醉技术、蒸汽灭菌法等技术的出现与发展,第一例创世纪简易型手术室于 1898 年诞生,之后陆续发展出现了分散型手术室、集中型手术室以及现在的洁净手术室,手术从完全处于自然的环境下开展,到在配置有空气净化系统且各功能完全独立的环境中进行,逐渐规范化的手术室演变历经百年、跨越世纪。

从最初无洁净度、无温湿度控制、无固定地点的简易型手术室,到之后地点相对固定,对温湿度控制以满足人体需求的分散型手术室,逐渐到现在洁净手术室对手术室洁净度、温湿度、噪声和换气次数等有一个严格的要求,手术室的变革是一个技术性、思想上的变革。我国从 2002 年首次确定

《医院洁净手术部建筑技术规范》(GB 50333—2002)到 2013 年对规范进行修订《医院洁净手术部建筑技术规范》(GB 50333—2013),对室内环境、空调系统形式以及洁净要求等方面都提出了新的要求,手术室发展有了全新的突破。在此期间,为了防止空调机组滋生细菌,在《洁净手术室用空气调节机组》(GB/T 19569—2004)中提出"湿度控制优先观念"来保证设备干燥且清洁。随着社会发展、医疗产业发展,人们对环境的需求越来越苛刻,也越来越注重"舒适"的概念。

1.2 辐射式空调系统用于手术室的优势

目前国内医院洁净手术室空调系统建设基本为两种传统的对流式空调系统,即"集中除湿新风净化机组 + 手术室循环净化机组"或"自引新风净化循环机组",都利用空气来载能,靠对流热传递的方式进行供暖或制冷,目前十院手术室多采用这两种模式。层流天花送风温度低于室内设定温度的情况我们称之为"低温送风",使用该传统空调系统的手术室多年来运行使用中发现普遍存在以下问题:①室内温、湿度完全依靠送风天花的出风工况来调节,为抵消手术室内散热量,患者区域上方的送风温度过低,患者容易出现术中低体温的情况,导致病人麻醉苏醒时间变长的同时还会影响术后恢复;②送风天花出风温度较低,吹出的冷空气密度大于周围室内空气,冷空气下沉的过程中会出现收缩现象,会出现层流气流盲区,风速变快也容易紊流,影响手术核心区洁净度指标,会增加感染风险;③病人的体温控制难度大,对麻醉和病人体征影响较大,术中时间延长会降低手术换台效率。

为了解决手术室传统对流式空调目前存在的问题,我院积极学习国外手术室空调先进技术,辐射式空调系统给我们提供了新的解决思路。

对流手术室完全靠空气对流的方式处理室内的冷、热、湿负荷,冷、热量的扩散是由中心向两边,势必造成温度不均;辐射式手术室是节能型的对流模式加板壁直膨辐射冷/热的模式,靠节能型对流模式处理新风负荷和室内小部分热湿,靠板壁直膨辐射辅助室内冷热调节,冷热量的扩散使周边和中心同时覆盖,对温度场的控制非常有利。此外,有研究表明在冷辐射作用下,人体的实感温度比室内空气温度约低 1~2℃,在相同热感觉或保证人体热舒适度的情况下,辐射空调室内设计温度可以相对提高,可达到节能效果。图 1 对比了传统的对流空调系统和板壁式辐射空调系统的空气处理过程,可以看出使用板壁辐射对室内气流组织控制的优势。

1.3 辐射式空调国内外医院应用现状研究

辐射技术源于 20 世纪 90 年代的欧洲,最早为医院医疗机构研发,广泛应用于欧洲医院,特别德国和瑞士。比如,德国柏林心脏中心、德国的兰德斯胡特诊疗大楼、德国伊丽莎白医院、法国的尼斯儿童医院和法国的拉格尼医院等,但主要采用的是毛细管辐射系统,和我院采用的空气载能、板壁辐射的技术不同,目前国内医疗建筑基本无应用的实例。

我院经过诸多项目的考察和技术优化,成功落地辐射式手术室。

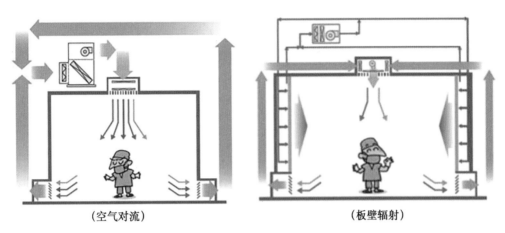

（空气对流）　　　　　　　　　　　　　　　（板壁辐射）

图 1　对流空调系统与板壁辐射空调系统的负荷处理

2. 项目实施

2.1　建设原则

通过辐射式技术建成一个洁净度、温湿度、噪声等指标完全合格,舒适度上有显著提升、洁净气流盲区显著减少、感染率降低和减少病人术中低体温发生率的洁净手术室。

2.2　设计规划

我院在 1 号楼的 4 层介入手术中心装饰装修项目中,选定 1 间 Ⅱ 级洁净手术室作为辐射式手术室建设,同时为了较直观地和传统对流手术室进行比较,选择在相邻建设了一间具有同样面积(室内净面积 48 m²)、同洁净等级的传统对流手术室。两间手术室的机房均在手术室南侧室外平台,系统路径基本一致,具有较强的对比性。图 2 为两间手术室的平面图,红色框为辐射式空调手术室,相邻的是传统对流手术室。

2.3　空调系统形式

对流空调手术室内的空调采用自引新风净化循环机组的形式,辐射式空调手术室的空调系统采用"二次回风对流循环机组 + 辐射循环机组"的配置形式,图 3 分别展示了两种空调形式的系统简图,辐射空调手术室在房间四周板壁敷设了辐射板,利用辐射内机向空腔输送的空气制热/冷却辐射板,通过辐射板与室内环境进行换热,层流天花送风因不承担室内热负荷,因此采用等温送风的形式来保证下方手术区域的洁净面积。

2.4　辐射空调手术室室内参数的控制

2.4.1　空气处理

辐射空调手术室的空气处理是将洁净度、湿度、温度三个重要参数分开控制,从而避免

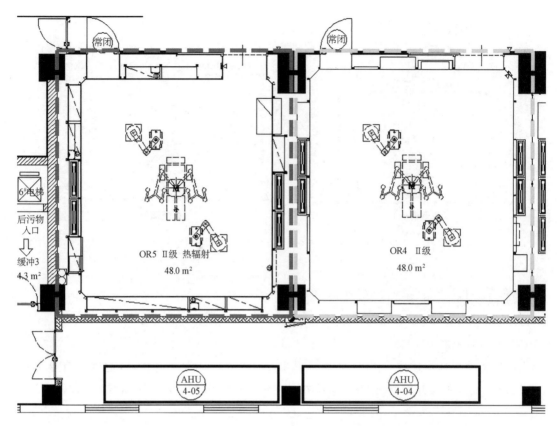

图 2　辐射式空调手术室和对流式空调手术室平面图

了对流空调因系统形式的限制对空气过度处理。

1）洁净度

由对流循环机组控制：大部分循环风不经热湿处理，仅经过机组过滤后循环送风，维持室内洁净度。

2）湿度

室内空气高含湿量的原因主要为新风带高湿以及人员散湿，辐射空调手术室的湿度由对流循环机组控制：对流循环机组新风和小部分回风（一次回风）混合除湿、再热后送风，维持室内湿度。

3）温度

温度主要由辐射空调机组控制：手术室四面墙板采用辐射板，辐射内机产生的冷/热气流经过辐射板对手术室内产生辐射热，从而调节室内温度。墙面 55.9 m²（检修带以下），辐射板 22.2 m²，辐射板墙面覆盖率 40%。

2.4.2　温湿度控制要点

医务人员在设定室内回风温湿度后，对流循环机组调节层流送风天花吹出空气的温度，同时辐射空调机组也自动控制墙壁温度来调节室温，在升/降温过程中，对流机组和辐

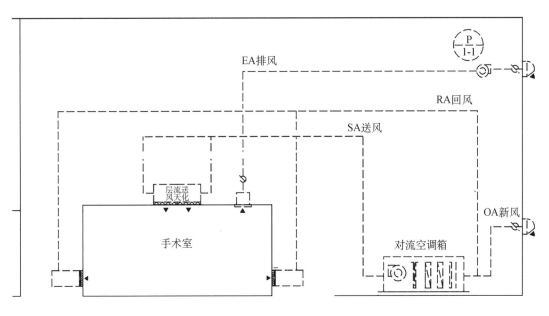

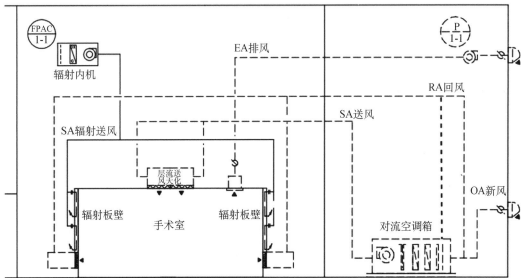

图 3　对流空调和辐射空调的系统图

射机组实时监控送风天花吹出的空气温度和墙壁的温度差,使其保持在 5℃以内(可调节),避免因温差过大,产生结露现象。

2.5　模拟建设与技术优化

2.5.1　3D 建模

项目通过 3D 建模的形式来模拟系统构成、模拟管线碰撞冲突,图 4 为 3D 建模后的效果图,利用模型有效分析了系统建设的难点,对论证方案的可行性有很大作用。

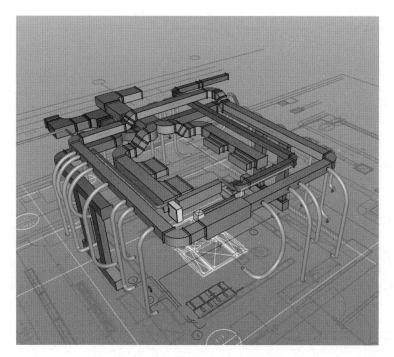

图 4　辐射式空调手术室 3D 建模效果图

2.5.2　样板建设

通过在院外实验室搭设局部样板,熟悉拼装流程,并且在板搭设过程中实时和外国辐射技术专家视频交流沟通,有效解决安装工艺的疑点、难点,保证了院内辐射式手术室搭设的高质量、高效率。

3. 室内环境实测数据分析

3.1　平均热感觉指数 PMV 与不满意者百分率 PPD

PMV 是表征人体热反应的评价指标,是一个考虑诸多有关因素后的全面评价指标;PPD 是一个预测指标,预测一组人中对给定热环境感到不舒适的人数的百分比,本项目对两间手术室室内环境的 PMV 和 PPD 进行了实测分析及对比。图 5 和图 6 分别是两间手术室的 PMV 和 PPD 的实测结果与对比,可以看出,辐射式手术室中心区和周边区平均热感觉指数 PMV 均优于对流手术室平均热感觉指数 PMV,而且波动较小,辐射式手术室中心区和周边区不满意者百分数 PPD 均优于对流手术室的。

3.2　温度

表 1 和表 2 所列分别是辐射空调手术室和对流空调手术室环境的温度实测结果,表中展示了手术室中心区和周边的温度情况,通过观测同一时间不同点的最高温度差发现辐射空调手术室比对流空调手术室温度分布更均匀。

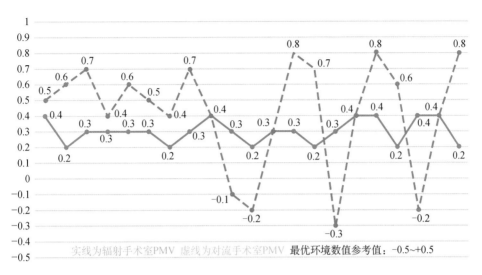

实线为辐射手术室PMV 虚线为对流手术室PMV **最优环境数值参考值：-0.5~+0.5**

图 5 对流空调手术室和辐射式空调手术室的 PMV 实测数据

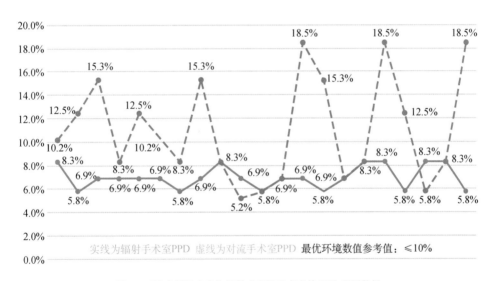

实线为辐射手术室PPD 虚线为对流手术室PPD **最优环境数值参考值：≤10%**

图 6 对流空调手术室和辐射式空调手术室的 PPD 实测数据

表 1 辐射空调手术室温度实测结果

中心点1	中心点2	中心点3	中心点4	中心点5	周边点1	周边点2	周边点3	周边点4	周边点5	周边点6	周边点7	周边点8	ΔT(℃)
21.4	21.4	21.5	21.5	21.5	21.5	21.5	21.5	21.5	21.5	21.5	21.5	21.5	—
22.0	22.0	22.0	22.0	22.0	22.0	22.1	22.1	22.1	22.1	22.1	22.1	22.2	0.2
21.8	21.8	21.8	21.8	21.8	21.8	21.8	21.8	21.8	21.8	21.8	21.9	21.9	0.1
22.6	22.6	22.6	22.6	22.6	22.5	22.6	22.6	22.5	22.5	22.6	22.6	22.5	0.1
22.9	22.9	22.9	22.9	22.9	22.9	22.9	22.9	22.8	22.9	22.8	22.9	22.8	0.1
23.4	23.4	23.4	23.4	23.3	23.3	23.3	23.3	23.3	23.3	23.3	23.3	23.2	0.2

（续表）

中心点1	中心点2	中心点3	中心点4	中心点5	周边点1	周边点2	周边点3	周边点4	周边点5	周边点6	周边点7	周边点8	ΔT（℃）
23.5	23.5	23.5	23.5	23.5	23.5	23.5	23.5	23.5	23.5	23.5	23.5	23.5	0.0
23.8	23.8	23.8	23.8	23.8	23.8	23.7	23.7	23.7	23.7	23.7	23.7	23.7	0.1
23.6	23.6	23.6	23.6	23.6	23.5	23.6	23.5	23.5	23.5	23.5	23.5	23.5	0.1

表2　对流空调手术室温度实测结果

中心点1	中心点2	中心点3	中心点4	中心点5	周边点1	周边点2	周边点3	周边点4	周边点5	周边点6	周边点7	周边点8	ΔT（℃）
22.3	22.3	22.3	22.3	22.4	22.4	22.3	22.3	22.3	22.4	22.4	22.4	22.4	—
23.5	23.5	23.6	23.6	23.6	23.6	23.7	23.7	23.8	23.8	23.7	23.7	23.7	0.3
22.7	22.8	22.8	22.9	22.9	22.9	22.9	23.0	23.1	23.2	23.2	23.2	23.1	0.5
22.8	22.8	22.8	22.8	22.8	22.9	23.0	23.0	23.1	23.1	23.1	23.1	23.0	0.3
22.5	22.5	22.6	22.6	22.6	22.6	22.7	22.7	22.8	22.8	22.9	22.8	22.8	0.4
22.6	22.6	22.6	22.6	22.6	22.6	22.7	22.7	22.8	22.8	22.9	22.8	22.7	0.3
22.7	22.7	22.7	22.7	22.7	22.7	22.8	22.8	22.9	23.0	23.0	22.9	22.9	0.3
22.8	22.8	22.8	22.8	22.8	22.9	22.9	23.0	23.0	23.0	23.0	23.0	22.9	0.2
22.9	22.8	22.8	22.8	22.8	22.7	22.8	22.9	23.0	23.0	23.0	23.0	22.9	0.3

3.3　风速与气流组织

吹风感是影响人体舒适度的重要因素之一，风速过大不仅影响医务人员的舒适度，过大风速对病人术中体温控制也有不利影响。图7中左图和右图分别是对流空调手术室和辐射空调手术室的风速实测结果，在吹出面风速一样的情况下，辐射空调手术室手术台的风速要明显低于对流空调手术室。

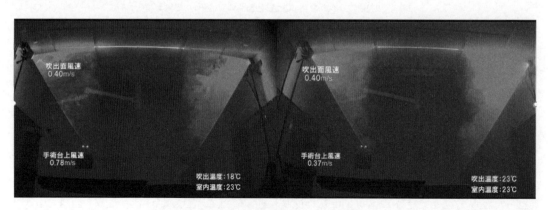

图7　对流空调手术室和辐射空调手术室的风速对比

4. 结语

辐射式手术室相较于传统对流手术室,主要存在以下优势:

(1)气流组织更均匀,匀速层流术中区无洁净盲区,降低病人感染风险。

(2)温度分布更均匀,提高了体感舒适度。

(3)利于麻醉控制,减少患者麻醉苏醒时间及恢复时间。

(4)利于体温控制,降低患者低体温症风险,减少术中风险。

辐射空调手术室相对于对流空调手术室有足够的技术优势,但从造价而言,辐射空调手术室价格较高,这是对辐射空调手术室建设与推广的一大限制。但是,洁净手术室作为医疗系统中的核心,在医院建设中占据极其重要的地位。对于当下手术室实际使用中存在的问题和越来越严格的人性化要求,传统的对流空调因系统形式的限制很难做出突破性的改进,而辐射式空调系统在兼具对流空调系统优点的同时又能解决手术室在目前使用中实际遇到的难题,因而辐射空调将会是未来手术室空调系统建设的新趋势。

(撰稿:上海市第十人民医院 洪诗婕 郦敏浩)

随着现代医学技术和检测设备的快速发展,9S 管理在检验科仪器设备管理中的重要性日益增强。将 9S 管理应用到检验科仪器设备的日常管理中,按照 PDCA 的步骤策划并改进有利于提升检验科仪器设备的管理水平。上海市徐汇区中心医院检验科仪器设备实施 9S 管理后,仪器设备放置规范率、正确使用率均明显高于实施前,仪器设备故障发生率低于实施前,完好率得到大幅度提升;临床科室医护人员和患者对检验科的满意度明显高于实施前。因此,对检验科的仪器设备进行 9S 管理,保证了仪器设备的正确使用、规范放置,降低了故障发生率,进而提高了临床科室及患者的满意度,值得推广与使用。

1. 项目背景

9S 管理模式包括整理、整顿、清扫、清洁、素养、节约、安全、服务和满意度 9 个方面,以上从左至右依次为:Seiri,Seiton,Seico,Seiketsu,Shitsuke,Saving,Safety,Service,Satisfaction。加强检验仪器设备的管理,是向临床提供准确、可靠检测报告的手段之一,是保证检验质量的重要前提。检验仪器设备的管理水平反映了检验科的管理水平,更是检验水平高低、检验质量好坏的一个先决条件。仪器设备的运行状态直接关系临床检验的质量,如何加强仪器设备的管理是检验科急需解决的问题。通过全员参与对工作环境现场现物进行控制和管理,营造干净整洁的工作环境,培养良好的工作习惯,最终提升员工品质和单位形象,在急救设备及仪器的管理中取得了良好的效果。本院检验科于 2016 年按照 PDCA 的步骤对检验仪器设备进行 9S 管理,取得了良好效果,现总结如下。

2. 项目实施

2.1 计划

在计划阶段主要分为两个步骤:一是成立由科主任、各专业组组长和业务骨干组成的检验科 9S 管理小组,分配职责,制订工作计划,负责具体实施。二是利用科室业务学习、晨会学习、自主学习等方式进行 9S 管理知识的学习,围绕检验科仪器设备管理中存在的问题展开讨论,组织工作人员从人、机、料、环、法 5 个方面分析仪器设备管理存在问题的原因,分享 9S 管理在其他方面取得的效果,鼓励工作人员提出仪器设备管理的措施,使工作人员对 9S 管理产生浓厚的学习兴趣,做到人人知晓、全员参与,使 9S 管理理论深入人心。

2.2　应用

(1) Seiri。整理是 9S 管理的基础,是改善仪器设备工作环境的第一步。首先,对检验科仪器设备进行整理、清点,按照仪器使用频率分为使用频率高、使用频率低和不再使用 3 类,保留需要使用的,清理不再使用的。其次,仪器设备根据功能状况分为完好、基本完好、已损坏 3 类,保养功能完好的设备,维修基本完好的仪器,报废无法维修的设备。最后,为不同的仪器设备提供对应的储物柜,并统一在右上角贴上标签,便于医务人员领取、清点、存放对应的试剂和材料,同时遵循"左进右出"的原则存取避免试剂、材料因过期而浪费。

(2) Seiton。整顿是提高工作效率的关键步骤,即将保留的仪器设备进行合理的布局和摆放,完善仪器操作流程。仪器设备放置做到"三定",即定点:放在规定的地点,根据仪器设备使用的频率规划其放置位置,将使用频率最高的仪器设备放在最方便、最醒目、最省力的位置,一目了然;定量:根据标本情况规定适当的试剂数量;定人:将仪器设备分门别类安排到人,制订仪器设备管理责任制度,划分责任区域,确保每台仪器设备有专人负责管理,定期进行维护和保养。试剂、消耗品在固定区域定点、定位整齐摆放并有明显标志,做到物有所位,物在其位。禁止在仪器上方摆放物品,尤其是液体类物品,以防液体进入仪器内造成仪器短路,影响仪器的正常使用,缩短仪器的使用寿命。通过整顿,使仪器设备放置有序、一目了然,便于医务人员及时准确地取用。通过仪器设备的定品、定位、定量有序放置,使工作场所整洁明了,方便临床操作,提高了工作效率。

(3) Seico。清扫是仪器设备管理的必然要求,其目的是清除仪器设备表面污渍,保持工作环境整洁、有序,定期检查仪器设备运行状态。划分清扫责任区及负责人,对设备的清扫着重于对设备的维护和保养。仪器设备使用完毕,操作人员对仪器设备进行日常维护。对仪器设备的表面和工作台面用消毒液进行擦拭,清除污秽,保证仪器设备无灰尘、无血迹、无浸渍。对仪器设备的线路、管道进行检查,发现隐患及时排除。保持仪器设备工作的环境温度适宜,防止仪器因散热效果不好而损坏。通过常规的清扫能及早发现设备的异常,以达到人人预防保养的目的,从而提高工作效率、保证检验质量。

(4) Seiketsu。清洁是 9S 管理持续进行的重要保障,其目的是认真落实并长期坚持整理、整顿和清扫。整理、整顿、清扫是具体的行动,而清洁是将整理、整顿、清扫活动进行到底,并且标准化、制度化。对工作区域进行彻底清扫,不留死角,列出设备仪器清洁计划,制订日常保养时间表,定期由质控小组成员或科主任抽查整理、整顿、清扫三个环节的质量管理情况。同时制订详尽的工作流程、标准操作规程,督促每位员工按照标准操作流程操作和做好仪器养护,延长仪器设备的使用寿命,确保检验质量的安全与时效。坚持将科室设备和物品的整理、整顿、清扫规范化、常规化,按照考核和奖惩制度来维持管理效果,使检验科仪器设备长期保持清洁的状态。

(5) Shitsuke。素养是9S管理的核心和精髓,目的是养成自觉自律的习惯、培养慎独精神,严格按照规章制度、操作流程工作。9S管理效果的长期维持依赖于工作人员素养的提高。通过对仪器设备的常规整理、整顿、清扫和清洁,使科室人员自觉按规章制度、操作流程工作,逐渐养成自觉维护、及时整理、定期保养仪器设备的好习惯,从而提高仪器设备的管理水平,提升员工的个人素养,自觉按照规则工作。

(6) Saving。节约是仪器设备管理的内在要求,目的是减少浪费,控制维修成本,提高工作效率,改善工作质量。一方面,制订仪器设备的预防性维护制度与流程,实行"厂家—设备处—科室"三级保养,降低仪器设备的故障率,降低维修成本。因为预防性维护是减少设备损坏、降低维修费用的最佳途径。另一方面,通过定期对仪器设备进行保养和试剂的整理整顿,降低仪器故障率、减少试剂浪费率,实行开源节流。

(7) Safety。安全是提高工作效率的保障,目的是树立安全第一的理念,安全操作。重视操作过程中的安全问题,通过规范操作减少仪器设备耗损保证操作人员安全,通过定期维护仪器设备提高检验质量保证患者安全。定期培训,新仪器设备在使用前由厂家工程师对科室人员进行培训,在掌握操作方法的基础上了解一定的原理、注意事项、常见故障排除方法等。新职工由科室组织培训,人人考核合格,确保仪器设备操作的规范性和有效性。定期开展生物安全演练、消防演练、信息故障等各种应急预案演练来消除人的不安全因素;通过对有毒化学试剂、有毒菌种实行双人双锁专柜保管的管理,仪器设备专人负责维护保养等措施来消除物品的不安全状况。

(8) Service。树立服务意识,规范服务行为。检验科的工作首先是为临床服务,最终是为患者服务。不断强化自身的服务意识,树立良好的服务形象,力求为患者和医务人员提供优质高效的检验服务。

(9) Satisfaction。满意度是衡量日常工作是否达标的重要内容。满意就是通过自身对临床服务工作的有效支持,使临床科科室对检验结果的准确性和及时性达到满意的状态

2.3 检查

采用组内自查、组间互查、医院督查的形式对仪器设备的管理进行现场检查拍照,综合评分,检查结果在科内进行通报、公示,反馈到负责人和具体当事人。

2.4 处理

定期召开质量改进会议,针对存在的问题进行原因分析,制订整改措施,追踪整改效果,反复以PDCA循环持续改进。

2.5 评价

仪器设备管理效果评价实施 9S 管理前后分别随机抽取 180 例次仪器设备,从放置规范率、正确使用率、仪器设备故障发生率 3 个方面进行检查。满意度调查主要包括:住院患者满意度、门诊患者满意度和临床科室满意度。采用自制的满意度调查表(100 分制),随机对100 例住院患者、100 例门诊患者和 100 名临床科室医护人员进行问卷调查。

3. 应用 9S 管理后结果分析

3.1 比较应用前后管理效果

应用 9S 管理后,仪器设备放置规范率、正确使用率显著提升,故障发生率显著降低,如表 1 所示的数据比较均有统计学意义,$P < 0.05$。

表 1　比较两组管理效果

组别	设备放置规范率	设备正确使用率	设备故障发生率
应用前	77.00%	85.00%	32.00%
应用后	92.00%	95.00%	19.00%
P 值	<0.05	<0.05	<0.05

3.2 比较应用前后医护人员及患者满意度

如表 2 所示,应用 9S 管理后,临床科室满意度、住院患者满意度及门诊患者满意度均显著提升,应用前后比较存在统计学意义,$P < 0.05$。

表 2　比较两组护理满意度($\bar{x} \pm s$,分)

组别	临床科室满意度	住院患者满意度	门诊患者满意度
应用前	69.64 ± 3.36	69.74 ± 3.25	60.99 ± 2.54
应用后	94.26 ± 1.95	91.27 ± 2.94	97.15 ± 3.22
P 值	$P < 0.05$	$P < 0.05$	$P < 0.05$

4. 总结与思考

仪器设备是检验科开展临床工作的重要工具,正常的运行状态是良好医疗服务的重要保障。目前仪器设备操作员的管理意识薄弱,没有责任心,只顾使用,不重视对仪器设备的管理和维护。长期疏于管理会导致仪器设备不能处于良好的工作状态,检验工作难以按时完成,检验质量无法得到保证。因此,仪器设备的科学管理是检验质量好坏的前提,只有正确使用及维护仪器设备,保证检验质量,才能更好地服务于临床。临床工作中对检验仪器设备的管理始终是一个难点,具体而实用的 9S 管理转变了仪器设备的管理观念。

9S 是 5S 的延伸和升华,5S 主要是培养个体人员的自觉意识,从而促使工作环境得以优化,9S 在整理、整顿、清扫、清洁和素养的基础上增加了节约、安全、服务和满意,促使 5S 管理得到全面的升华。9S 管理主要从环境、人员和临床 3 大方面对仪器设备进行管理,通过整理、整顿、清扫及清洁对仪器设备及其工作环境进行管理;通过节约、安全、素养对仪器设备使用者进行管理;通过服务和满意度改善对临床进行管理。本研究中在实施 9S 管理后,仪器设备的放置规范率和正确使用率较前有明显提高。仪器设备工作环境不达标,将直接影响检验结果的准确性和精密度,并缩短仪器使用寿命。9S 管理通过对仪器设备及其周围环境的日常整理、整顿、清扫和清洁,各类仪器分类存放、定位放置、定量管理、定人负责和标志清晰,各种仪器的功能状态一目了然,营造了安全、整洁的工作环境,养成了定期维修保养的工作习惯。研究表明,9S 管理应用于医疗设备维护管理中,可以改善工作环境,提高设备完好率,降低维修成本。

9S 管理提升了人员素养,降低了仪器设备的操作故障,本研究中仪器设备故障率较实施 9S 管理前明显降低。使用者在仪器设备管理过程中起着非常重要的作用,无论仪器有多先进、多精准,如果没有高素质的人来操作,就无法保证检验结果的准确性。9S 管理改变了仪器设备使用者"只用不管"的传统观念,由单人管理向人人管理转变,由被动管理转变为积极主动参与管理,同时加强了操作人员的责任意识。9S 管理充分调动了使用者的主观能动性,认识到自己既是使用者又是管理者,能积极主动地参与科室仪器设备的管理工作。通过 9S 管理,建立了仪器保养维修制度,制订了仪器设备操作的标准流程,人人以标准为规范,自律为中心,使用者认真执行规章制度,严格执行操作流程,定期维护保养,确保仪器性能良好,降低了仪器设备故障发生率。研究发现,9S 管理模式可以促进医院科学化管理,对提高人员的素质起着积极的推动作用。

本研究中临床科室医护人员和患者满意度明显提升。9S 管理不仅提高了管理质量,降低了管理成本,并及时消除了各种安全隐患,保证了安全,而且提高了工作效率和满意度。通过 9S 管理,保证了仪器设备处于良好的功能状态,提高了工作效率,保证了检验质量,自然而然地提高了患者满意度和临床科室满意度。

综上所述,9S 管理建立了一种"全员参与、全程规范"的管理机制,从优化环境、提高素质、改善服务和满意度方面对检验科仪器设备进行管理,确保仪器设备的正确使用,从而为检验科各项工作的顺利开展提供保障,有效地提高了检验科工作质量,值得推广与使用。

(撰稿:上海市徐汇区中心医院医学装备部
上海市徐汇区中心医院检验科　吴亚利　宋云霄)

后勤管理是医院管理工作的重要组成部分,为医疗服务等核心工作提供重要系统支持,是保障医院正常、安全运行的基础。随着医疗水平的不断提高、医院规模的不断扩大,医院对后勤服务的要求也越来越高,提高服务品质与效率从而更好地为临床一线服务是后勤管理人的责任与目标。当前,医院后勤部门普遍存在人力不足、专业水平有限的情况,然而医院的设备设施又离不开人的管理,如何提高医院后勤保障能力与服务水平,做好标准化、实现精细化,需要医院后勤管理人在实践中不断地精益求精。

1. 医院后勤项目概况

宁波市鄞州区第二医院(也称宁波市泌尿肾病医院,以下简称"鄞州二院")是一家集医疗、教学、科研、急救、预防保健和康复等于一体的三级乙等综合性公立医院,设 33 个病区、36 个专科门诊,每日人流量在 1.2 万人次。2006 年建院开始,后勤部门包括了基建工程科、物业办、总务科和保卫科四个职能科室,后期又根据医院发展需要合并为一个部门,统称为后勤保障中心。

医院将保安服务、工程运维、车辆管理、物业保洁、膳食服务、电梯维保和消防维保等业务通过面向社会公开竞争、招标等形式,外包给第三方专业公司管理。主要以第三方公司项目部派驻项目经理的形式对医院提供服务,项目经理直接对分管科室长负责。

以工程运维项目为例,外包单位的整体服务水平的高低就显得非常重要,项目经理以及团队人员是项目重点。如何建立健全考核内容与业务流程,加强技能培训,提高团队协作能力,创新实践,形成主动服务的意识,实现精细化管理,是医院后勤管理者需要深入研究的。

2. 如何管理工程运维项目

目前主要存在如图 1 中所示的几个问题。

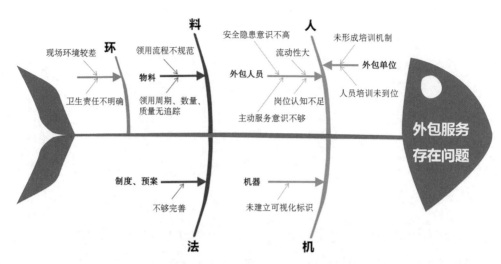

图 1　用人机料法环鱼骨图分析外包服务存在的问题

工程运维项目内存在人员结构老化、流动性大,对岗位的重要性、安全性、熟悉性认识不足,技术参差不齐,多为"本本族",存在流程不规范、无追踪、未闭环等问题。为解决这些问题,保障医院日常后勤管理,从人、机、料、法、环五个方面分析问题原因并制订措施,实行精细化管理,进行持续改进,提高后勤服务质量(图 2)。

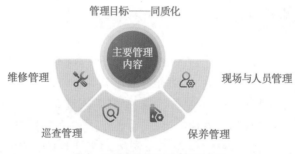

图 2　工程运维项目主要管理内容

(1)规范日常报修流程,及时维修,确保设备处于良好的运行状态,保障项目所有设备正常运行(图 3)。科室日常微信发起工单报修(图 4)或紧急电话报修,项目接到工单记录后安排相应岗位的维修技工在标准规定时间 15 min 内赶到进行维修,维修结束后填写维修记录,请报修科室签字确认。

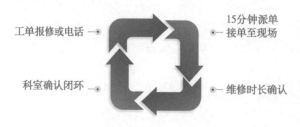

图 3　日常报修流程

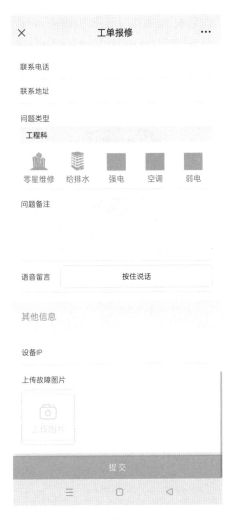

图 4　工程微信报修系统

（2）加强日常巡查管理，及时发现隐患，及时整改，减少和预防事故发生，保障设备正常运行（图 5）。根据不同系统与各设备性能，制订不同的巡检计划表与标准巡查记录表单。项目安排人员带工具箱到各楼层自上而下巡查，巡查结束后由各科室签字确认，主管科室定期抽查巡检记录。

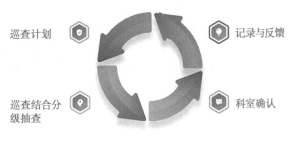

图 5　日常巡查流程

（3）注重保养管理,保障设备安全、稳定、可靠和经济运行,延长设备设施使用寿命(图6)。根据不同系统,不同设备性能,制订不同的保养计划表与标准的保养记录表单(表1)。根据现行设备的运行状况制定保养计划,安排人员按规范进行设备保养(图7),保养结束在对应记录本上签字并汇报,主管科室定期检查结果。

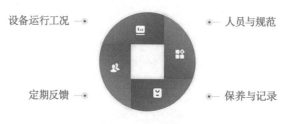

图 6　设备保养流程

表 1　鄞州二院工程部高低配系统维护及保养计划表

填表人：   时间：20　　年

分类	序号		项目名称	执行日期	完成情况		考核情况
设备运行与维护	1	低压配电房	机房检查、卫生清扫		已完成 □	尚未完成 □	
			仪表设备、线路检查及清洁保养		已完成 □	尚未完成 □	
	2	高压配电房	蓄电池检查及充放电保养		已完成 □	尚未完成 □	
			机房检查、卫生清扫		已完成 □	尚未完成 □	
			仪表设备、线路检查及清洁保养		已完成 □	尚未完成 □	
	4	发电机	发电机的试运行、检查,电池组等保养		已完成 □	尚未完成 □	
			机房检查、卫生清扫		已完成 □	尚未完成 □	

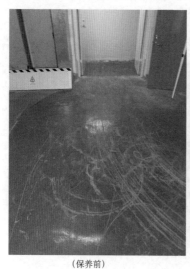
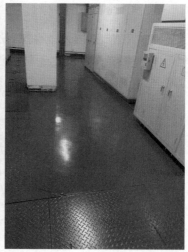

（保养前）　　　　　　　　　　　　　　（保养后）

图 7　高配间保养前后对比图

（4）实施现场 6S 管理，规范操作行为及现场环境，减少违章行为和违章事故的发生（图8）。统一机房现场管理标准，确定具体的现场管理内容，规定统一标准的规格、材质、制作工艺和摆放位置等（图 9）。

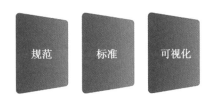

图 8　现场 6S 管理标准

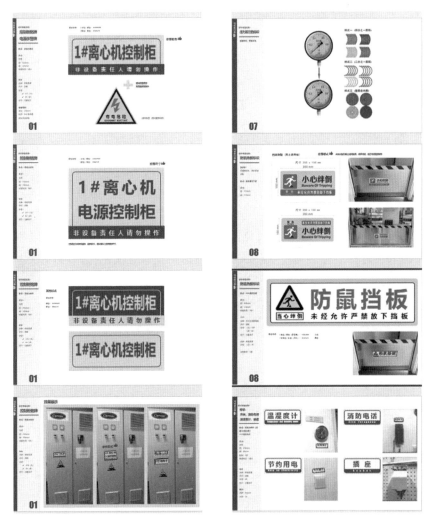

图 9　机房标识设计小样

（5）统一标准的档案资料电子化管理体系，便于管理、查找、记录清晰。在保存纸质资料的同时，将重要资料录入电脑存档（表 2），并设立主目录索引。

表 2　汇报资料

序号	资料名称	内容介绍	提交时间
1	月工作汇报	对本月工作情况做总结性汇报,并对汇报下个月的主要工作计划	每月 5 日提交
2	故障统计汇报	将本月的故障类型进行分类统计,并制成柱形图进行汇报——系统地了解故障类型,对多故障类型进行重点跟进对象	每月 5 日提交
3	楼层工作量分布汇报	将本月工作情况按照工作量楼层分布进行统计汇报——对各个楼层工作量的情况的掌握,便于人员工作的安排,保证维修的及时性	每月 5 日提交
4	个人维修量统计汇报	为调整及更合理地安排人员工作量提供参考依据	每月 5 日提交
5	周工作汇报	每周一召开一次项目部早会,内容包括对上周工作不足之处提出加以改进,安排本周及下周工作重点和计划	每周一次

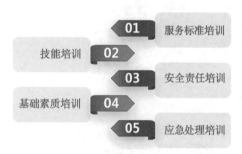

图 10　人员培训内容

(6) 人员合理有效管理(图 10)。将合适的人员配备到合适的职位上,并让其从事合适的工作,从员工服务、技能、素质、团队合作和安全等全方位进行培训,提高工作效率。

以班组长制分别对班组工作质量和人员管理负责。班组长对项目部人员各自的技术水平摸底,了解其对设备设施的熟悉程度,日常问题的掌握情况,基本故障的处理流程等。通过摸底了解了项目部的整体能力水平后,制订对应的提升措施与考核标准。

建立末位淘汰制,从人员素质与岗位能力方面,有效衡量员工的工作能力情况。每月两次对各岗位人员进行业务能力考核(表 3),将理论知识结合实际操作,如初次考核未通过,

表 3　机房、高配工作人员考核记录
××××年度第×××次

日期:2022-4-6/10:00		地点:6 号楼工程部办公室
主持人:		记录人:
考核人:		
会议内容	一、本次考核主要针对机房、高配骨干人员进行现场考核。 二、考核项目: 三、考核内容:机房及高配作业人员对各设备机组认识、操作说明、原理、作用。 四、本次考核结果如下: 现场考核 1 人 1. 机房人员,合格:对于哪几个区域属于 VRV 机组,门诊楼的 VRV 机组位置、中药房是不是 VRV 机组都能准确知晓;对技能培训中心的空调品牌不知;6 号楼的 VRV 分布明确。 2. 高配机房,优秀:工作内容明确,对于各电机位置知晓准确	
	科室意见: 1. 空调各机组的列表清单,对应品牌,维保时间要求清晰明确,有台账记录。 2. 配合立好框架,做好 1 号楼、3 号楼重点区域用电列表,给机房工作人员参考。	
备注		

附件 1:现场考核照片

安排补考,再次考核仍不合格的,要求项目部更换不符合岗位要求人员,让项目经理与其团队建立危机意识。同时,鼓励表扬技术水平过硬的员工,做到奖惩并举。

(7)持续改进,不断提升服务质量。

完善报修与物资领用流程。工程维修类报修采取电话与微信同步报修,存在一定程度上的不足,例如流程上无法形成闭环管理、个人工作量统计较难。因此重新进行优化设计,采用钉钉报修流程,形成从报修—派单—科室确认的闭环管理(图11)。此外,综合维修工作人员可通过抢单的方式,提高接单量,由项目部对每月维修单量最大的员工进行奖励,激发员工工作热情,提高员工工作积极性与主动性。

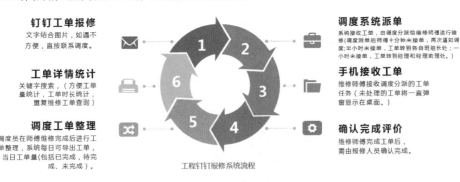

图 11　工程钉钉报修系统流程

优化低值物品领用流程,改进钉钉系统流程,由原来的单方领用,改为统一由后勤保障中心负责申领,并由需求科室确认后进行采购或申领,做到低值物品的合理领用。

培训过程改革,在步骤后加入图解来代替生硬枯燥的文字教学(图12),同时拍摄操作视频生成二维码,将二维码打印黏贴于设备上,现场通过扫描二维码,即可直接观看操作视频。

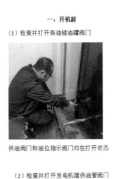
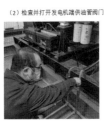
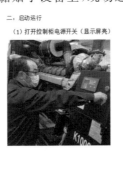
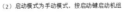
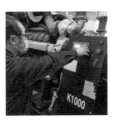
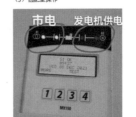
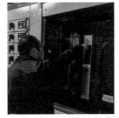

图 12　发电机组发电步骤

经过一系列的改革,工程运维项目部人员主动服务意识明显提高,积极开展日常维护工作,如修复破损道路设施,老旧管道重新刷漆等工作。解决医院后勤技术难题或者实际困难,主动提出改善建议并付诸行动,如机房标准化建设(图13)。

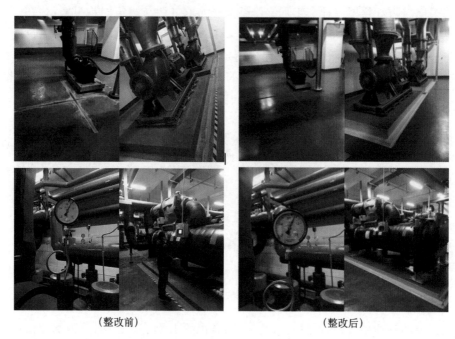

（整改前）　　　　　　　　　（整改后）

图 13　机房标准化建设

制作医院安全用电隐患小手册(图14),使院内职工掌握安全用电基本知识和所用设备的性能及操作规程,有效提高院内职工安全用电意识。

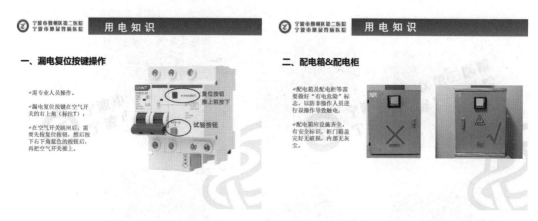

图 14　安全用电隐患小手册

节能减排意识提高,科学合理利用水、电、气等各种资源,降低成本,提高经济效益。通过改动蒸汽开关时间及部分小技改,蒸汽费用明显有所下降。在没有大投入、大改造的情况下,通过与工程运维人员的技术交流、会议沟通等多种形式,在现有的条件下,以一系列小的技术改造与投入,实现节能管理的目的,例如通过改动蒸汽开关时间,降低蒸汽用量节省费用;空调水系统管路由手动阀改为安装电动阀,保障门诊水系统下午五点后自动关闭停止,减少能耗;利用安装"冷链"温湿度传感器(图15),实时监控门诊、急诊、病房等区域的温湿度情况,合理开启空调时间、数量以及调整出水温度。这一系列的举措,都是充分听取了工程运维人员的改善建议后,从而一一实现的。

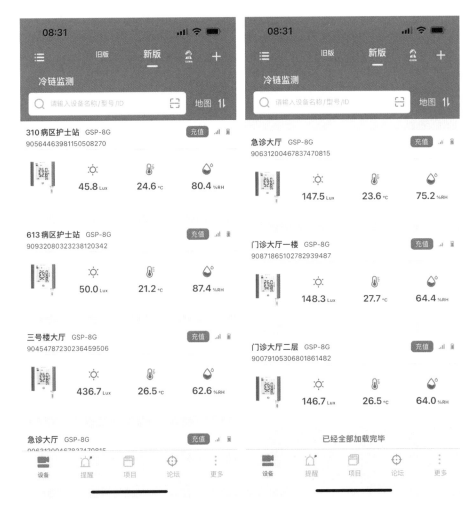

图15 "冷链"温湿度传感器

3. 后勤工程运维服务存在的缺点

(1)工作多属于基础性服务,对人员技术素质要求的门槛相对较低,人员流动性大,岗位稳定性差,往往培养或培训合格后就离职,重新招聘人员又需重新适应,工作效率和质量因此大幅度降低,给管理工作带来很大的影响和风险。

(2)服务单位在结束一轮服务周期(三年期)后是存在动态变化的,服务单位更换后双方需一段时间的适应和磨合,再重新实施上述的持续改进过程。

4. 结语

工程运维服务扎根于医院,是医院密不可分的一部分,医院与服务公司的关系不能仅仅是监督与被监督的关系,不能单纯凭借扣分或罚款刺激使其达到服务标准,遇到问题需要双方共同分析解决,同时建立信息互通,医院后勤管理者需要付出更多的努力。只有共同提高,携手共进,这样才能最大限度提升医院后勤服务质量,使医院后勤管理向精细化、专业化迈进!

（撰稿:宁波市鄞州区第二医院 郑晓波）

第四篇

数字赋能

随着我国卫生事业体制改革的不断深入，后勤管理作为医院管理改革的重要部分，也面临着机遇和挑战，各家医院都在积极探索智慧后勤建设方案，以适应公立医院高质量发展趋势。本文通过剖析智慧后勤建设与发展现状，介绍智慧后勤综合管理平台建设内容，通过多个方面挖掘平台建设需解决的关键问题，为精细化发展背景下智慧后勤建设提供专业意见和决策依据。

1. 智慧后勤建设与发展现状

1.1 智慧后勤内涵与建设形式

智慧后勤通常涵盖医院总务、基建、餐饮等部门相关管理领域的信息化建设，运用现代通信技术、网络信息技术、智能控制技术等方式，以医院后勤事务为管理对象，以医务人员和患者为服务对象，实现后勤信息自动感知、智慧处理、智能管控，实现后勤运营与服务管理的无纸化、移动化、智能化和个性化，最终达到优化后勤管理模式、改进服务流程、保障设备安全可控、降低运营成本、提升服务质量和实现精细化管理水平的目标。其核心内容在《医院智慧管理分级评估项目》"运行保障管理"和"设备设施管理"工作角色中进行了描述。规划建设一般在评级内容的基础上，结合医院实际需求扩展至后勤管理的各个领域。

目前，智慧后勤建设基于"物联网＋互联网＋信息平台＋人工智能"体系，以智慧后勤综合管理平台为建设形式，根据业务场景需求，通过整体规划、分步实施，有序推进智慧服务、智慧管理等领域的信息化建设，在实现应用集成、功能一体和业务协同的基础上整合建设一体化智慧后勤信息化平台，逐步汇入医院其他相关平台数据，实现医院智慧后勤建设[1,2]。

---

① 国家卫生健康委医院管理研究所 2022 公立医院后勤精细化管理研究项目 GYZ2022HQ34。

1.2　智慧后勤建设与发展现状

我国医疗体制改革进程不断加快与持续深入,对后勤管理提出了明确要求和发展方向。2021 年 3 月国家卫健委为指导各地及医院加强智慧医院建设的顶层设计定制了医院智慧管理分级评估标准体系,列出了各级别应实现的内容,对于智慧后勤建设具有指导意义[3]。同年国家卫健委在《公立医院高质量发展促进行动(2021—2025 年)》中提出建设后勤智能综合管理平台,全面提升后勤管理的精细化和信息化水平,对医院后勤运营提出了更高要求。

然而,传统医疗机构存在着后勤管理方法落后且单一、运营成本高、信息系统分散和服务效率低等困境[4]。同时,随着民众对医疗卫生服务需求与日俱增,医院规模逐渐扩大,现阶段后勤管理还存在着跨院区管理、能源消耗走向不清晰、新旧设施损耗不一、后勤服务覆盖范围广和外包种类多等问题,整体的后勤保障工作很难有序、高效地展开,极大地制约着医院全面综合改革的高质量发展。

21 世纪是信息化快速发展的时代,互联网、云计算、人工智能及移动应用已渗透到医院管理的方方面面。各级医院也基于信息化服务逐渐创建医疗信息管理平台,在医院后勤管理领域也开始构建智慧化运维体系,融合信息化手段,将复杂的问题简单化,简单的问题流程化,流程的问题计算机化,促进医院不断提高精细化管理水平[1,6]。但由于前期总体规划设计和整体认识的缺失,有 80% 以上的医院在智慧后勤建设过程中尚处于"零打碎敲"状态,如何更好地认识智慧后勤并进行规划设计,有序推进智慧后勤综合管理平台的建设,值得研究和探索[6]。

2. 智慧后勤综合管理平台建设内容

智慧后勤综合管理平台作为医院智慧后勤的建设形式,按照不同功能可以分为:"一站式"运维中心、设备设施管理模块、能源管理模块、综合监控模块和后勤服务模块。其中"一站式"运维中心是平台的呈现窗口,展示各系统和大型设备的实时状态,实现了资源的集中调度和管理;能源管理模块通过对水、电、蒸汽等能源的监测、统计分析,发现用能异常和节能空间,降低医院万元收入能耗,为成本分摊提供依据;综合监控系统包括变配电系统、电气安全系统、电梯安全系统、暖通空调系统、给排水系统、医用气体系统、照明控制系统、污水处理系统及新风系统等子系统,实现对各系统运行的安全监测和节能优化;设备设施模块包括设备台账管理、报维修管理、巡检和保养管理等,实现设备设施的全生命周期管理、提高维修效率、降低维护成本;智慧服务包括后勤物资管理、运送服务、医疗废弃物管理、餐饮管理和保洁管理等,实现后勤服务的全流程闭环管理,提高服务效率和医患满意度。

如图 1 所示,智慧后勤综合管理平台建设实施内容主要包括:信息采集、软件功能、平台搭建和驻场运维服务。其中,信息采集包含各系统硬件安装及调试;软件功能需要满足医院的管理要求,具备通用接口和统一标准,可拓展、能更新;平台搭建包括交互方式的选择、显示屏展示和线下场景建设,实现信息高效传递、数据实时更新和快速决策指挥;提供专业的运维服务,配合医院实现智慧后勤建设内容及精细化管理要求。

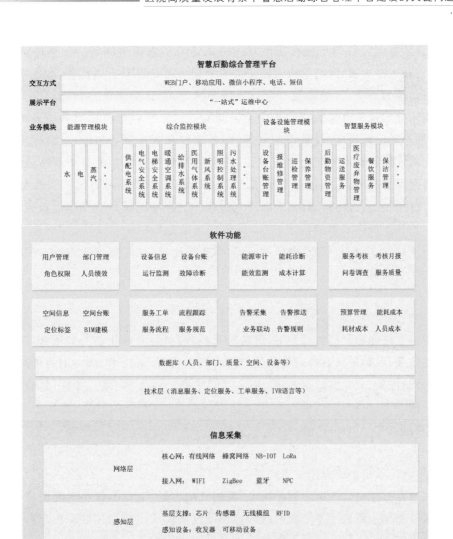

图 1　智慧后勤综合管理平台建设内容

3. 智慧后勤综合管理平台建设需解决的关键问题

3.1　建设目标不明确

智慧后勤综合管理平台建设尚处于起步阶段,医院规模、建设基础、支持力度及需求等因素大不相同,尽管相关部门已经列出了智慧管理评级的内容,但对于具体功能并没有明确的说明,并且该评级是对医院的评级标准,而后勤部分需要建到什么程度才能与整体相适应,需要医院管理者进行综合研判。

3.2　建设内容难把握

医院后勤设备庞杂、专业性强且新旧设施运行状态不一;后勤服务业务覆盖范围广、独立性强,智慧后勤综合管理平台在前期规划时就需要考虑很多问题。一是网络架构的选择,随着通信技术的发展,网络架构由原来的本地服务器扩展至云端部署,本地部署自主性和灵活性高且较为安全,云端部署不用配置服务器,后期运维简单、成本低,综合考虑合理的网络架构才能实现平台高效、平稳、安全地运行。二是平台建设模块和各系统建设内容的选择,后勤包括能源管理、设备设施管理、综合监控和智慧服务四大模块,现阶段智慧后勤主要围绕着能源管理中的配电进行建设,综合监控和智慧服务模块涉及系统繁多,各家医院实际情况和需求差异大,难以形成统一意见。各模块系统同期建设当然是最优的选择,平台集成度高、统一性强,然而,实际规划过程中会面临医院对后勤建设重视程度不够、投入动力不足和积极性不强的情况,难以推进。三是数据颗粒度的确定,平台数据是借助智能表具实现计量、监测和分析,颗粒度越高,数据越丰富,同时也意味着成本的增加,可能会出现过度建设的情况。

3.3　盲目追求新技术新应用

在我国智慧医院建设的大背景下,医院后勤的社会化、专业化是大势所趋,随着 5G、大数据技术的普及,后勤场景日益向科技化方向转型。然而,新技术、新应用的出现往往伴随着成本高、限制性强、成熟度低等现象,加上它们的推广和落地不是一蹴而就的,在建设需求不清晰的情况下,一味追求"新",不仅会造成成本高、效益低的后果,而且还会出现盲目重复建设的行为。

3.4　不同院区及系统数据采集问题

为满足民众日益增长的医疗服务需求,医院规模不断扩大,不仅在老院区进行新基建,还在单体医院基础上形成了多个院区共同建设的发展模式。然而建设存在先后,前期规划与后期发展存在一定错位。一是不同院区很难采用相同的软硬件设备及供应商,就不免会存在采集的数据格式标准不统一、系统接口不统一等情况;二是新老系统标准规范匮乏且质量不高,会导致信息无法深度整合[7];三是原有智能表具不具备对接条件,需要增加或更换相应设备;四是原系统厂家不配合,收取高额对接费用等,影响数据采集和建设内容。

4. 精细化发展背景下智慧后勤综合管理平台建设的对策建议

4.1　智慧后勤建设顶层规划

智慧后勤综合管理平台顶层规划一般包括现状调研、建设目标及内容的确定、对标相关政策和调整优化等。

(1)调研后勤运行现状。通过现场查看、业务咨询和系统操作等各种方式,了解后勤能源、设备、效率和物业服务等业务的实际运行情况,评估信息化建设程度,收集临床及后勤一线工作人员对后勤服务的需求和对后勤业务流程的建议,并对调研情况进行讨论分析。

(2)确定建设目标。规划前,深入分析医院的工作要点、后勤的发展战略和管理诉求,

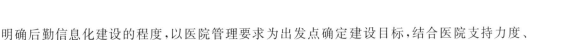

明确后勤信息化建设的程度,以医院管理要求为出发点确定建设目标,结合医院支持力度、行业趋势等情况进行综合分析,确定后勤信息化建设目标。

(3)对标相关政策。规划中,需要结合国家及区域信息发展规划、国家级区域信息标准等政策。例如《医院智慧管理分级评估标准体系(试行)的通知》为指导各地及医院加强智慧医院建设的顶层设计特别定制了医院智慧管理分级评估标准体系,明确了各级应实现的功能,《公立医院高质量发展促进行动(2021—2025 年)》文件中就指出,通过建设后勤智能综合管理平台,全面提升后勤管理的精细化和信息化水平,降低万元能耗支出,并要求智慧管理平均级别在 2022 年力争达到 1 级和 2 级。

(4)明确建设内容。综合分析医院实际需求、支持力度和国家政策要求,设计与医院发展相适应的智慧后勤综合管理平台。在技术架构上以后勤信息平台和后勤大数据中心为核心,采用总线模式、微服务中台技术进行系统集成,以智慧后勤综合管理平台统领智慧后勤管理、综合监控、后勤服务等子平台[8]。对能效监测、设备管理、机电管控和智慧服务等应用领域进行系统的梳理,根据医院战略、后勤管理与发展的诉求,以及医院资金情况、行业趋势等情况进行综合分析,明确建设顺序、建设内容和各系统精细化程度,并确定分步实施的计划[9]。

(5)论证优化补充。建设方案确定后,召开专家论证会,保证智慧后勤综合管理平台架构的合理、内容的可行及成本可控。在有条件的情况下,可以对国内后勤信息化建设已见成效的医院进行实地调研,借鉴经验,优化方案。一般医院后勤信息化建设程度相较于医疗存在一定程度的滞后,但是经过调研国内多家医院建设情况后发现,在对标智慧管理评级内容时,想要满足医院希望整体实现的等级,往往后勤部分在规划时需要较目标等级高 1~2 级,医院的整体智慧管理才能更全面地满足评级要求。

4.2　以功能需求为导向选择实现技术手段

在科技发展日新月异的背景下,BIM、VR、AI 等新兴技术被应用于后勤管理,然而科技的力量也并不意味着"包治百病"[10],医院在采用新技术、新应用之前,需要考虑以下三点:

(1)明确建设内容的功能需求。在确定采用何种技术前要明确各系统的建设目的与实际需求,根据期望实现的功能选择相适应的技术手段。

(2)评估新技术的实际作用。目前大部分新技术并非为了医院后勤管理应运而生,而是将医院作为应用场景进行集成推广,医院后勤管理者要充分论证新技术的实际作用及替代性,避免一味求新被供应商牵着走。

(3)评估新技术的建设成本。后勤信息化建设在成本一定的情况下,想要既满足管理需要又能展现亮点,必须做好顶层设计,统筹把握建设内容和成本分配。

4.3　明确对接条件及相关责任

招标前确定好智慧后勤综合运维平台的建设范围、运营模式及预期目标,梳理好各系统已有条件和新增内容,并约定系统功能具备个性化服务,针对已有系统和硬件的对接要在招标前确定解决方案,如无法确定也要在合同中明确责任方。充分考虑指令性任务及延伸服务,并约定到合同条款中[11]。同时,需要做好软件、硬件、施工及运维的成本测算,合理确定平台建设范围。最后要做好应急预案,避免因各方意见不一致而影响医院工作的正常开展。

参考文献

[1] 沈崇德.医院智慧后勤规划策略研究[J].中国卫生信息管理,2021,18(2):175-179.

[2] 虞玉津,卢斌.医院后勤管理信息化应用指南[M].北京:研究出版社,2019:14-19.

[3] 国家卫生健康委办公厅印发医院智慧管理分级评估标准体系(试行)[J].医学信息学,2021,42(4):94.

[4] 伊菁华,吕曼溪.老院区智慧后勤建设与管理提升探讨[J].现代医院管理,2020,18(2):89-92.

[5] 刘阳萍,吴耿,祁少海.医院后勤智慧化运维体系的构建与应用[J].现代医院,2023,23(1):117-119.

[6] 马中文,柴建军,王文婷,等.医院后勤信息化应用现状分析[J].中国医院,2019,23(4):35-37.

[7] 蒋帅,王成增,付航,等.高质量发展背景下智慧医院建设的关键问题及对策[J].中国医院管理,2022,42(11):6-8.

[8] 顾家荣,孙雪松,谢岳林,等.智慧医院后勤智能化综合管理平台构建与应用展望[J].中国卫生信息管理,2020,17(4):481-484.

[9] 沈崇德.医院智能化建设[M].北京:电子工业出版社,2017.

[10] 罗进,李运海.医院后勤管理智慧化转型思考[J].中国物业管理,2022(8):106-107.

[11] 万红霞,蔡亚,谭西平.医院后勤一体化管理模式探讨[J].中国医院建筑与装备,2022,23(2):57-59.

(撰稿:安徽医科大学第一附属医院　胡林)

近年来,不断增长的医疗需求和不断更新的医疗技术,促使医院后勤管理工作变得越来越重要,特别在国家强调医院要高质量发展的当下。在医院后勤管理中,机电设备尤其是特种设备安全巡检和维护是保障医院正常运行的重要任务之一。然而,由于后勤机电设备数量庞大,巡检维护任务繁重,而且设备位置复杂、分布范围广,传统的巡检维护方式已无法满足现代设备管理模式的需求,若有问题会影响数据记录的准确性和实时性,如何处理好这个问题是值得广大医院后勤从业者们关注的。

此外,随着二维码技术的不断发展和普及,二维码逐渐成为一种实用的数据记录和管理方式,它凭借着能够快速标识设备信息、强大的存储能力和易于识别的优点,逐渐被应用到医院后勤管理中。然而,传统二维码存在易被复制和篡改的安全隐患,对于医院后勤巡检管理来说并不安全和可靠。

因此,我们提出一种基于时间变换机制的动态二维码系统及装置,以替代传统二维码存在易复制和伪造的安全隐患。该系统在巡检维护过程中,根据设备的唯一标识码加时间变换机制生成动态二维码,避免了被复制或篡改的风险,并利用非对称加密算法确保系统的安全性和可靠性。

1. 相关技术应用

1.1 时间变换机制

时间变换机制是通过一定的加密算法使得二维码能够在固定的时间间隔内,自动更换其图形,并在设备识别范围内循环播放。这种变化机制无须人工干预,也无法被模仿和盗用,因此极大地减少了二维码泄露的可能性。

1.2 动态二维码技术

传统二维码是静态码,存在被复制和伪造的安全隐患,动态二维码则是一种基于传统二维码技术的新型二维码,通过时间变换机制对二维码进行变换,增强了二维码在使用时的安全性和抗干扰能力,在应用场景中被广泛使用。其动态变换的特点能避免二维码被重复使用,保证了二维码的唯一性和时效性。

动态二维码通过时间变换、密码学等技术防止伪造和复制攻击,提高了系统的安全性和可靠性,成为一种很有前景的数据管理技术。

1.3 滴墨显示屏技术

采用滴墨显示技术的低功耗屏,可以在仅使用纽扣电池的情况下显示并生成图像。这种技术在耗电方面的特点使该系统使用寿命非常长,实际工作时间可长达数年,动态二维码就显示在该低功耗滴墨屏上,使得后期维护成本极低,便于广泛应用。

2. 系统实现的方法和路径

2.1 系统原理结构组成

如图 1 所示,该应用系统结构主要由动态二维码终端(主要包括:动态二维码生成系统、低功耗滴墨屏显示系统等)、二维码扫描终端(主要包括:内嵌业务 App 的智能 PDA 终端)、服务器(主要包括:在服务器端运行的设备巡检维护管理系统)三部分组成,主体终端装置实行离线运行模式,算法采用边缘侧计算,多重安全措施并举。

2.2 动态二维码终端

1) 动态二维码生成系统

终端内置二维码生成模块,根据需要配置显示内容并自动生成二维码,通过时钟模块加载时间码,形成随时间进程动态变化的机制,显示模块将内容时间戳显示出来,称为"动态二维码"生成系统(图 2)。

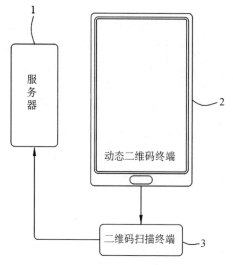

图 1　基于时间变换机制的动态二维码系统及装置的结构图

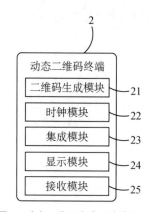

图 2　动态二维码生成系统的结构图

动态变化的规则是将加密算法和固定的字符串后缀自动添加生成一个新的二维码,随着时间变化再重新生成一个新的二维码,原二维码随之失效或被覆盖,变化规则可定时变化,如:设置 5 s、10 s、120 s、3 600 s 变化一次,也可随时间变化而变化,如:日期/小时/分钟/秒变化即重新生成,生成新的二维码扫描显示出来的内容是"加密算法 + 固定字符串(＊＊＊＋ Ayefy009) + 时间撮(20210424143309)",该固定字符串便是设备唯一编码。

2)低功耗滴墨屏显示系统

动态二维码终端的主要显示载体是滴墨屏,应用电子墨水技术显示系统(图3)。电子墨水具有类似纸张的高对比度、无闪烁、可读性强等特点,还有一个重要的优点是不需要背光,相比传统的彩色液晶显示器,滴墨屏只需要在显示数据时消耗能量,不需要在整个显示周期内都进行背光照射,因此可以大幅度减少功耗,延长电池寿命,降低维护成本,非常适合该系统的终端显示。

每个屏都具有唯一固件识别码配合加密算法的私密钥来识别验证身份并与系统建立信道,系统供电采用两节大功率纽扣电池,根据用电功率计算可连续使用 5 年左右(图4)。平时系统休屏,需要显示时通过唤醒按钮唤醒显示,配有低电量警示灯,当系统低电量时警示灯连续闪烁告警。

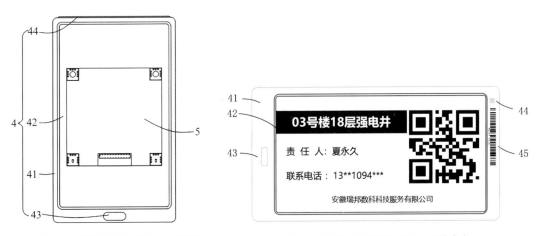

图 3　低功耗滴墨显示屏显示系统的框架图　　　　图 4　系统屏幕显示的二维码及巡检内容

如图 5 所示,该终端系统运行实行离线模式,算法采用边缘侧计算,固件系统更新及业务配置通过蓝牙(Bluetooth)搜索唯一固件识别码与终端 App 建立信道,利用终端 App 输入端编辑主屏显示内容。

2.3　二维码扫描终端

如图 6 所示,二维码扫描终端采用内嵌巡检维护业务系统 App 的手持智能 PDA 硬件,它可以利用自身高速摄像头和图像识别算法技术形成的扫描模块并结合具有系统算法的识别模块读取被嵌入二维码中的动态信息,将其通过具有 4G/5G 移动网络功能的发送模块传递给后台服务器中的业务系统进行数据处理。

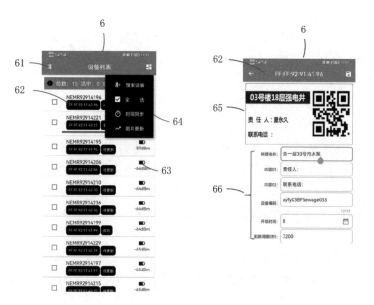

图 5　动态二维码终端系统配置 App

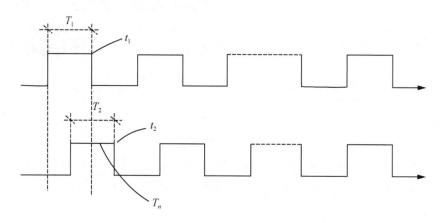

图 6　二维码扫描终端的结构图

二维码扫描终端通过对动态二维码的扫描来解锁任务,除了私密钥与固定字符串要匹配,另外就是要满足时间变化机制。如图 7 所示,T_1 是二维码扫描终端配置的变化时间段、t_1 是当前时间点,T_2 是扫描终端需要匹配的变化时间段,t_2 是当前时间点。原则上 $T_1 = T_2$,若出现 $|t_2 - t_1| = t_n > T_1 \& T_2$ 则不满足时间机制,系统无法解锁,反之可以。简单来说就是需要在规定时间的时间段内完成扫描才能匹配密码机制完成解锁。

图 7　时间变化机制匹配解锁的原理图

2.4　服务器(内含巡检维护业务应用系统)

本系统主要是在医院机电设备巡检维护中的应用,自然需要一套智能巡检维护管理业务系统设备来支撑整个业务的逻辑实现。

该智能巡检维护管理系统设备由设备台账、设备查询、巡检维护计划、巡检维护记录、数据可视化和终端 App 等模块组成,具体功能不在此赘述。

其中,巡检维护 App 嵌入在二维码扫描终端内,通过当前时间节点的计划巡检或维护任务触发扫描模块扫描动态二维码解锁作业,并按照业务 SOP 执行。如图 8 所示。

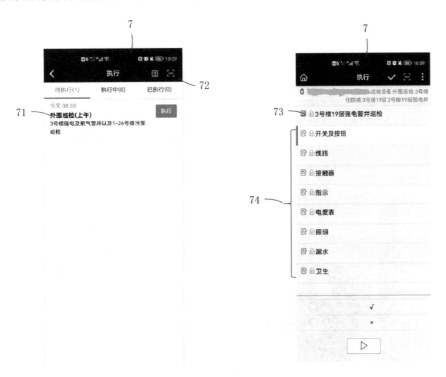

图 8　巡检维护管理系统的终端 App

2.5　多重安全措施并举

为了确保系统的安全性和准确性,系统采用多重安全措施并举,包括对二维码信息进行加密、采用时间变换机制、检测并规范巡检操作规程等。

如图 9 所示,首先,加密算法采用非对称加密方式,生成二维码之前在动态二维码终端对数据用公钥加密,在二维码扫描终端用私钥解密,提高二维码破解难度。

其次,在二维码生成的过程中,采用了时间变换机制,即基于时间戳的数据生成方式。每个设备固定码绑定一个时间戳,每时每刻生成的二维码都是独一无二的,避免了被复制的风险。

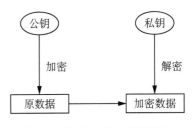

图 9　二维码非对称加密原理图

最后,在设备巡检维护的过程中对操作进行检测和规范化,如果检测到异常操作或操作不规范,系统会自动保存异常日志,以保证巡检维护的准确性和可靠性。

3. 应用场景和案例实践

3.1 巡检维护应用场景

系统的最终目的是为医院机电设备管理提供一个智能、高效、安全的解决方案,在安徽医科大学第二附属医院机电设备智能巡检维护中已成功应用。医院总务在以往的例行检查中发现巡检维护效率低下,尤其在夜晚根本没人巡检,甚至时常出现作弊的情况,通过应用本系统的技术手段从根本上解决了上述问题,保障了设备运行的安全。

在本案例的实际应用中,医院机电设备巡检人员只需要使用移动设备中的巡检 App 对二维码进行扫描,即可获得或解锁设备的相关巡检计划信息并将按照标准的 SOP 操作规程进行巡检操作(图 10),从而提高巡检效率和精度以及防止伪巡检和避免数据被复制篡改的风险。

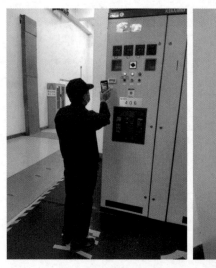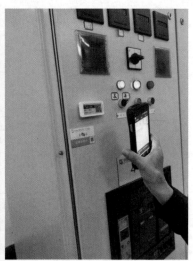

图 10 动态二维码屏在巡检中的应用现场

3.2 巡检维护应用流程

(1)在设备智能巡检维护管理系统中计划标准化的巡检维护作业及业务流程,并在指定时间下发该任务到巡检维护 App 终端即二维码扫描终端中;

(2)巡检维护人员使用二维码扫描终端在 App 中调用扫描模块对每台需巡检维护的医院机电设备的动态二维码进行扫描;

(3)通过密钥匹配机制解锁进入相应设备的巡检维护任务工单,现场执行并记录巡检维护计划,完成巡检维护任务;

(4)系统自动记录巡检维护任务开始时间、结束时间,对巡检维护内容进行全方位监管,实现巡检维护人员、巡检维护点位、巡检维护时间的自动匹配;

（5）如果超过巡检维护规定时间，由于时间变化则动态二维码随之变化，该任务携带的私钥与二维码中密钥信息无法匹配解锁不了任务，任务过期无法执行；

（6）巡检维护人员注明原因并发起解锁请求的流程，管理人员根据实际情况进行解锁审批并将记录在绩效考核内。

在安徽医科大学第二附属医院机电设备智能巡检维护中，系统应用效果非常显著，并总结出如下实践效果。

首先，通过使用本系统生成的动态二维码，设备巡检人员在巡检效率上得到了显著提升，由原来的 2 h 的执行效率提升到 1.5 h 结束，且质量有保证。

其次，管理人员在统计月度巡检维护执行率同期比明显提升，尤其深夜轮班巡检维护任务的执行率提升最大，由原来的 58% 提升到 96%，规范了巡检维护人员到位管理，具有一定的反作弊性能。

最后，在医院总务日常例行检查中再也没有发现伪巡检、假维护和数据造假的行为，保障了医院机电设备维护管理的智能化和精细化，使其成为一种非常有实用价值和广泛应用前景的解决方案。

4. 未来优化方向

本系统作为一种新型的二维码设备智能巡检维护解决方案，未来可以将其与更多的设备和场景相结合，扩大应用范围。例如，我们可以将其应用于工厂设备巡检维护、道路交通安全巡检维护等领域，以实现更好的巡检维护管理和安全预警。

此外，在未来我们还将进行以下方面的技术改进，以进一步提高系统的可靠性和安全性：

（1）改进二维码生成算法，以提高动态二维码的变换速度和变换类型，在巡检维护过程中实现更多的智能化协助；

（2）增强数据加密机制，提高系统的安全性，并加强系统对外界网络攻击的抵御能力；

（3）加强业务巡检维护计划的逻辑分析和动态合理调整，以配合装置使用来提高巡检维护效率和质量；

（4）增加语音提醒和交互的功能，进一步提高设备巡检维护管理人员工作效率和工作流畅程度；

（5）在原有的系统上，通过微信小程序来拓展特种设备设施全生命周期管理的应用。

5. 结语

基于时间变换机制的动态二维码系统及装置在医院机电设备智能巡检维护中的应用，可以为医疗机构提供更加智能化、高效化的设备管理方案。通过采用比较先进且成熟的技术和手段，可以减少设备管理和巡检维护带来的烦琐工作，同时提升设备管理和使用的安全性和效率,保障可靠性,降低风险。未来,我们期待能够进一步拓展该系统的应用领域,为人们的生活和工作带来更多的智慧和便利。

需要注意的是在医院机电设备巡检维护中使用该系统需要掌握相应的技术和操作方法。操作人员必须接受系统相关的培训和指导,了解系统功能和操作要点,熟悉系统的使用流程和技巧。同时,还需要定期对系统进行维护和升级,确保其正常工作和性能优化。

(撰稿:安徽医科大学第二附属医院　安徽瑞邦数科科技服务有限公司

夏永久　汪文博　张娟)

0. 引言

医疗机构在日常医疗行为过程会产生大量的医疗废物,根据《中华人民共和国固体废物污染环境防治法》(2020 年修订)相关规定,医疗废物已被列入《国家危险废物名录》(2021 年版)。并且制定了一系列相关的法律法规,如《医疗废物管理条例》(中华人民共和国国务院令第 380 号)、《医疗卫生机构医疗废物管理办法》(中华人民共和国卫生部令第 36 号)针对医疗废物的收集、转运、处置进行监督管理。但医疗机构在实际收集过程中,因医疗废物产废点多面广,且收集人员普遍年龄较大、文化水平较低等诸多因素,仍然有许多不符合规范的操作。

新冠肺炎疫情发生之后,国家各级政府层面针对医疗废物的安全处置相关的建设方向都提出了相应的要求。

2020 年 2 月 24 日,国家卫健委、生态环境部、发改委等十部门发布《医疗机构废弃物综合治理工作方案》,加强医疗机构废弃物综合治理,实现废弃物减量化、资源化、无害化。要求:"通过规范分类和清晰流程,各医疗机构内形成分类投放、分类收集、分类贮存、分类交接、分类转运的废弃物管理系统。充分利用电子标签、二维码等信息化技术手段,对药品和医用耗材购入、使用和处置等环节进行精细化全程跟踪管理,鼓励医疗机构使用具有追溯功能的医疗用品、具有计数功能的可复用容器,确保医疗机构废弃物应分尽分和可追溯。"

2020 年 4 月 30 日,国家发改委、卫健委、生态环境部联合发布关于印发《医疗废物集中处置设施能力建设实施方案》的通知,2021 年年底前,建立全国医疗废物信息化管理平台,覆盖医疗机构、医疗废物集中贮存点和医疗废物集中处置单位,实现信息互通共享,及时掌握医疗废物产生量、集中处置量、集中处置设施工作负荷以及应急处置需求信息,提高医疗废物处置的现代化管理水平。

2021 年 5 月,芜湖市卫生健康委员会、芜湖市生态环境局联合发布了《关于全面推进我市医疗机构废弃物管理信息化建设的通知》(芜卫医〔2021〕19 号),要求全面提升全市医疗废物规范化管理水平,搭建医疗机构废弃物管理信息化建设平台。

故而通过互联网＋技术,打造信息化医疗废物监管手段,实现医疗废物收运各个环节的规范化操作,数据真实可靠,达到可在线追溯与查询实时信息等目的,是当下十分必要开展的一项工作。

现有的医疗废物收集信息化模式,在当前医疗体系数字化转型的浪潮下,已无法满足医院大后勤管理需求,迫切需要在原有基础上进行升级,所以我院与芜湖蓝信信息技术有限公司(以下简称"芜湖蓝信")沟通,根据我院的实际需求,依据医疗废物相关法律法规要求,共同开发了医院医疗废物智慧管理系统。以新建的皖南急救医学中心大楼进行试点,逐步向全院推广。和原来住院大楼等模式相比,通过数字化手段解决了医疗废物收集、转运、贮存的弊端,对医疗废物的规范化管理有较好的提升效果,值得推广与实际应用。

1. 传统医疗废物收集流程

传统医疗机构收集医疗废物的流程分为:科室收集、登记交接、院内转运、医疗废物分装、集中转运和转运台账登记交接,在日常观察医疗废物收集时我们发现,护士在处置室将医疗废物分类进行包装后,收集人员将医疗废物集中装在一个容器内进行转运,到达暂存间后再根据不同类型进行二次分拣分装。

1.1 传统医疗废物收集流程的弊端

(1) 医疗废物收集人员在医院各个科室收集医疗废物是将不同类型的医疗废物混装一个容器中,运至暂存间后根据医疗废物的不同类型进行二次分拣并分装至各个医疗废物周转箱中,整个操作因多次分拣可能会导致医疗废物丢失、分类困难、重量不准确等诸多问题。

(2) 医疗废物收集人员在院内收集及转运时,因需多次分拣及转运,极易对医疗废物包装物造成破损,导致对收集人员的针刺伤及各种有害液体渗漏,污染环境。

(3) 医疗废物收集人员在与护士或医疗废物处置中心工作人员进行交接时均为手工填写台账,导致多次不必要的接触,另外手工台账记录也容易出现错误。

1.2 现阶段医疗废物管理需求

遵循相关法律法规,建立一套由信息化设备完成医疗废物收集、贮存、转运工作并通过数字化手段改变原有工作模式的智慧化解决方案,将医疗废物处置的全流程信息化,通过手持终端设备完成医疗废物的收集、分类、称重和交接等数据的收集,并使用带计数功能的可复用包装容器完成医疗废物收集及转运处置工作，从而实现医疗机构产生医疗废物到医疗废物处置单位处置的全流程信息化的管理。

2. 医疗机构内医疗废物数字化管理解决方案

2.1 医疗废物数字化管理解决方案简介

本次解决方案亮点在于管理模式的改变，即原有医疗废物收集只在院内完成了信息化，此次加入了医疗废物处置单位和监管单位的后台管理系统，通过安装在包装容器上的条形码，贯通了全流程，做到医疗废物从产生到处置都有迹可循，做好全程可追溯、全程可监管。

通过手持终端设备、物联网、蓝牙称重一体转运车、带有唯一固定条码（RFID）的周转箱、NFC芯片结合软件系统完成医疗废物分类、收集、贮存、转运以及联单交接等工作，自动上传各科室的收集信息，自动生成院内所需的各类报表，全程无纸化办公，规范操作。

医疗废物处置单位的工作人员来到医院后，同样手持终端设备通过扫描NFC卡片录入到达时间、到达地点，再通过软件扫描带有唯一固定条码（RFID）的周转箱获取医院入库医疗废物的重量类别等信息；同时医院替换的周转箱也通过扫码完成发箱，获取的相关医疗废物数据通过数字化的方式上传到医院、处置单位、监管单位的系统后台形成闭环管理。如图1～图6所示。

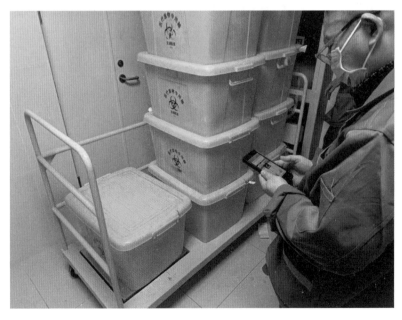

图1 蓝牙称重一体转运车、手持终端设备、固定条码（RFID）的周转箱

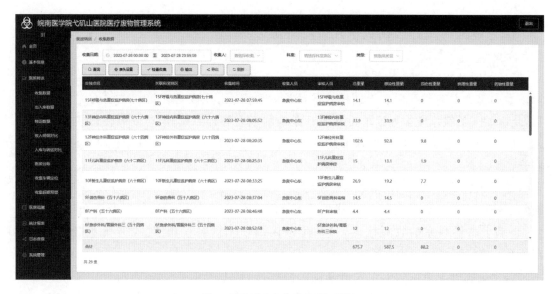

图 2　医院科室收集记录明细页面

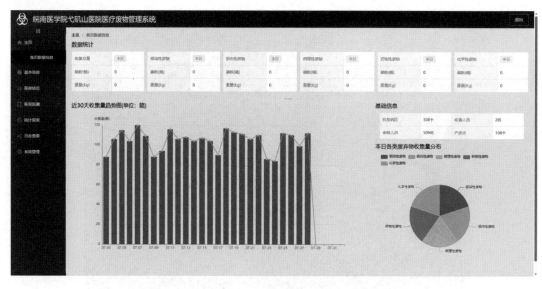

图 3　医院数据展示页面

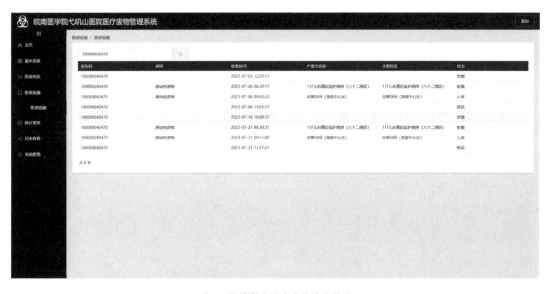

图 4　医院科室医疗废物追溯页面

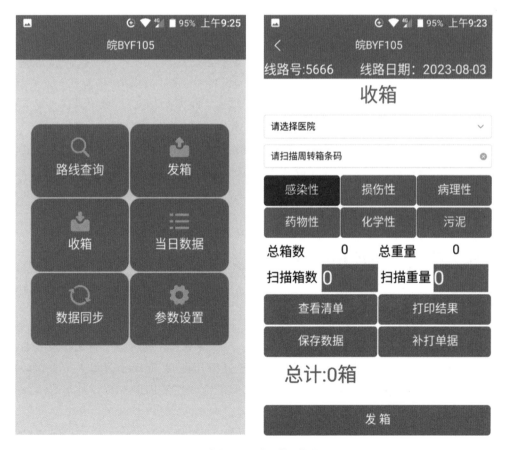

图 5　医疗废物处置单位转运操作界面

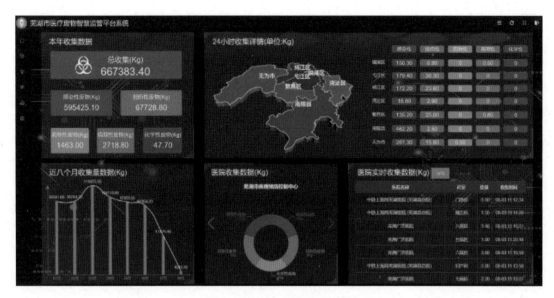

图 6　监管可视化大屏界面

2.2　医疗废物数字化操作流程

医疗废物收集人员在科室暂存间使用终端设备触碰产废点 NFC 卡片签到,再利用设备完成医疗废物类型的选择、称重、重量自动录入设备中,通过扫描带"身份证"(唯一条码)(RFID)的医疗废物周转箱进行医疗废物装箱及箱袋关联操作,最后与护士确认重量无误后同时用具备分类功能的轧带封箱,再通过 NFC 卡片进行无接触打卡完成双签交接。完成各科室的医疗废物收集后,医疗废物收集人员使用一体转运车将所有的医疗废物运送至院内总暂存间并通过触碰 NFC 卡片完成入库及数据上传的操作,待医疗废物处置单位工作人员到来时,使用终端设备扫描带有条码的医疗废物周转箱获取重量及类型,确认无误后打印交接小票并上传数据,完成全部收集流程。

3. 医疗废物数字化管理解决方案

3.1　包装容器解决方案

本解决方案设计了带条码(RFID)的周转箱替代了院内的医疗废物垃圾桶,放置在各个科室处置室或暂存间,一用一换,一用一消毒(图7)。科室医疗废物护士将医疗废物直接放置在带条码的周转箱内,并利用不同颜色的扎带封箱分类,医疗废物收集人员直接收取并放置新的周转箱,由此避免了多次分拣,有效减少了针刺伤及因医疗废物外泄导致二次污染的可能性。

3.2　转运工具解决方案

本解决方案设计了结合蓝牙传输、称重、运输、标签打印和日常防护用品存放等功能于

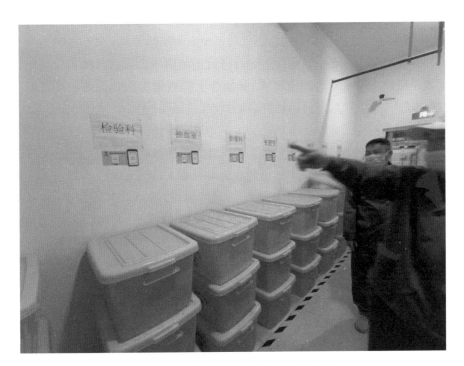

图 7　医院医疗废物暂存点医疗废物贮存情况

一体的转运车辆,医疗废物收集人员只需装配手持终端设备即可完成各科室医疗废物周转箱的运输、称重、数据和交接等工作。车辆为框架结构,运输的医疗废物均预先装在带条码(RFID)的周转箱中,医疗废物收集人员只需将周转箱放置在转运车上即可完成转运工作,且车辆日常养护简单,消毒方便。

3.3　工作交接解决方案

本解决方案使用了 NFC 卡片作为科室签到、医疗废物交接的载体,因 NFC 卡片需要医疗废物收集人员手持终端设备到达指定地点触碰后方可完成操作,既避免了扫描二维码等方式可能带来的违规操作或远程操作的可能性,又可通过触碰完成科室签到及双签交接工作,防止交叉感染。

3.4　数据采集解决方案

本解决方案是医疗废物收集人员通过一体转运车自带的称重设备完成医疗废物的分类称重并利用手持终端软件进行数据的上传,保障了数据的及时性和准确性。各科室护士可通过手机小程序扫描科室二维码或者直接登录 PC 端系统后台,即可查看或下载所需的各项医疗废物数据;医疗废物处置单位工作人员同样手持终端设备扫描周转箱上的条码,即可获取该箱的医疗废物重量及类型,最终自动合计数据与医院工作人员进行数据核对,核对无误后打印转运小票并上传电子联单完成医疗废物转运交接,同时自动发送短信给院内医疗废物管理人员,告知其转运类型、重量、转运时间、车辆信息和工作人员联系方式等。

整个解决方案通过电子化设备的应用取代了原有的纸质台账,NFC 卡片取代了原有的双签交接方式,特别是带有唯一条码(RFID)、可封箱的周转箱取代传统医疗废物垃圾箱进入科室,颠覆了医疗废物收集的固有模式,从根源上彻底解决医疗废物收集过程中可能产生的医疗废物流失、职业暴露或污染物外泄的情况。

4. 结语

本次我院与芜湖蓝信共同研发的医疗废物数字化管理新方案的建设,利用物联网技术,并通过平台的建设将对医院医疗废物的产生、收集、运送、入库、出库、运输及处置等全部环节进行全程跟踪管理,帮助医院和监管部门及时、真实、准确和可视地掌握医疗废物信息的动态,做到预防为主、防控结合。提高对突发事故处理的应变能力,有效控制医疗废物和事故造成的对人体和环境的危害。

下一步我院将继续与芜湖蓝信加强合作,在医疗废物数字化基础上持续深耕。应用 AI和大数据技术,对医疗废物转运全流程进行全天候监控、智能分析预警医疗废物转运人员行为等,实现医疗废物收、运、处全过程可监控、可预警、可追溯和可分析。最终实现医疗废物收集处置全程的智慧化管理,为助力"无废城市"建设贡献力量。

[撰稿:皖南医学院第一附属医院(弋矶山医院) 袁宏 管峻]

医院的数字化不只是信息化和子系统智能化，而是向全联接和全融合演进。早期医院信息化、智能化，以建筑设备与医疗设备独立运行和简单信息技术应用为主，医院业务子系统智能化无法互联互通，孤岛林立。智慧医院借助物联网、云计算、大数据和 AI 等新 ICT 技术，向系统全联接、数据全融合趋势发展，实现整个院区可视、可管、可控。

南通市第一人民医院新院项目位于南通市中央创新区内，项目总用地面积 281 亩(1 亩 = 666.667 m²)，总建筑面积 41.42 万 m²，地上 13 层，地下 2 层，设计总床位 2 600 张，设计手术室 50 间，停车泊位 4 400 个(图 1)。项目建设主要内容包括：门急诊医技住院综合楼、行政楼、科研中心(含会议中心)及感染性疾病科楼和配建的地下停车库、垃圾房污水处理等附属用房。

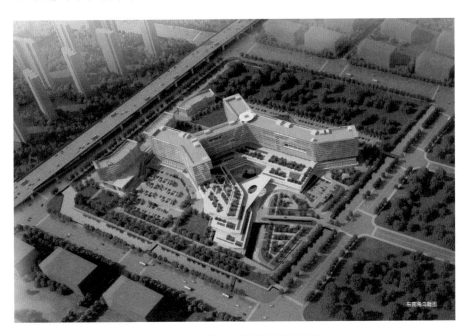

图 1　南通市第一人民医院新院区鸟瞰

1. 医院建筑功能特点

医院建筑是最复杂的公共建筑之一，一般具有规模大、投资高、功能复杂等特点。建设内容包括门诊、急诊、医技、住院、办公、后勤保障及科研与教学等功能。医院建筑具有以下特征：①流线复杂，包括人流（医生、患者、访客等）、物流（洁物、污物）、交通流（120、职工车辆、病患车辆及公共交通）、信息流复杂；②医院智能化系统丰富，包含综合布线系统、设备管理系统、安全防范系统、信息设施管理系统和医疗专项系统等多个子系统；③医院机电设备及管线繁多，电梯、空调机组、停车设备、锅炉、发电机、燃气、太阳能和变压器等，此外医疗设备众多，MR、DR、CT、DSA 及高压氧舱等；④医疗专项系统复杂，包括净化系统、医用气体、中央纯水、智能物流传输、污水处理、放射防护、实验室及供应室工艺等。

2. 智慧医院场景化建设内容

新院项目智慧医院场景化设计主要包括（工作）医疗场景和（办公）管理场景。（工作）医疗场景包括智慧门诊、智慧住院、智慧医技、智慧手术部、智慧重症医学中心和智能就诊导航；（办公）管理场景包括智慧行政办公、环境安全管理、绿色节能管理和智慧信息管理。以下为医院部分场景设计。

2.1 智慧门诊

2.1.1 新院智慧就医导航

借助蓝牙 AP 和惯导算法，实现精准室内定位搜索、导航（3～5 m），手机植入医院导诊App，从开始预约挂号、停车服务、门诊排队和智能就医导航一站式服务，基于手机导航的智能就诊服务，引导患者院内导航，串联患者就诊流程，实现患者就诊智慧化（图 2）。此外，设在门诊大厅、候诊区、电梯间等场所的自助一体机，为中老年人及不方便使用手机等患者提供导航服务。通过使用就医导航系统，大幅减少病人寻找时间，舒缓病人的紧张情绪，提升就医体验，从而提高病患的就医满意度。

2.1.2 智慧门诊诊区管理

如图 3、图 4 所示，新院区智慧门诊设计包括分诊叫号系统、门诊护士站、门诊电子病历、合理用药监测和集中预约管理。通过分诊叫号管理，能够优化门诊就诊流程、解决排队无序和医生工作量不均衡等问题。此外，门诊电子病历系统可以跟踪医生工作全过程、快速智能生成电子病历、优化业务流程。

2.2 智慧物流传输系统

南通市第一人民医院新院智慧物流传输系统建设内容包括智能中型箱式物流、气动物流系统以及垃圾被服回收系统（图 5）。应用范围有：静脉配液、药品、检验标本、病理标本、

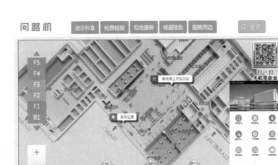
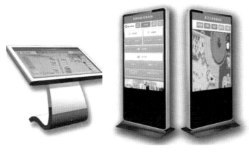

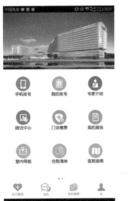
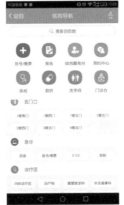
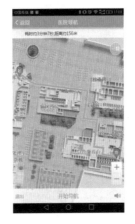
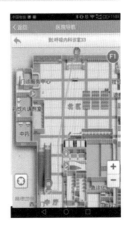

图 2　新院智慧就诊导航系统

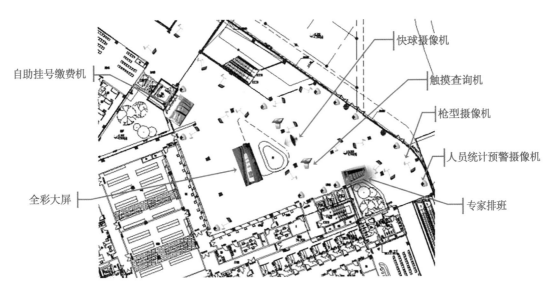

图 3　新院门诊大厅场景化点位设计

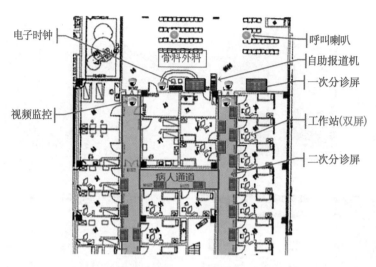

图 4　新院门诊标准化诊室场景化点位设计

楼层	工作站位置						工作站数量
	A#	B#	C#	D#	E#	F#	
13 F	VIP病房(护士站)	标准病房(护士站)	标准病房(护士站)	标准病房(护士站)	标准病房(护士站)	标准病房(护士站)	6
12 F	标准病房(护士站)	标准病房(护士站)	标准病房(护士站)	标准病房(护士站)	标准病房(护士站)	标准病房(护士站)	6
11 F	标准病房(护士站)	标准病房(护士站)	标准病房(护士站)	标准病房(护士站)	标准病房(护士站)	标准病房(护士站)	6
10 F	标准病房(护士站)		标准病房(护士站)	标准病房(护士站)	标准病房(护士站)	标准病房(护士站)	5
9 F	标准病房(护士站)		标准病房(护士站)	标准病房(护士站)	标准病房(护士站)	标准病房(护士站)	5
8 F	标准病房(护士站)		标准病房(护士站)	标准病房(护士站)	标准病房(护士站)	标准病房(护士站)	5
7 F	标准病房(护士站)	标准病房(护士站)	标准病房(护士站)	标准病房(护士站)层流病房	标准病房(护士站)	标准病房(护士站)	7
6 F	标准病房(护士站)	血透中心	血透中心	标准病房(护士站)层流病房	标准病房(护士站)	标准病房(护士站)	7
5 F	标准病房(护士站)	CCU	大外科ICU	内科ICU	新生儿病房	产房	6
4 F 设备层							
3 F	VIP体检(采血)	手术室（洁）手术室（污）		日间病房 血库 *检验科	急诊住院		7
2 F	VIP门诊采血	*中心供应		病理科 常规检验	输液留观		5
1F	VIP门诊药房			*静脉配置-1 *静脉配置-2 EICU 急诊抢救	急诊药库	急诊检验（抽血）	7
B1F						*住院药房-1 *住院药房-2	2
B2F							
小计							74
工作站　总计						74	

中型箱式物流传输系统站点设置表

图 5　新院智能中型箱式物流系统站点设置

血液制品、治疗包、一次性无菌用品、病历、检验报告、单据、其他物品等，药品检验标本、病理标本、检验报告、单据及其他小件物品、垃圾、被服（污）、餐食等。智慧物流系统可以极大提高医院的工作效率，节省人力和物力，降低医院的运营成本，提升医院管理水平，同时，为医护提供舒适的工作环境,为患者提供快捷高效的优质服务,提升医院的满意度。

2.3 智慧住院

新院智慧住院包括出入院管理系统、住院收费管理系统、床位管理系统、病区管理系统、一体化医护工作站、临床路径管理护理电子病历、移动医生、移动护理、护理呼叫系统、婴儿防盗系统、产科紧急呼叫管理、输液管理、住院药房管理及病案管理。

2.3.1 婴儿防盗系统

在产房等区域设置婴儿防盗系统,结合婴儿防盗警报(Code Pink)和门禁系统的应用,从技术上保证了婴儿的安全,避免婴儿的丢失。婴儿佩戴电子腕带,设置电子围栏,婴儿一旦超出围栏范围自动报警,后台查看所有进入婴儿区域人员、停留时间、行动轨迹,系统接收婴儿防盗标签发出的信号定位服务器,实时显示位置和报警信息,母亲标签实现与婴儿防盗系统标签配对使用,婴儿防盗标签主动发出信号,启动报警信号,门禁系统自动锁闭。

2.3.2 老年看护系统

系统能够实时获知病人心率,当出现异常体征时及时报警。行动不便的患者通过压力传感器实现离床报警,紧急情况时患者可通过手环 SOS 按钮报警,系统接收到 SOS 报警或电子围栏报警后,自动调取就近摄像头,第一时间获悉病人的危险情况,避免出现意外。

2.3.3 智能床旁交互系统

智能床旁交互系统提供身份识别、可视对讲、点餐购物、直播点播(可替换病房电视)、健康宣教、综合服务评价、信息交互及手持扫码(图6)。床旁智能交互终端的应用为主要内容的输出渠道,为患者、家属、医生护士、运维人员和医院管理者提供全方位的病房信息化服务,实现由移动护理向床旁护理的升级转变。

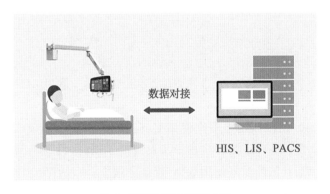

数据对接

HIS、LIS、PACS

图6　新院智能床旁交互系统

2.4 智慧重症医学中心

2.4.1 数据自动采集

系统能够实现对监护仪等设备输出数据的自动采集,自动生成医疗文件,对患者各种数据进行深入统计分析,及时了解病人情况,系统还可以优化流程,规范医生操作。

2.4.2 智慧 ICU 探视系统

如图 7 所示,通过物联网等技术,智慧 ICU 探视能够实现以下功能。

(1)远程探视:家属可通过 App 呼叫护士站主机,实现远程视频探视患者功能;

(2)可视对讲:护士站主机、病床分机、家属探视分机之间实现可视对讲;

(3)数据对接:接入医院 HIS 系统,病床分机可同步显示患者基本信息;

(4)录音录像:可将探视对讲状态下本机的音视频实时传输到网络硬盘录像机,实现存储功能,方便回看查阅;

(5)探视控制:系统可设置探视通话时长,远程探视呼入时间控制。

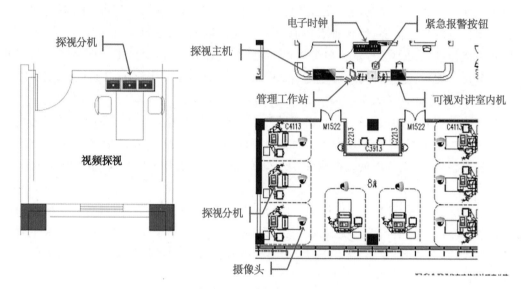

图 7 新院 ICU 智慧探视系统场景化设计

2.5 智慧物资设备管理系统

新院物资设备管理系统是通过对系统前端数据采集,借助物联网 AP 技术,融合 WLAN、IT 等技术,实现百万级资产秒级盘点、在线盘点、资产位置可视化、资产移动轨迹全可视、电子围栏移除后告警、用电资产使用率、时长等可视,辅助采购决策。工作人员可快速找到设备当前位置,提高效率;将贵重设备设置电子围栏,设备离开监控区域能够及时报警,防止丢失;后台查看医疗设备使用数据,提高利用率,实现物资管理可视化。

3. 智慧医院实施阶段需要注意的问题

3.1 规划设计阶段

项目建设前期,智慧医院规划设计非常重要,弱电系统子系统多,涉及的机电及信息等专业多,院方需选择一家专业的、经验丰富的设计单位,提高设计质量。此外,设计人员要与相关业务科室充分沟通,了解院方及科室需求,设计单位形成智慧医院需求书。

（1）设计院要充分确定弱电智能化系统及信息化系统建设范围及功能需求。

（2）系统在设计时应充分考虑分期建设的特殊性，系统平台设计应考虑远期整体的容量及功能需求。

（3）数据中心机房按远期需求进行设计，在用房面积、用电量、空调制冷量和 UPS 容量等需求上要一次设计到位，以免因分期建设导致机房扩容带来麻烦。

（4）部分与 HIS、LIS 系统等医疗信息化系统有接口需求的系统，在设计中应充分考虑到技术的成熟性、开放性、兼容性以及可扩展性。

（5）考虑到未来 PACS 系统的应用会逐步加强，在基础布线、有线及无线网络的设计上要充分保障未来高带宽的需求，且在传输速率上也需按照 PACS 影像传输的特性来进行设计。

（6）根据建筑内各类用房功能，确定各类前端设备布点原则，能够确定用途及功能的选择有线布点方案，公共区域、等候区及大开间功能区加强无线布点，充分保障未来接入方式的灵活性。

3.2 项目施工、调试及验收阶段

智慧医院系统工程的施工质量是非常重要的，因智慧医院系统功能复杂，信息技术含量高、涉及专业多，施工质量的好坏直接关系到各子系统的功能能否实现以及后期系统互联互通，还关系到系统后期的运行能否给业主方创造效益、节约成本。

（1）工程招标阶段，选择一家专业性强、技术成熟、经验丰富的施工队伍尤为重要。

（2）加强监理监管，保证施工质量，监理公司要配备专业监理工程师对弱电智能化系统及信息化系统建设进行全过程的专业监督。

（3）第三方公司检测，项目完工后竣工验收前，因智慧医院系统复杂和专业性强特点，建设单位、设计单位、监理单位在验收阶段很难在短时间内全面发现问题。建议业主选择一家专业的智能化检测单位，全面检测各系统的施工质量与运行参数，最后，根据系统检测报告，及时要求施工单位进行整改，降低系统运行故障，提高施工质量。

3.3 运维阶段

智慧医院建设存在"重建轻管"现象，部分医院对智慧医院系统运维不够重视，导致个别系统建成后不能发挥作用，浪费了很多资源，淡忘了智慧医院建设的初衷。综上，建议选择一家有经验的弱电维保单位，为医院的智慧化、数字化系统正常运行保驾护航。

4. 结语

在物联网、云计算、大数据、AI 和 5G 等新 ICT 技术支持下，未来医院服务将形成多元、有序的医疗智慧服务体系。医院作为卫健领域的关键成员，以病患为中心，满足患者的服务需求，改善患者就医体验。智慧医院在规划设计、建设运维、服务流程、设备设施配套等

方面都将发生深刻久远的变化。

参考文献

［1］牛铁,李凯,张云龙,等.医院智慧型信息化战略探析［J］.中国卫生信息管理杂志,2015,12(1):89-92.

［2］浦金辉,樊光辉,赵育新,等.数字化医院构建模式研究［J］.中国数字医学,2013,8(6):42-44.

［3］朱劲松.互联网＋医疗模式:内涵与系统架构［J］.中国医院管理,2016,36(1):38-40.

［4］修燕,李勇,梁敏,等.研究型医院智慧医疗体系构建的初步实践［J］.中华医院管理杂志,2016,32(1):58-61.

［5］姬军生.研究型医院智慧化建设的实践探索［J］.中华医院管理杂志,2016,32(1):61-63.

［6］秦荣昌.智慧医院建设探讨与研究［J］.智能建筑,2016(5):74-77.

[撰稿:南通市第一人民医院(南通大学第二附属医院)　王洪雨]

医院洁净手术部作为实施手术抢救和治疗的重要场所,是医院外科体系的核心,其管理品质及运行效率直接影响整个医院的医疗质量和业务水平;同时,手术病案也是大学附属医院科研和教学的重要资料。

1846年,首例麻醉下的手术由美国一位牙科医生在教室内完成,尽管没有一个人身着白大衣,但这揭开了手术室历史的序幕。现代手术室历经100多年的发展,从简易型、分散型手术室,逐渐发展到洁净手术部,完成了手术室内装置和空气环境的升级飞跃;随着智能化、信息化的发展,数字化、一体化手术室逐渐成为手术室建设的热点,手术室变得更加智能、更加精确,医护人员不但可以在手术室内通过一个触摸显示屏或操作平台轻易地控制手术室内的所有设备,还可以实时调阅病人诊疗信息作为手术参考,同时可以对手术过程进行存档备份,为教学、科研、会诊提供有价值的数据支持。

1. 现行手术部构建模式的局限性

由于数字化、一体化手术室造价高,一般医院在洁净手术部建设时,往往以传统手术室为主,考虑部分手术室采用数字化、一体化。从长远来看,这种仅限于小范围使用的数字化、一体化手术室存在着明显的发展瓶颈和局限性。主要体现在以下几个方面。

1.1 缺乏手术部整体规划与标准,投资大、使用率低

目前手术室的数字化建设均以单间手术室为建设基础,局限于手术室内部,偏重于手术示教等科教应用,在涉及关键临床业务的应用方向上存在不足。手术部各场景建设覆盖不全面,缺乏整体化设计。一方面,医院方负责手术部基础建设的基建、医学工程和信息各自独立,现行数字化手术室及一体化手术室普遍存在多头建设的现象,缺少一套能够整合医、教、研、管、服全方位、多角度使用需求的整体手术部建设思路和体系;另一方面,手术

部在物资、人员、环境等管理方面,缺少自我革新和系统性规划。数字化、一体化手术室投资巨大、操作烦琐,一间间数字化、一体化手术室的叠加并不等于整体手术部的智慧化,相反成为了一座座的信息孤岛,手术部整体数字化覆盖低,迭代升级难,临床体验差,实际使用率低。

1.2 缺少手术一体化医疗平台,围术期闭环及深度协同有待健全

围手术期管理是医疗的重中之重,从临床医疗来看,涉及术前评估、三方核查、术中管理、PACU、患者交接及术后管理等整个围术期,而医院现状大多采用各科室自行建设独立的信息系统,导致临床业务、数据及流程均无法实现完整的围手术期闭环管理。从科室来看,涉及临床外科、麻醉、护理、病理、血库及供应室等多学科的共同协作。现行手术部内外沟通多以电话呼叫为主,人为传递信息为辅的传统协作模式,缺少以手术资源高度共享、实时调度、手术内外深度协作及远程手术的新一代协作机制,信息准确度和沟通效率都较为低下。

1.3 缺少有效技术手段,手术安全及患者关怀有待提高

一方面从手术安全考虑,患者身份、手术核查、器械清点、手卫生和医护人员行为等国家均有明确的要求和规范,但实际工作中由于缺少有效的技术手段,不管是操作还是监管还基本上停留在传统手工模式。另一方面从手术患者的角度考虑,手术间环境相对封闭,患者及家属情绪焦虑,手术过程中涉及的身份核查、术前访视、患者病史、影像记录、手术进程及家属谈话等医疗行为缺少更安全和人性化的方案,患者就医体验及人物关怀不够。

1.4 数据碎片化,缺少手术部大数据中心抓手,精准决策支持力度不足

目前我国主流的医院手术麻醉和手术护理等系统已基本实现病历电子化管理,虽然2017年我国已将手术录像病历化管理纳入《电子病历应用管理规范(试行)》,但从目前已取得成果来看任重道远。一方面,当前围术期临床数据碎片化管理,尤其是手术录像病例无积累,后期无法针对典型的手术病例数据进行深度挖掘和研究,多维度分析、利用和展示典型手术病例数据,从而无法为手术指导、教学及人工智能研究提供高质量数据支撑。另一方面,当前手术外科、麻醉、护理、手术物资、环境及临床统计(使用率、开台率等)等运营数据自成体系,可利用程度低,并未将手术环境资源数据中心和手术运营管理数据中心形成统一的手术部综合管控数据中心,因此后续很难建成高质量精准手术运营决策辅助平台。

1.5 缺乏手术部资源综合管控平台,精细化管理机制有待完善

当前手术部的管理比较粗放,首先在手术部物资管理方面,衣物与围手术物资管理功能欠缺,物资发放、回收以及记录基本停留在人工操作阶段,且资产管理混乱,浪费严重,存在一定的安全管理风险;其次在手术部医护人员行为管理方面,人员随意进出手术室现象屡禁不止,存在不按规定归还手术衣鞋、洗手不规范等现象,存在一定的感染管理风险;最

后在手术部运营管理方面,手术部属于高能耗区域,一般手术部的设计由洁净专项公司完成,自控设计能力相对偏弱,对于节能管理的设计考虑少,缺乏适合整体手术部的综合运行管控方案,运行成本高居不下,与绿色医院的建设目标相距甚远。

2. 智慧化整体手术部成为必然趋势

2015 年,国务院在《促进智慧城市健康发展的指导意见》中提出要推进智慧医院建设。智慧医疗、智慧服务、智慧管理三位一体,是智慧医院建设的三大重要组成部分。作为医院核心的手术部,医院虽然在智能化、信息化上的投入不菲,但对标智慧医院建设标准,整体手术部距离"智慧"的要求仍有较大的距离。现在被医院普遍采用的是传统手术部 + 部分数字化、一体化手术间的建设模式,并没有真正触及手术部整体智慧建设的核心。

随着 AI 人工智能、大数据、云计算、互联网和 5G + 等新一代信息技术的落地应用,洁净手术部迭代升级为智慧医疗、智慧服务、智慧科教和智慧管理于一体的智慧化整体手术部成为可能,同样也是必然的趋势。

3. 整体智慧手术部的内涵

智慧化整体手术部首先应该从顶层设计层面着手,以传统手术室存在的问题为导向,秉持智慧、易用、闭环和安全的建设理念,适度超前,兼顾可持续发展,对手术部区域进行整体思维、规划、建设,通过数据融合,打破不同专业应用间的壁垒,覆盖办公区、医护通道、手术区、家属等候区、换床区、休息区、谈话间和设备机房等协同场景及无菌品库、麻醉药库、高值耗材库等管理场景,构建完整的智慧管理平台和完善配套支持体系,覆盖医、教、研、管、运的全业务、全流程、全场景。

3.1 全场景智慧医疗服务平台

面向医护人员搭建"全场景智慧医疗服务平台",整合外科、麻醉、护理等临床科室多角度使用需求,顶层规划手术部各场景设计,从整体化角度为各临床科室提供医疗辅助、业务协同及数据共享服务。

(1)为外科医生提供围术期临床辅助系统,以手术电子病历为核心,从手术核查、自动记录、病历上传、数据共享、术中协同、手术回顾和病历编辑到生成手术图文报告等功能,实现围术期外科业务全流程闭环管理。

(2)为麻醉医生提供麻醉临床信息系统,以麻醉临床数据管理为基础,从手术排班、术前访视、术中监测、术后复苏和病案管理到统计查询等环节,实现围术期麻醉业务全流程闭环管理。

(3)为护理人员提供护理临床信息系统,以手术护理管理为主线,从护理访视、患者核查、患者交接、安全核查、护理病历管理和进程管理到科室管理等节点,实现围术期护理业务全流程闭环管理。

3.2　全方位智慧患者服务平台

面向患者建立"全方位智慧患者服务平台",为患者及家属提供安全透明的导航服务。

(1)针对患者围术期提供完善的安全管理服务,通过对患者进行术前访视、身份核查、手术核查、三方核查、器械清点、异常预警和风险评估,以及对医护人员手卫生规范、安全准入进行监管,确保患者围术期手术安全,降低院感风险。

(2)针对患者围术期提供透明的手术导航服务,通过家属谈话、进程管理等系统为家属提供谈话呼叫、病历共享、知情同意和手术进程告知等导航服务,并进行谈话记录,提供医疗举证服务,增加手术过程透明度,缓解患者家属焦虑情绪。

(3)针对患者围术期提供全面的人文关怀服务,通过人性化的术前访视、术后交接、术后镇痛、术后随访、健康宣教以及家属情绪关怀等服务,为医护患关系的发展提供一个良好的平台,有利于提高患者就医体验及满意度。

3.3　全数据智慧科教服务平台

面向科研教学创建"全数据智慧科教服务平台",为专家和学者提供医教研三位一体协同发展服务。

(1)针对科研建设临床大数据中心,提供手术电子病案管理、手术电子病历编辑等平台,积累大量典型的手术病例应用于科学研究,让名医专家的手术经典得以传承。同时可对病历数据进行深度挖掘,动态、多维度地分析、利用和展示,为未来精准手术人工智能研究提供强大的高质量数据支撑。

(2)针对教学一方面为外科医生提供专业化的病案管理与编辑,让每一台典型手术病例都能被充分应用于教学,另一方面为各级专家学者提供多元化的观摩学习交流平台,为外科手术教学提供有力的保障。

(3)针对人才培养开辟出全新的医教研三维一体人才发展平台,从医疗、科研、教学三个维度提供经典手术、疑难病例、最新科研资讯和医学讲座等在线交互平台,构建实战化的人才培养体系为医院人才发展提供质量保障。

3.4　全要素智慧管理服务平台

面向手术部管理打造"全要素智慧管理服务平台",为手术部提供环境与资源的精细化综合管控服务。

(1)针对手术部物资进行智能化管理,以手术物资安全管理为目标,对手术部毒麻药品、高值易耗品、手术器械包、医疗设备和洗手衣鞋等物资建设相应管理系统,从流程管控到集中监管,打造手术部实时、有序、系统的一体化管理平台,保障物资安全。

(2)针对手术部人员行为进行智能化管理,以手术安全卫生管理为核心,通过手术医疗行为监测与评估、手卫生行为监测与评估等行为管理系统对医护人员准入、衣鞋发放回收、更衣更鞋及七步洗手等行为进行监管,打造安全、可溯、可控的监督性管理平台,降低院感风险发生率。

（3）针对手术部环境进行智能化管理,以手术环境运行安全为基础,结合手术室排班系统,借助大数据与AI技术,对设备的性能模型建模,运用系统运行模式仿真算法,优化手术部综合能源运行与控制,实现设备故障预测与保护;同时集成对洁净环境监测、智能照明、综合能源、智能气体和BIM运维等进行综合管控;最终实现监测、管控、节能和智慧运维的目标,打造高效、节能、智慧的整体手术部环境物联控制体系,大大节约手术部运维成本。

（4）针对手术部智慧运营进行综合管理,以手术部运营数据管理为主线,建立基于临床手术、物资、人员、环境及管理的大数据模型,实现对外科手术病例量、使用率、开台率、工作量、物资使用情况、人员行为评估和环境运行情况等数据的精细化管理,基于院领导、主任、护士长不同的管理需求,提供不同的管理数据统计视图,帮助管理者便捷了解手术部运营情况,辅助管理决策,打造精准、互联、共享的手术综合运营管理数据中心和平台。

4. 结语

整体化智慧手术部的建设,以构建临床大数据中心为核心,智能化服务为中心,精细化管理为导向,最终建立起服务医疗、服务患者、服务科教和服务管理的"全流程"业务闭环融合、"全要素"资源协同联动、"全数据"智能引擎驱动的智慧手术部平台,为手术部临床、教学、科研、环境和运营等提供大数据保障。

通过优化业务模式,加强综合管理,合理配置资源,规范医疗行为,降低运营成本等手段,创新建设手术部智慧化医疗、服务、管理的新模式,采用新一代信息技术整体化打造智慧手术部,实现手术部建设由单间数字化、一体化手术室到智慧化整体手术部的新跨越。

参考文献

［1］朱巧巧.构建医院智慧手术室的探索与思考［J］.医院管理论坛,2021,38（2）:93-96.

（撰稿:苏州大学附属第一医院　王斐）

数智化转型背景下医院智慧仓储、物流系统的应用

随着医疗卫生信息化的快速发展,医院管理、医疗服务、诊疗方式与过程在互联网、云计算、大数据、物联网和人工智能等现代信息技术推动下,正发生着深刻变革。国务院办公厅印发的《国务院办公厅关于推动公立医院高质量发展的意见》中提出:要加强临床专科建设,推进医学技术创新,推进医疗服务模式创新,强化信息化支撑作用。2019 年,国家卫生健康委明确医院信息化建设的具体路径与思路,将智慧管理、智慧服务、智慧医疗作为重要抓手,加大资金与人才投入,完善信息化基础设施建设,打造"互联网 +"的智慧医疗服务体系。2022 年 11 月,国家卫生健康委发布《"十四五"全民健康信息化规划》强调,以数字化、网络化、智能化推动卫生健康工作实现质量变革、效率变革、动力变革。鉴于此,本文将当前医疗卫生信息化统称为智慧医疗。

从党的十八大提出创新驱动发展战略到十九大提出创新是引领发展的第一动力,二十大提出要实现高水平科技自立自强,建设科技强国,创新工作一直是我国现代化建设的重中之重。信息技术应用领域的创新驱动已上升为国家发展的重要战略。数智化转型是一项需要组织全面动员的系统工程,是业务、组织和技术三大领域齐头并进驱动的转型之旅。以智慧仓储、物流系统为代表的数智化新技术在医院智慧建设过程中,得到越来越多医院建设者的重视与采用。

1. 项目背景

1.1 医院仓储、物流的现状

随着经济发展和医疗体制改革深化,现代化医院建设在各方面都取得显著提高的同时,医院仓储、物流改革却一直未找到更科学的解决方法。部分医院对于仓储、物流理解仍然停留在传统的人工 + 手推车以及人工发放分拣的模式上,医院仓储、物流的升级已经成为医院建设者不得不考虑的

问题。

传统的医院仓储、物流模式具有以下需要优化的弊端：(1)运输成本高。需要与专业运输队伍合作，人力成本愈发突出，占用了管理资源、管理运输队伍的投入。(2)协调工作难。护士催单、监控、异常情况协调等方面有较大难度。(3)感染控制难。易被感染人流、物流混杂，易被感染。(4)差错率高。人工输送的模式导致易拿错物品或者送错地方，手工登记的情况下无法达到物品追溯，传递安全性难保障。

1.2 医院仓储、物流的特点

医院仓储、物流具有以下的特点：(1)全面性。医院物资运送场景多样化，物资种类繁多，包括标本、药品、餐食、被服、垃圾、物资及设备等。同时，医院物资对运送要求较高，根据不同物品对其运送时限、环境、使用场景等有不同要求。(2)持续性。当前科学技术快速发展，智能化设备迭代飞速，选择具有一定先进性的物流及仓储设备，才可以在医院智慧化进程快速发展中保持竞争力。在医院快速发展的过程中，仓储及物流系统可以满足兼容及扩展的需要。(3)稳定性。医院以病人为中心，尤其在自媒体发达的当前社会状态下，需要配套的物流及仓储设备具有良好的稳定性，需要具有稳定、专业、持续的售后服务。(4)适配性。医院各具特色，每个物流产品都有其突出的特点，根据医院建筑、环境、需求等情况需要选择适合的配套系统。如图1所示。

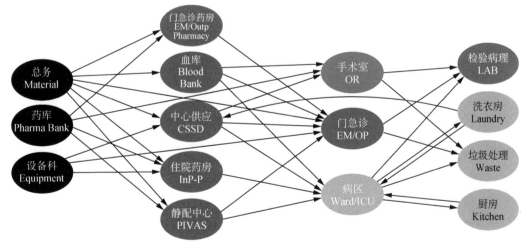

图1 医院物品流向图

2. 医院仓储、物流系统构架设计

我院新门急诊综合楼建筑面积22.5万 m²，是集急诊、门诊、医技、病房和手术室等为一体的超大型医疗综合体，新门急诊综合楼新建手术室共52间，其中七层麻醉手术科设手术间38间，五层麻醉手术科设手术间14间，四层DSA设手术间8间，预估手术量每日200～

300台。七层手术科共分五个区域,每个区域设置一个无菌库房,耗材以及无菌物品全部从无菌库房运送至手术间。

随着我院新门急诊综合楼投入使用,仓储与物流需求量剧增,如图2所示,我院在新大楼规划设计阶段,在充分考虑我院学科发展的基础上,结合老院区各楼使用情况,提前运用数智化理念架构出一套完善的仓储、物流系统,确保了我院仓储、物流的快捷、稳定以及可持续发展,确保临床业务平稳运行。

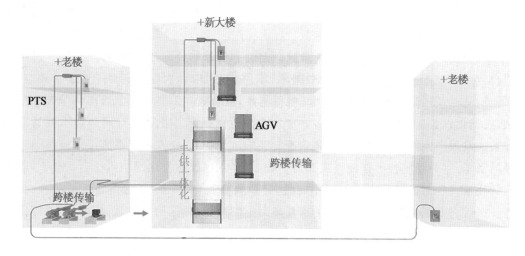

图2 医院仓储、物流系统构架设计

2.1 建设目标

绝对安全;迅速及时;优化存储;优质服务;全院覆盖。

2.2 设计特点与要求

结合我院建筑楼层高,楼栋多,楼间距远、科室设置集中,建筑面积跨度大、院内人流量大,空间需求紧的特点,梳理出仓储、物流系统需要解决的核心为小件物品、大体积物品和手术室物资配送。

在解决上述核心问题的基础上,仓储、物流系统的设计需要达到以下的要求:(1)时效性要求高。集中时间段医疗物资批量输送量大,部分科室少量高频传输需求高,部分物资体积较大。(2)安全性要求高。标本、无菌物资传输防护性要求高,信息化、智能化要求高,能够衔接医院信息化系统,提供管理及决策数据支撑。(3)空间利用要求高。空间有限,要充分地利用空间。

3. 医院仓储、物流系统实施

我院选用了气动物流、AGV、手供一体仓储系统,形成一套完善的智能物流解决方案,

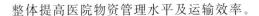

整体提高医院物资管理水平及运输效率。

3.1 气动物流传输系统

气动物流传输系统共设置 152 个工作站,合计使用 58 台风机,铺设逾 20 000 m 管道,连接 6 座建筑,同时应用 8 套快速系统(国内首台 MTU 设备,国内首次将快速工作站应用于功能科室),可以 24 h 运送标本、药品等小件紧急物品。气动物流传输系统分三期进行系统建设:一期、二期系统分别 2012 年年末、2013 年年初投入运行,连接五座老楼改造安装;三期系统随着新大楼的投入使用,于 2017 年启用,并入老楼系统,全院连通。

气动物流传输系统可完成医院楼层间药品/血浆包/静脉 IV bags/手术物品/实验室样本等的传输,在传输过程中可有效提升物品传输安全性,有效防范血液制品溶血;降低人力成本,减少人物混流,降低地上/下垂直交通负担;加快医院物流传输速度,楼间输送可达 8 m/s。如图 3 所示。

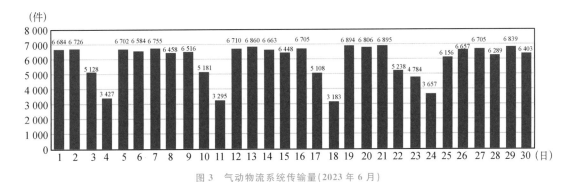

图 3　气动物流系统传输量(2023 年 6 月)

3.2 AGV 小车

我院新门急诊病房综合楼共设置 6 辆 AGV 小车,设置 2 个发车点,32 个接收点,使用 2 部电梯。主要功能如下:八层中心配液至 9~24 病房层的批量运送工作,可 7×24 h 不间断工作;可与电梯、门对接,实现自动门与电梯控制,取代原人工手推车运送,并在楼宇间和楼层间进行计划性大件或批量物品传送;可实现运送无人化,将大运载量物品准确、快速地送到指定区域,杜绝了人为运输过程中出现的意外风险;可实时掌握物品运输过程的准确进度;可依据预设的时间表自动传输;自动导航,3D 实时监控/追溯,与气动物流配合,覆盖全院物流场景,无须值守,降低人力成本。

如图 4 所示,AGV 小车可传输重达 400 kg 以上的物品,配置不同的推车可适用于不同的场景需求,例如:营养配餐、被服配送、批量配液输送等定时定量的传送任务;对于医院水平平面要求低,无须设置专用通道,无需预埋导航轨道。适宜于固定的物资运输任务。同时,我院在自动引导车前提下配置垃圾车、污衣车、洁衣车、保温餐车和智能药车等。

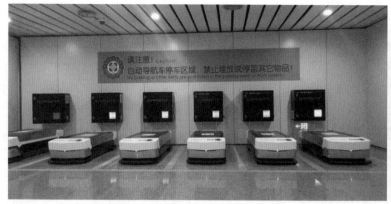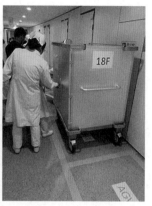

图 4　AGV 小车充电站及楼层运输

3.3　手供一体仓储系统

我院新门急诊病房综合大楼,在地下一层消毒供应中心、四层 DSA、五层门诊手术室和七层手术中心安装了手供一体设备,总高度 38 m,用于存放手术室、消毒供应中心的器械和无菌包及相应的运输工作。如图 5 所示。

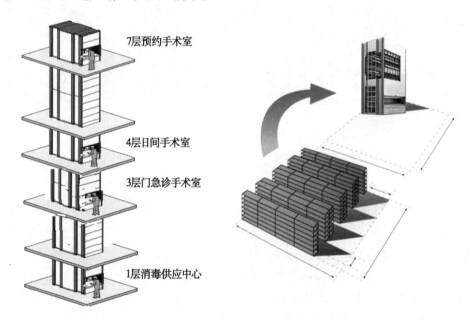

7层预约手术室

4层日间手术室

3层门急诊手术室

1层消毒供应中心

图 5　手供一体化——智能仓储管理系统示意图

手供一体设备具有如下的特点:(1)可物资集中管理,节约空间,增加储存容量;(2)物品信息出入库、拣取精确复核;(3)储存环境封闭,保证了洁净度要求。

通过智能仓储设备的技术创新,可达到高密度的存储、高层作业;通过信息管理的技术创新,可达到可见、可联、可追的规范管理;通过提升管理精度,降低错漏率,改善管理流程,提高护士工作体验;通过专业化服务模式创新,可规范设备使用、降低出错率、提升盈利能力。

　　手供一体设备自动存放和检索功能,可有效利用有效空间增加存储空间仓储、运输一体化、更高精准性;从条形码检查、手动扫描器检查或重量检查的标准认证,到各种优化的用户引导系统、安全性,内置软件可以控制并管理用户权限和组别权限。

（撰稿:江苏省人民医院　杨文曙）

基于建筑信息模型（BIM）数据化的三甲综合医院后勤智能化管理平台的实现

随着医疗技术的不断发展和医疗服务的日益完善，医院作为重要的医疗机构，其规模和服务水平也在不断提高[1]。然而，随之而来的是医院后勤管理面临的巨大挑战[2]。后勤管理是医院运营的重要环节，涉及医院的建筑设施、设备维护、库存管理和能耗控制等多个方面，而目前[3]，多数医院依然在使用人工对建筑进行管理，在运维管控系统及平台管理方面基本处于零发展，以及落后的信息化管理，与此同时还存在管道管线与设施设备数据不清晰、记录不完整，服务效率保障较低、建筑功能不明、空间结构复杂等问题，与现代化医院建设与管理的发展要求不符，因此，亟需引入新的技术手段来提升管理效率和精度。建筑信息模型（Building Information Modeling，BIM）[4]作为一种先进的数字化技术，已经在建筑行业得到广泛应用。BIM技术通过对建筑物进行三维建模，将建筑物的各种信息整合在一个统一的平台上，实现了对建筑物全生命周期的管理和控制。在医院后勤管理中，BIM技术可被用于对医院建筑及设施设备进行三维建模和数据化管理，实现对后勤管理全过程的可视化和可追溯，有助于提高管理效率和精度[5]。基于上述观点，本研究旨在基于BIM技术，开发并实现三甲综合医院后勤智能化管理平台，以应对医院后勤管理面临的挑战。

1. 技术方法需求与特点

1.1 研究方法

1.1.1 设置建筑信息运维管理系统

基于建筑信息模型（BIM）技术，对医院的建筑信息进行全面的数字化管理。通过建立建筑设施的三维模型，将各种信息整合在一个统一的平台上，实现对医院建筑设施的全生命周期管理和控制。该系统包括建筑信息管理、设施设备管理、空间管理、库存管理和能耗管理等功能模块，通过实时监控和管理，提高医院后勤管理的效率和准确性，进一步提升医院的整体运营效率和服务质量。

1.1.2 数据集成与转化

基于业务中心、技术中心、数据中心以及大数据平台等,为建筑信息模型技术中台提供核心业务管理、数据等。其中包含三甲医院后勤管理的综合安全、病床动态、能源控制、管道管线、设施设备和房屋空间等。

1.1.3 时空数据处理

基于建筑信息模型的基础数据与建模技术,建筑信息模型技术中台为智能化管理的医院提供具体的可视化运营维护管理方案,用于管控多种专项服务系统。

1.1.4 创新技术与应用

基于业务支撑层技术与一体化的数据,开发兼容 5G 的移动端软件与 Web,与此同时在 5G 边缘云技术与 LoT 的基础上,建立医疗 HRP、HIS 系统以及业务系统等。

1.2 项目技术方案

1.2.1 建筑信息模型的运维架构

基于大数据技术与建筑信息模型的运维数据特点,建立 COBie 标准与 BIM 的高精度模型,信息平台支撑与多业务数据使用异构数据、数据共享、网络互联等集成。采集和整合建筑信息模型的基础数据,包括建筑物的结构、设备、系统等信息,可以通过 BIM 软件进行建模和数据采集,并将采集到的数据进行整合和分析,包括数据清洗、数据挖掘、数据建模等操作,以提取有价值的信息和进行预测分析,为运维决策提供支持。

1.2.2 业务与数据中台一体化

(1)业务支撑层技术与一体化数据。此技术为建筑信息模型的可视化运维系统贡献了服务模块、数据转换与建模、业务流程等[6]。支撑层分为应用生态层、业务接入层、基础服务层和物理设备层等。①应用生态层:为建筑信息模型系统提供了一站式的应用,后勤与临床专项业务的应用。②业务接入层:运用数据共享与交换达到数据中心与业务系统的信息交流。业务系统调动其他板块则运用业务集成系统来完成。③基础服务层:其中包括三个部分,分别为通用基础能力、数据中心、主数据。④物理设备层:运用 IoT 网关或者其他通信设备来检测摄像头、传感器、仪器等设备数据,将其与数据中心相连。

(2)医院运维建筑信息模型中台技术与数据基础。医院 BIM 的运维技术在改建或者新建医院中较为实用,其中包括施工、设计、运维周期寿命等[7]。

1.2.3 基于建筑信息模型运维数据时空的大数据管理平台

建筑信息模型运维的数据类型包含:安防、人员、能耗、各种系统、设备设施、管网及建筑等[8]。可视化运算、分析、复杂数据建模、实时数据储存和接入平台系统等对数据平台的要求更为严格。

(1)建筑信息模型的运维数据处理较为特殊。为场景可视化的实现,各种实时图形需要通过大量的数据计算,以及医院各种监测设备的同时计算,数据逐渐堆积,最终为大数据提供基础。

（2）大数据分析及储存。使用 Thrift 对 Kafka 所介入的数据进行分析和处理[9]，随后将分析得到的数据存储到适合的数据存储系统中，如关系型数据库、NoSQL 数据库、数据仓库等。

1.2.4　基于5G技术建立医院边缘云

通过利用高速低延迟的5G网络，实时采集医疗设备和传感器等的数据，并通过边缘计算将数据传输到云平台[10]。在医院边缘云平台上建立数据存储系统，采用数据集成技术对来自不同来源和格式的医疗数据进行整合和转换，形成统一的数据模型。同时，结合机器学习和人工智能技术，对数据进行分析和挖掘，提取有价值的信息。通过数据安全和隐私保护措施，确保医院边缘云中数据的安全性和完整性。运用监控和维护系统，实时监测边缘云的运行状态和性能指标，并进行故障诊断和性能优化。

2. 技术运用实践

以我院住院楼为试点，建设建筑面积约 60 000 m² 的病床、能耗、管道以及机电设备等运维所需要的信息数据模型，来满足住院楼综合安全、病床动态、环境与能源、管道管线、设备设施、房屋空间的可视化和智能化管理。

2.1　功能

2.1.1　综合安全管理

设置医院可视化一站式服务中心与集中运行监控指挥，依据建筑信息模型的可视化三维模型，将预防式警告、运行的设备设施、综合安全调度与警告及安全隐患管理等监测功能加以聚集，以此来满足医院的资源调度、监控指挥管理，打造快速、精准的安全管理系统。

2.1.2　病床动态管理

病床数据实时对接，对病床状态进行实时监控，达到对病床数、病房布局等的动态管理，降低护理人员在工作上的压力。

2.1.3　环境与能源的管理

可达到对医院设备与空间的分项、分类以及数据钻取、KPL 管理、峰值分析、负荷预测、能耗分析的作用。实现数据的三维直观显示，与此同时也为医院的成本以及能源考核提供数据支持，大大提升了能源管理能力。

2.1.4　管线管道管理

促进大量数据管道的可视化管理，实现对隐蔽管道、外置管道、医疗专用管道、排水、暖气和能源管道等的分层、分项、分类管理，可直观地对管网测距、直埋深度、管线布局等进行查看，以此降低管网故障与施工隐患。

2.1.5　设施设备管理

达到对医院电梯、排水、锅炉、空调、暖气和配电等设施设备的智能管理。所有设施设备统一监控，可对发生故障的地方进行及时且精准的排查，提高安全性。

2.1.6 空间与房间的管理

对医院的空间信息以及每个房间的精确位置实时监控,例如安全等级、功能、面积和名称等。可达到对医院数据动态、空间状态的及时获取。

2.2 成果

2.2.1 提高运营能力及后勤管理能力

根据我院住院楼的实施结果显示,医院总体运营效率相较实施之前提高了 2%,通过实施建筑信息模型的信息化管理系统,在空间使用率上大大提高,有效实现空间科学化专业化管理;构建了后勤标准化与完整化的服务系统,实现量化考核、数字化管理、全程监控、标准化服务、统一调度及统一响应的后勤服务,提高了服务效率,降低约 10% 的人力成本,在医院后勤管理能力上得到显著的提高。

2.2.2 提高医院的品牌效应

基于建筑信息模型数据化的后勤智能化管理平台的运用,达到了标准化的工作流程,降低运营成本、提高服务效率,医院后勤管理水平得到有效提升,大大提高了患者对就诊的满意度。

2.2.3 促进医院安全管理系统的建设

具有革新性地在中央监控体系中运用建筑信息模型可视化技术,依据建筑信息模型的空间数据为主体,改进改良监测设备,设置可视化智能化的管线管道及医院设施设备的寿命管理,达到了对其实时且清晰的监测。该项技术系统的实施,在原先排除故障所需的平均时间上减少了 30%,降低了 20% 的故障率,提高了设备设施的安全性,降低了运行成本。

3. 讨论

3.1 BIM 数据技术优缺点

通过实施使用建筑信息模型数据化的后勤智能化管理系统,医院后勤与临床的各部分得到充分融合,促进后勤智能化管理发展[11]。医院建筑、设备和设施的相关信息整合到一个平台,实现统一管理和共享,从而提高管理和运营效率,以及对医院的空间进行精确地测量和规划,优化空间利用,提高医院的工作效率和服务质量[12]。该项目虽然在后勤管理上获得了成功,但是也存在着一定的缺点,因此,在未来的管理中应加强方案的升级与完善。完善方向有:深度运用建筑信息模型技术,促进建筑信息模型技术从医院施工、建筑设计向运营和维护方向深入,从建筑设施向安防、管网、空间管理、能源和机电设备等向后勤层面转化。

3.2 BIM 数据孪生

通过建筑信息模型技术,医院可以将建筑、设备和设施等相关数据进行数字化建模,并实时更新和管理,实现医院内部的数据孪生[13]。这种数据孪生的方式使得医院能够快速获取建筑和设备的状态信息,实时监测运行情况,以及对医院的各个方面进行精确的分析和决策[14]。医院管理人员可以通过 BIM 数据技术,直观地了解医院内部的运营情况,以及设备的维护和保养需求。同时,医院的工作人员也可以通过 BIM 数据技术,实时获取建筑和设备的相关信息,提高工作效率,减少人为错误的发生[15]。

3.3 BIM 的技术更新

依据国内外的技术标准[16],对人工智能、5G、大数据和 IoT 等构建的运维平台进行深度打造,实现全业务的数据收集、管理、监控以及运行。对各种数据进行自动执行决策与多维度分析,促进系统整体的智能、高效、稳定运行。全面实现智慧服务、智能管理、智慧医疗的三甲综合医院的建设目标。

综上所述,建筑信息模型技术是建筑业发展的新方向,通过 BIM 技术,建筑行业可以实现全流程的数字化管理,提高效率、降低成本、提升质量,并推动智能化和绿色化发展。从三甲综合医院的建筑角度分析,BIM 技术可以集成医院设备的信息和参数,实现设备的数字化管理和维护,提高设备可靠性和维护效率。在医院运营阶段,可提供有关建筑设施和设备的信息,帮助医院进行设备维护和维修,优化能源、空间管理,提高运营效率等有着优秀的发展前景。

参考文献

［1］刘盈,牛宇,郝徐杰.某三甲医院持续提升门诊医疗服务质量和水平的方法与实践[J].中国医院,2022,26(5):77-79.

［2］陈春涛,蔡志明,卢祖询.关于建立现代医院后勤管理体制模式的探讨[J].中国医院,2004,8(10):38-40.

［3］郑小燕,于明雪,崇雨田,等.医院后勤保障系统应对公共卫生事件的思考及策略[J].中国医院管理,2020,40(3):45-46.

［4］Su S, Li S, Ju J, et al. A building information modeling-based tool for estimating building demolition waste and evaluating its environmental impacts[J]. Waste Manag, 2021, 10; 134: 159-169.

［5］宋骏行,李统,肖鹰,等.以建筑信息模型为内核的智慧医院后勤可视化管理实践[J].中国医院管理,2023,43(4):74-76.

［6］任政,祁建,陆晨亮.基于大数据分析可视化平台关键技术研究及供电服务指挥应用[J].微型电脑应用,2022,38(4):198-201.

［7］李晨,柴建军,王宗洋.BIM 技术在医院建设与运维管理中的应用与设想[J].中国医院,2020,24(1):72-75.

［8］闫志刚,吴书安,李瑞贤.区块链技术在大型医院 BIM 模型信息管理中的应用分析[J].建筑经济,2020,41(12):117-120.

［9］Warjri GB, Das AV, Senthil S. Clinical profile and demographic distribution of pseudoexfoliation syndrome: An electronic medical record-driven big data analytics from an eye care network in India [J]. Indian J Ophthalmol. 2023, 7; 71(7): 2746-2755.

［10］Tan L, Yu K, Bashir AK, et al. Toward real-time and efficient cardiovascular monitoring for COVID-

19 patients by 5G-enabled wearable medical devices：a deep learning approach[J]. Neural Comput Appl，2023；35(19)：13921-13934.

[11] 魏建军,邱宏宇,张之薇,等.上海市级医院后勤智能化管控平台应用实践[J].中国卫生质量管理，2019,26(2):96-98.

[12] 韩冬辰,张弘,刘燕,等.从 BIM 到 BDT:关于建筑数字孪生体(BDT)的构想研究[J].建筑学报,2020(10):95-101.

[13] 田伟,谭玲,王波.基于综合评价模型的某医院临床科室运营状况评价[J].华西医学,2019,34(12):1374-1378.

[14] 沈全斌,姚晶珊.基于BIM信息化模型的"智慧后勤"——华山医院老院区后勤信息化管理中心的改造更新实践[J].绿色建筑,2022,14(04):21-23.

[15] Liang XN，Xie L，Cheng JW，et al. Association between PAI-1 4G/5G Polymorphisms and osteonecrosis of femoral head：a meta-analysis[J]. Thromb Res. 2013，8；132(2)：158-63.

（撰稿:盐城市第一人民医院　蔡鼎）

0. 引言

江苏省人民医院宿迁医院(宿迁市第一人民医院),为第五批国家区域医疗中心建设项目。老院区占地面积 330 亩(1 亩 = 666. 667 m²),建筑面积 26.5 万 m²,总投资 20 多亿元,于 2013 年 2 月开工建设,2016 年 7 月 19 日正式运营。开业以来,医院先后荣获全国先进基层党组织、全国抗击新冠肺炎疫情先进集体、江苏省文明单位、江苏省卫生健康系统先进集体等国家和省级荣誉 90 余项,获得 32 项国家级、56 项省级技能类竞赛奖项。

随着"双碳"目标的提出,为我国节能减排按下了快进键。随着技术节能、结构节能、管理节能的持续推进,初步测算,2030 年我国单位 GDP 能耗有望较 2020 年下降 30% 左右。但目前很多医院在能耗管理方面还存在很多问题,尤其电力资源的浪费仍然十分严重,因此加快推进医院后勤智慧能源平台建设,促进医院能耗管控势在必行。

医院后勤智慧能源平台一般主要包含能耗管理子系统、安全用电管理子系统、智能照明管理子系统、暖通管理子系统和分布式供能系统以及其他与医院能源、能耗、能效相关子系统,如医用气体管理子系统、污水处理排放管理子系统等。

1. 能耗管理子系统

能耗管理子系统通过能源分类分项计量与智慧端口应用,可以实现如下功能。

(1)按照分类、分项原则,进行医院能源结构分析与能源账单分析。

(2)通过分类分项能耗实时监测、趋势跟踪与对比,总结医院用能规律,提供用能负荷错峰管理依据,发现医院异常用能、低效用能、能源损耗和能

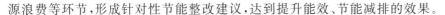

源浪费等环节,形成针对性节能整改建议,达到提升能效、节能减排的效果。

(3)按照医院管理中信息、物资、设备、人员和资金五大范畴,空间上功能区域以及流程与诊疗需要相适应的思路,在医院能源管理系统建设中,应用医院能耗八大概念,将床位数、住院率、总收入、人员比、设备量、投资额、均摊数以及建筑面积等与能源管理相结合,形成独具特色的医院能源管理考核指标。

(4)利用科室排名、定额管理、超额考核等管理工具,提升能源管理水平。

2. 安全用电管理子系统

安全用电管理子系统可提供电能质量、安全警示与应急联动功能,提高用电管理水平,促进医院采取有效手段提高电能质量,及时发现过压、过负荷、谐波、缺相、漏电、三相不平衡、线温过高以及功率因数低等电能质量与安全隐患,及时预警,减少甚至杜绝因电能质量与安全用电隐患导致的设备效能降低、寿命削减以及电气火灾等事故,为医院提供优质安全的用电环境。

3. 智能照明管理子系统

智能照明管理子系统结合新型高效的 LED 节能灯,在提升照明质量的同时,也可降低维护成本,提高综合效益,提升管理水平。系统针对不同应用场景设计不同的智能照明管理策略,在改善现有照度基础上,合理管理灯具开关时间,减少能源浪费,降低灯具开关人力管理成本。综合考虑自然光照、建筑采光、工作时间和 24 h 人流量分布特征等因素,按门诊、住院部、急诊等不同功能区域的照明控制设计时控策略。门诊照明以时间管理为主;住院部照明以时间管理为主,辅以感应控制;急诊照明则以光照度感应控制为主。

4. 暖通管理子系统

中央空调是医院的"能耗大户",又关系到医院患者和职工每个人的冷暖,因此有必要加强对暖通中央空调系统的管理,使其成为医院后勤智慧能源平台的重要组成部分。通过对空调系统的智能化改造,根据室内外温度、峰谷平电价、设备运行效率以及供回水温度等关键因素,通过模糊算法计算最优冷热生产与供应策略,按需供冷,当医院门口人流聚集,空调面板上显示的温度是 24℃;在人流较少的科室,面板温度显示 26℃;而在鲜有人经过的专用通道,空调出风口则显示关闭状态……实时感知、自动调节的空调系统,杜绝"过冷""过热"等能耗浪费现象,始终为医患营造舒适环境,在保证人体舒适性的同时,提高综合节能率,最大程度省电节能。

5. 电梯管理及能量回收子系统

医用电梯作为医院重要的运输工具，其安全、平稳运行关乎医院运营效率、关乎医院形象，更关乎抢救生命的速度，电梯管理及能量回收子系统应运而生，通过对电梯使用者、电梯运行时间及电梯前往的楼层进行精确控制，附加再生能量利用技术和永磁同步无齿轮技术，在确保安全的基础上采用加装电能回馈装置的方法对电梯进行科学的节能改造，以达到节省电梯运行能耗，节约医院运营成本，创建绿色医院的目的。

6. 分布式供能子系统

清洁能源与新能源应用是医院能源结构优化的主要途径，太阳能发电、太阳能预加热、空气源热泵和储能电站等分布式供能模式在大型公共建筑应用逐渐增多并成为重要供能方式。医院分布式供能的建设还可以作为柴油发电机的补充，应用到应急发电/储备电站之中，为医院提供更高效的用能保障，减少因柴油机维护带来的高额运行成本和柴油管理带来的安全隐患。而医院能源管理平台积累的能源大数据为医院分布式供能子系统建设提供精准的能耗负荷分析，准确的用户负荷基线是决定分布式供能项目成败的关键因素，为医院分布式供能奠定基础。

7. 其他子系统

医用气体的消耗、污水处理的成本在医院运行管理中同样占有相当大的比重，因此医用气体、污水处理同样需要接入医院后勤智慧能源平台之中。医用气体可参照电能消耗管理模式，进行用量考核管理，通过安装流量计、压力传感器的方式，接入医院后勤智慧能源平台系统。污水处理则需要单独检测，确保排放水质达标。

当然，智慧能源平台的建设虽然可以帮助医院加强能耗管控，促进医院节能降耗，但同时智慧能源平台的建设动辄几十万甚至上百万元的投入，也让很多医院望而却步。为加快推进医院智慧后勤建设，我院充分发挥专业人才优势，本着"自主研发攻坚、缩减投入成本"的理念，一直在不懈地调研探索，先后完成了医院远程抄表、污水自动化处理、医用气体用量监测、冷源空调远控、多联机组远程控制、可视化监控等系统的构建工作。

7.1 远程抄表系统建设

远程抄表系统建设之前需要人工抄表，浪费人力物力，远程抄表系统建设之后不仅可以实时查看用电信息，而且有助于加强用电管理，助力节能管控（图1）。

案例：图2为本院远程抄表系统建设之后于2022年12月15日20:00—16日7:31门急诊4#强电井多联机组电流变化情况。

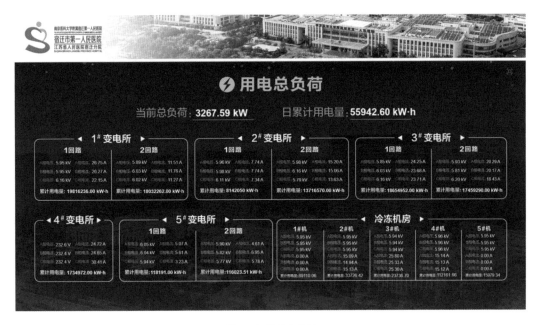

图1　远程抄表系统

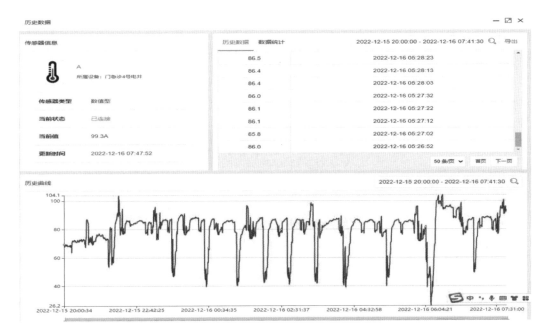

图2　电量电费统计表

15日20:00—16日7:31这一时间段,多联机组本应该处于待机状态,正常电流应在20A左右,从图2中明显可以看出门急诊4#强电井多联机组在夜间室内机未关闭,仅这一夜门急诊4#强电井多联机组消耗电能583 kW·h,核算电费408元,存在电能浪费现象。为杜绝类似问题,医院对相关科室做出了相应处罚,以儆效尤。

7.2　冷源空调系统改造

改造前期医院采用 5 台制冷量为 2 800 kW,用电功率为 480 kW 的 10 kV 格力离心冷水机组,主要在夏季提供 7~11℃的冷冻水,供往 1、2 号住院楼、门急诊北区的格力风机盘管空调内机。同时全年候为净化区域提供冷冻水,以达到净化区域恒温恒湿的要求。但在春、秋、冬三季供冷量需求较低,开 1 台离心冷水机组便能达到冷却水温度要求,且运行 1 h 就要停机,需频繁启停,存在"大马拉小车"的现象。

改造措施:医院通过增加独立模块化空调组的方式加以解决该问题,增加 4 台制冷量 130 kW、用电功率为 43.1 kW 的格力风冷模块机,主要在春、秋、冬三季使用制冷功能为净化区域提供冷源。

成效:医院 1 台离心冷水机组按照平均每天 2 h 运行计算能耗为 2 940 kW·h,4 台风冷模块机按照平均每天 8 h 运行计算耗能为 2 099.2 kW·h,改造后日节能 840.8 kW·h,每年运行周期 180 d,全年节省能耗 151 344 kW·h,电费均价按照 0.71 元/kW·h 计算,医院全年约节省电费开支 10.74 万余元。项目总投资 57.6 万元,回收期 5.36 年,效益显著。

7.3　医用气体用量监测系统建设

新冠肺炎疫情 3 年期间医用气体用量激增,尤其是氧气用量呈现出翻倍增长趋势,亦使对医用气体用量的监测显得更加重要。我院利用节假日对医用气体管路进行了改造,增加一条大氧量管路,并安装医用气体流量监测仪,实现了医用气体用量的实时监测(图 3)。

案例:液氧站监测系统建设之后,可以实时了解液氧站液氧使用及设施安全情况,余量低于报警值时可以及时通知供氧服务商送货,切实保障液氧供应。

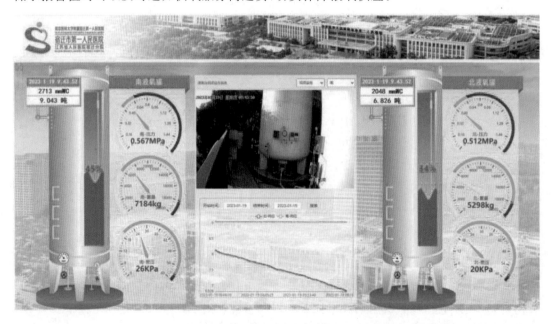

图 3　医用气体用量监测系统

7.4 多联机组远程控制系统建设

VRV 多联机组在医院应用极为广泛,我院共有外机 97 套,内机 1 262 台。但由于安装时间较早,多联机组的远程控制系统一直未能搭建,调研安装费用更需要 30 余万元。我院后勤创新团队努力攻坚克难,最终实现了对多联机组的远程控制(图 4)。目前门诊楼、综合楼公共区域多联机空调已经实现远程控制,非公共区域房间内空调已实现远程监视,为医院节省安装费用 30 余万元。

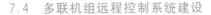

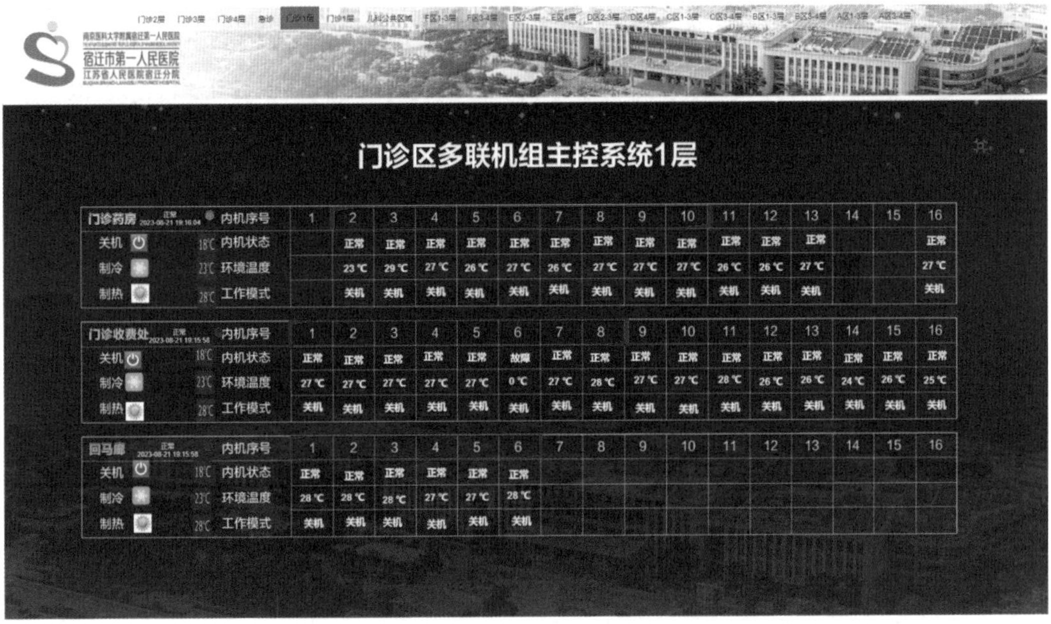

图 4　多联机组远程控制系统

7.5 医院污水处理自动化系统建设

医院原污水处理站项目于 2014 年 10 月开工建设,2015 年 8 月竣工并通过环保部门验收。污水处理量最大设计日处理 2 150 t,处理采用"水解酸化＋接触氧化"工艺。医院给排水系统按"雨污分流、分质处理"的原则进行施工建设,污水处理后水质达到《医疗机构水污染物排放标准》(GB 18466—2005)要求后,排入市政管网。

2021 年 12 月,五部委下发《关于加快推进医疗机构污水处理能力建设的通知》。为切实履行文件精神,医院按照"统一领导、统一运维、统一监测"的原则,努力提高医疗污水处理能力,分类实施溯源整治工作,加快推进污水处理智能化建设。2022 年前后,医院总计投资 135 万元对污水站进行了改造。改造包括:完善医疗污水收集处理设施设备,对原工艺进行升级改造,加强智能化控制,实现自动化管理;配备自动化加药消毒设备;将自动监测设备安装联网;确保设备"一用一备"制度。如图 5 所示,经改造,目前污水站可实时掌控污水排放状况和设备运行情况,实现了精准化监测与精细化管理。

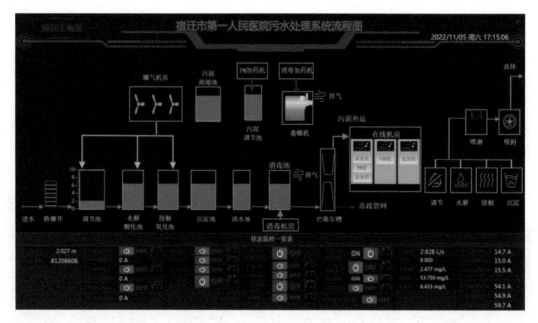

图 5 污水处理自动化系统

7.6 医院维修材料出入库管理系统建设

目前,医院维修材料种类约 1 500 多种,日出库量近百件。维修材料的供应效率直接影响后勤日常维修保障效率,进而影响临床业务的正常开展和患者的就医体验,因此需要加强维修耗材库房规范化管理。我院后勤维修耗材库房分布在 1 号住院楼地下 1 层东职工电梯东侧。维修耗材主要包括水暖、电料、灯具、装潢、五金和工具六大类,按类别、功能分别存放,有常用维修耗材库房、水暖管件库房、备用维修耗材库房和废旧维修耗材库房等。设专职库管员负责维修耗材库房管理,通过银豹管理软件进行维修材料出入库管理(图6)。

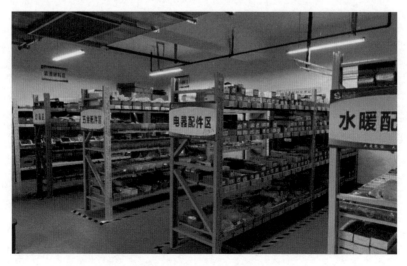

图 6 维修材料出入库管理系统

7.7 医院智慧化食堂系统建设

在食堂外包期间,每日就餐人数在 300～400 人左右,管理混乱、饭菜质量较差、菜价高昂,服务质量不达标、满意度不到 70％。医院收回自营后,成立了膳食管理委员会,对食堂工作实行全面监管,从采购、验货、储存、加工、供餐和消毒等各个环节严格把控,始终坚持以食品安全为核心,保障医院职工和患者的用餐安全。如图 7 所示,食堂开通了膳食服务中心微信小程序,患者和职工可以使用微信在线自助点餐、充值,选择点餐配送服务;且建立了采购物资进出库和食品留样系统,确保食品安全。

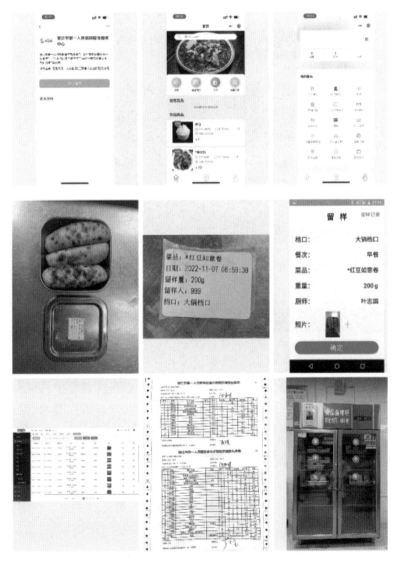

图 7　智慧化食堂系统

7.8　电动医用304不锈钢款箱式回收车的应用

一体式医疗废物智能收集车,是连接互联网、物联网、云计算等技术,实现医疗废物的信息化管理,保证医疗废弃物实时监管,杜绝医疗废弃物再利用的隐患而研发的一款智能医废收集车(图8)。智能回收车集成垃圾称重、条码打印(选配)、业务操作、数据上传和实时定位等功能,回收人员推着回收车到每个污物间进行回收,实现医疗废物的闭环监管。

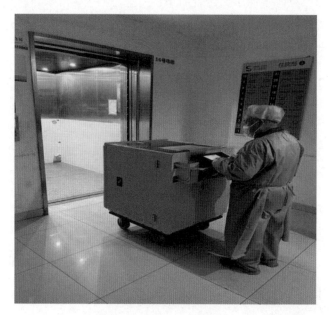

图8　医疗废物智能收集车

8. 结语

总之,医院后勤智慧能源平台的建设,可以优化医院能源结构、降低能耗、提升能效,进而提升医院用能管理水平,改善大型综合性医院在现有能源供应紧张、价格大幅上涨的大环境下的能源费用支出持续上升状况,加强用能安全管控、改善医疗环境,促进医院利润增长。但医院还应从实际出发,构建一套适合自家的后勤智慧能源平台,同时还应注重自身人才队伍建设,充分发挥人才优势,培养一支能够自主创新,适应新形势的后勤管理团队。

（撰稿:南京医科大学附属宿迁第一人民医院　沈伟）

1. 引言

随着新医改政策的不断深入,智慧医院的建设和发展的重要性日益彰显,构建完善的智慧医院体系是目前医疗卫生发展一项重要的议题。同时,各种高新技术的发展支持医院智慧化建设成为可能,物联网、大数据、云计算和人工智能的发展有助于提高医院的运营效率,提升医疗质量和安全[1]。智慧医院的建设将会在很大程度上提高医疗质量,优化医疗流程,改善就医体验,促进学科建设,实现医疗卫生机构协同发展,让及时、便利、优质的智慧医疗服务普及惠及更多人民群众[2]。

本文旨响应国家卫健委对于智慧医院建设和发展目标,分析目前智慧医院建设发展背景及发展面临问题,剖析智慧医院建设架构,提出智慧医院高质量发展的思路。同时结合上海市同济医院智慧场景建设实践,为国内医院智慧化建设和发展提供借鉴和参考。

2. 智慧医院背景及现状

2.1 智慧医院相关概念介绍

智慧医院源于美国 IBM 于 2009 年提出的"智慧地球"(Smart Planet)战略[3]。作为"智慧地球"九大应用中"智慧医疗"的三大组成部分之一,智慧医院是在医院信息化的基础上,利用物联网技术、大数据和云计算,优化医疗服务流程,科学化管理决策,从而提高服务质量,提高医院成本效益的重要发展模式。它是在第四次技术革命下,基于大量数据,结合云计算、机器学习(ML)、人工智能(AI)和物联网(IoT)的智能化的医疗服务提供和管理系统。弗若斯特沙利文咨询公司(Frost & Sullivan)指出,尽管智慧医院已成为当前提高医院生产力和效率的有效解决方案,但建立一座真正意义上的智慧医院仍任重道远。本文通过 PEST 分析，从政治、经济、社会和技术环境四个方面分析我国智慧医院的宏观发展环境。

2.2 智慧医院发展现状及存在的问题

我国智慧医院系统建设与国外相比起步较晚，但发展迅速。1995 年原卫生部开展了信息化工程建设，开发了信息化软件系统，相应地提高了医院管理水平。1997 年正式开通医疗网络，为智慧医院建设打下了一定基础；2003 年，严重急性呼吸综合征的暴发推动了我国更加注重公共卫生信息化建设。百度健康云和阿里健康通过大数据和 AI 技术，以试图实现智慧医院的目的；2011 年之后，智慧医院的研究成果如雨后春笋层出不穷，但智慧医院的全面建设还存在一定不足，所以将 AI 技术运用到传统医疗已成必然趋势。

1）顶层设计方面

近年来，全国各地都开始医院智慧化建设，但是在具体实施过程中，常常会陷入信息化产品简单叠加的误区，忽视各系统之间的关联性、兼容性问题[4]，认为通过在院区内增加各种医疗设备、建立全院覆盖无线网络等手段就可以实现医院病房的智慧化建设，同时在实际落地实施过程中常存在变化和临时调整，缺少基于全院架构的系统顶层设计的指导。

2）技术融合方面

信息技术是先进的，但医疗行业由于其特殊性和严谨性，使得医疗制度的建立和完善跟不上技术更新迭代的速度，现在很多行业都十分重视的大数据和人工智能技术应用在医疗行业还处于试用初期，计算机算法和医疗知识库还有待优化和完善。目前智慧医院的建设更多集中在独立系统的实现，即针对某个需求开发应用软件或系统，而各系统之间缺乏整体性数据融合与集成，往往形成数据孤岛，无法实现医院信息的互通互联[5]。一方面不利于完整数据库的建设及跨院区、跨区域数据的共享；另一方面导致数据浪费，无法为医护人员提供有用的决策和指导信息。

3）协同管理方面

智慧医院的建设管理需要多方主体的协同参与，如信息、基建、总务和临床等部门。而当前阶段，较多医院的专业人才存在普遍缺失和薄弱、各部门之间的工作界限不清，各部门沟通不顺畅、信息不透明、暂无健全的协同管理制度作指导，造成医院智慧化管理水平较低。

4）智慧病房建设标准方面

虽然智慧医院的概念已经存在了近三十年[6]，但对于国内而言，智慧医院的发展依旧与发达国家存在较大差异，智慧病房的建设更处于起步阶段。自 2019 年开始，国家卫健委陆续发布了有关医院智慧服务和智慧管理分级评估标准体系，为全国各家医院的智慧化评估考核提供了思路和参考。但总的而言，现有的标准大都是关于智慧医院建成后的评估体系的试行版本，暂未涉及有关智慧病房、智慧医疗、智慧医院建设全过程标准。

3. 智慧医院总体建设框架

综合信息化、智能化技术等发展趋势，智慧医院管理系统逻辑结构上采用三层架构，即专业系统层、集成中台层和应用服务层。专业系统层是智慧医院的信息化基础,包括如建筑与设备管理系统、医疗专项设施系统、公共安全设施系统、医疗辅助智能化系统和医学装备系统等。系统集成中台,是整个智慧管理系统的支柱,负责平台所有数据的采集、清洗、建模、可视化管理等,并对服务层提供各类智能统计、智能分析、智能诊断数据接口。应用服务层是智慧化具体功能应用呈现,如图1所示。

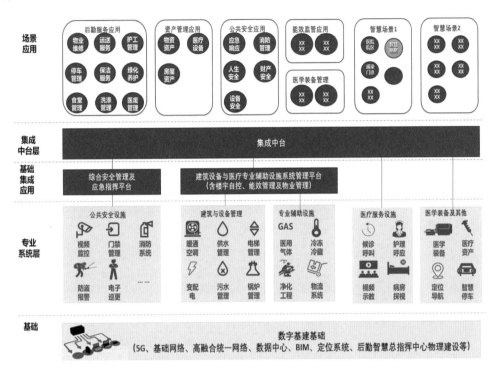

图 I   智慧医院建设架构

通过医院智慧平台将院内业务和互联交互服务进行整合,实现人工智能、大数据应用、互联互通和协同共享。实现对全院的基础设施、业务状况、日常运营等情况进行实时监控和管理,确保全院正常运行,使医院在质量、安全、效能、效率、品牌和能力等方面得到提升。

4. 上海市同济医院智慧场景建设实践

2019 年,国家卫健委明确我国智慧医院的建设范围,主要包括三大领域:面向医务人员的"智慧医疗"、面向患者的"智慧服务"、面向医院管理的"智慧管理。同年,在上海申康医院发展中心的年度工作计划中对市级医院在智慧医院建设方面提出了一定的要求,在这样的环境及政策背景下,上海市同济医院积极探索与尝试顺应社会和时代发展的建设理念,综合考虑舒适度体验及不同群体需求,结合医院总体发展规划,开展智慧医院多个应用场景的实践研究,主要包括智慧病房建设场景、智慧手术部建设场景、智慧物流传输系统建设场景等。

4.1 智慧病房建设场景

智慧病房作为智慧医院的重要场景,本院从智慧服务、智慧医疗、智慧管理三个维度出发,借助云计算、大数据、物联网等技术提升患者就医体验、提高医护人员的工作效率及实现病区的管理精细化。智慧病房场景建设内容涵盖三个子系统:智慧病房服务系统、智慧医疗护理系统和智慧运行管理系统。

1)智慧病房服务系统

通过将患者的医疗、管理、服务需求与信息技术相结合,打造以需求为导向的智慧应用场景。患者可通过床头智慧屏完成操作,点开智慧屏,可以看到患者的基本信息,是否有过敏史、各项护理安全预警、自动开关灯和空调等,一目了然。为了患者便捷支付,智慧屏还接入了充值缴费模块,与智能终端相连实现床边缴费。智慧屏中展示的检查报告等信息全院互联,真正实现医院内部数据信息的集成。智慧病房服务系统的主要内容见表1。

表1 智慧病房服务系统内容

分类	序号	软件集成系统	硬件设备	功能	集成终端
智慧病房服务系统	1	智慧环境控制系统	智能照明灯具	房间灯光照明一键情景模式	病房床旁智慧屏/智慧病房综合管理屏
			智能空气质量检测及净化设备	房间空气质量的实时监测并和空气净化设备联动	
			智能窗帘传感器	自动控制窗帘开关	
			智能窗磁	窗户和空调及安防系统相联动。开窗到一定程度,空调会自动关闭。且会触发报警系统,以防坠楼意外发生	
	2	健康宣教系统	病房床旁智慧屏	针对患者的情况推送入院须知、住院须知、饮食禁忌、术后注意事项等	病房床旁智慧屏
	3	床旁预约检查系统	病房床旁智慧屏	提供床旁检查预约信息的查询功能	
	4	床旁营养点餐系统	病房床旁智慧屏	提供结合医嘱点餐和家属点餐功能	
	5	床旁护工预约系统	病房床旁智慧屏	提供护工信息预览并实现扫码预约护工及评价护工功能	
	6	床旁费用查询及结算系统	病房床旁智慧屏	提供住院费用的实时查询和费用结算功能	
	7	床旁娱乐系统	病房床旁智慧屏	提供电视直播、电影点播等功能	
	8	住院满意度评价系统	病房床旁智慧屏	提供床旁满意度测评功能	

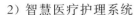

2）智慧医疗护理系统

智慧医疗护理系统面向的主体是医护工作人员，子系统包含智慧护理文书系统、床旁查房系统、远程会诊系统、医疗设备物联系统和智慧护理辅助系统，实现了患者闭环管理、医嘱闭环管理、体征管理、护理操作记录、临床数据查看和病区管理，详细内容见表 2。

表 2　智慧医疗护理系统内容

分类	序号	软件集成系统	硬件设备	功能	集成终端设备
智慧医疗护理系统	1	护理工作管理系统	护士站综合护理看板	集成相关护理工作、护理交班、护理排班等信息	护士站综合护理看板
	2	床旁护理查房系统	病房床旁智慧屏	提供通过刷卡进行身份识别的方式进入床旁护理系统，在床旁终端上调取护理文书，查询和录入医嘱的功能	病房床旁智慧屏
	3	远程会诊系统	病房床旁智慧屏/示教室智慧远程会诊系统	提供和院内及院外的远程会诊功能	病房床旁智慧屏
	4	医疗设备物联系统	智慧输液监测仪	输液完成后自动阻断输液管，同时向护士终端发送输液完毕报警信号，有独立的管理系统	护士站医疗设备运行监控看板/手持PDA/病房门口分机屏与病房门灯
			生命体征监测仪（监护仪、呼吸机等）	通过智能穿戴设备对患者生命体征进行监测，有独立的管理系统	
			输液推泵监测仪	通过控制装置，提供严格控制输液速度和输液量的注射服务，有独立管理系统	
			可穿戴移动设备	摆脱线缆束缚，使病人有更多的体验，有利于早期下床，改善预后	
	5	智慧护理辅助系统	床旁可视护理呼叫屏/护理可视对讲	提供快捷一键按钮实现和护士站的实时可视对讲	病房床旁智慧屏
			离床防跌报警传感器	对有离床风险的病人进行重点看护，有离床跌倒现场可实现报警功能	病人智慧手环/手持PDA/护士站综合护理看板

3）智慧运行管理系统

智慧运行管理系统面向的主体是医院管理人员，其子系统聚焦安消系统、综合物流系统、能耗系统等，详见表 3。

表 3　智慧运行管理系统内容

分类	序号	软件集成系统	硬件设备	功能	集成终端设备
智慧运行管理系统	1	安防管理系统	智慧安防摄像头	通过物联网等技术,构建高感度的消防基础环境,实现实时、动态、互动及融合的消防信息采集、传递和处理	智慧病房综合管理屏/病房床旁智慧屏
	2	消防管理系统	智慧消防喷淋传感器		
			智慧水压监测仪表		
	3	能耗管理系统	智能水表	全面提升能源的利用效率和智能化管理水平	智慧病房综合管理屏
			供配电能耗表		
	4	医废管理系统	医废称重设备	监测整个医疗废物处理的流程,对异常的医疗废物进行快速追踪,实现对医疗废物的动态实时管理	智慧病房综合管理屏
	5	被服管理系统	被服自动收纳发放设备	对医生及患者的衣服被服等进行自动收纳和发放的闭环管理	智慧病房综合管理屏
	6	应急响应及指挥系统	/	应对突发情况的告警及指挥	病人智能手环/医护人员智能工号牌/智慧病房综合管理屏
	7	医疗设备资产管理系统	设备标签	医疗设备的使用情况管理	智慧病房综合管理屏
	8	定位系统	定位标签	实现医护人员、病人及资产的定位及追溯	病人智能手环/医护人员智能工号牌/智慧病房综合管理屏
	9	机器人管理系统	导引机器人	机器人主动询问,引导和讲解病区情况	智慧病房综合管理屏/导引、运送、消毒机器人
			运送机器人	机器人自动运送药品、检验样品、被服、医废垃圾	
			消毒机器人	机器人通过和病房环境的实时联动,对空间进行主动消毒	
	10	综合物流管理系统	气动物流	快速传输小体积的物品	智慧病房综合管理屏/气动、中型箱式、小车物流
			中型箱式物流	慢速传输大中体积的物品	
			小车物流	慢速传输中小体积的物品	

为了更好地展示智慧病房管理系统的数据信息,为医护及管理人员提供工作支持和决策指导,上海市同济医院在特需病房护士站设置三块系统集成屏,以图表形式清晰、醒目地展示日常工作信息、患者护理信息及设备管理预警信息等内容,简化了医护人员的工作模式,直观展示智慧病房信息化建设成果。

其中智慧屏包括智慧病房综合管理大屏、综合护理看板和医疗设备运行监控看板,如图2所示。为了达到既不增加医护人员额外负担,又能达到安全应急保障的目的,上海市同济医院智慧病房综合管理平台遵循智能化、自动化、开放式的原则,将整个医院重大事件以3D数据孪生的方式呈现,实时感知医院消防、安防等各种紧急情况,并通过标准的流程进行处理。分页面包括报警系统、定位系统、环境系统、能耗系统及设备(机器人管理系统),如图3所示。其中,报警系统包含3个真实场景(火灾、SOS求救、患者越界)和3个仿真场景

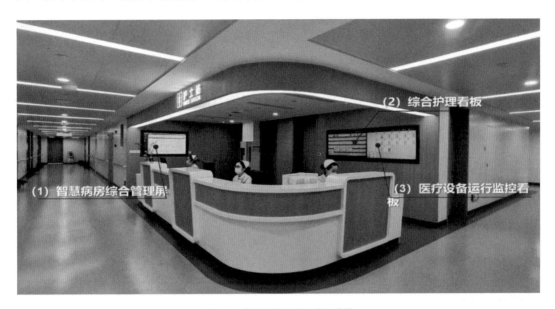

图2　上海市同济医院病房智慧屏

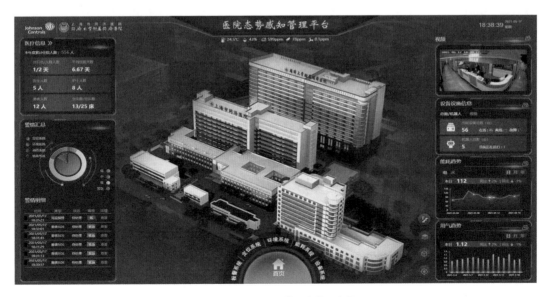

图3　上海市同济医院智慧综合管理大屏页面

（火灾疏散、保安巡更、医院巡航），通过态势感知（Standard Operating Procedure，SOP）系统对报警进行闭环管理。同时，系统可以接入更多的医院运维和医院信息系统，极大提升医院的运营管理水平和安全水准；定位系统能够实现患者、医护人员及设备的实时位置信息在 3D 地图上清晰地展示；智慧病房的环境系统能够查看各个病房的环境状态，包括温度、湿度、$PM_{2.5}$、甲醛和二氧化碳；能耗系统通过对能耗设备数据进行采集（水、电、气、暖等），实时监测各能耗使用情况，对能耗数据进行统计与分析，根据系统分析结果提供节能策略与设备控制，从而达到有效节能的目的。设备（机器人管理系统）作为智慧病房综合管理平台的重要组成部分，集成导引机器人、消毒机器人、医废运输机器人和送药机器人等多类型机器人在内的动态管理，依据本院住院部现状，设计智慧病房机器人系统运行流程，包括借助导引机器人带领患者从住院大厅一层引导至同建筑十层智慧病房护士站、医废运输机器人通过污梯运送到院内其他楼宇、送药机器人通过洁梯将药品或检验材料送至院内其他科室等，详细流程如图 4 所示。

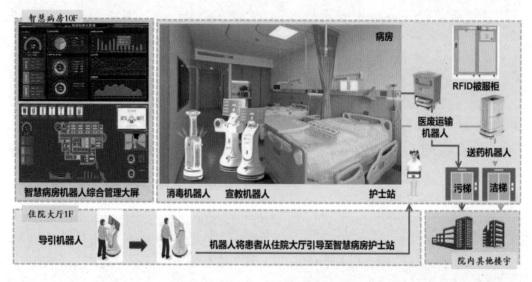

图 4　智慧病房机器人系统运行流程

综合护理看板集合智慧护理文书系统和智慧护理辅助系统的内容，取代传统的医护白板，以卡片形式展示患者关键信息（图 5），支持十余种维度筛选信息。用户可根据自身需求设置提醒时间，并在区间内显示，做到患者转科、出院或备忘有效期结束时，备忘能够智能化自动消除。护理人员可方便查看各个护理任务的总任务量和完成进度，实现对病区护理任务的及时掌握。

医疗设备运行监控看板则实时监控智慧病房内的医疗设备物联情况（图 6），通过对全院设备的实时监控，设备处可以更为主动地进行设备状态监控、维护提醒、使用率统计等服务。利用设备统计信息，对设备进行合理的调配，使之得到最大化的利用。由于设备都进行了联网，因此还可以实现远程维护，提升服务效率。以同一时间轴呈现所有设备数据，如监护仪、呼吸机，可以以图形方式呈现，极大简化评估过程。将呼吸机监测参数波形作为监护仪指标参数统一显示,通过趋势数据窗口,医护人员对于呼吸机参数调整后患者氧合,循环功能的改变一目了然。例如,在做肺复张,设置较高的复张压力时,可以快速判断该压力是否造成血压、心率等指标的显著变化,指导临床医护人员判断肺复张是否可以进行下去,从而保证患者安全。

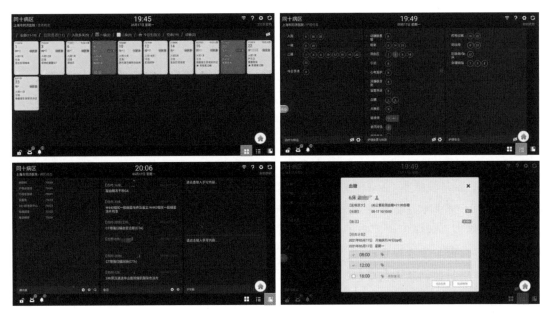

图 5　上海市同济医院综合护理看板页面

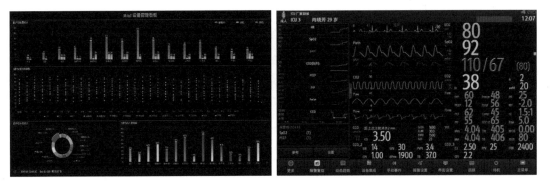

图 6　上海市同济医院医疗设备运行监控看板

4.2　智慧手术部建设场景

随着人工智能等高科技的飞速发展,智慧化手术部将引领未来发展的方向。按照"十四五"数字治理的理念,同济医院同时选择以手术部为应用场景,以安全、高效、可持续和人性化为目标,从手术室行为管理系统(人)、手术室物资精细化管理系统(物)、手术室数字物联化平台(环境)三方面出发。

智慧手术行为管理系统,是基于物联网 RFID、蓝牙、人脸识别和虹膜识别等技术,依据医院手术室运行管理流程和规范要求,实现手术室人员安全准入控制、手术衣鞋智能发放、智能回收及应用追溯、患者通道管理、人员外出管理、手部卫生管理及护工清洁管理的一体化系统;系统构建了服务于手术室医护员、管理人员的智能化综合运行管理系统,最大程度地确保了手术室的安全和洁净度,同时极大地提升了手术室的整体运营效率。

智慧手术物资管理系统,包括货架式机器人、高值耗材机器人、手术套包配送回收机器人、特殊药品管控机器人、医疗废弃物转运机器人、消毒机器人和智能无人二级库仓储系统等,通过智慧化管理系统与上述多款机器人的协同工作,规范手术室基础工作操作流程,方便医院对于手术室的高值耗材、手术套包、毒麻药品和医疗废弃物进行管理与运送流程的监控,全流程可追溯化管理手术室行为;规划管理手术室时间,提升手术连台率;有效防止不良事件发生。

手术室数字物联化平台,以数字化手术结合物联网和洁净系统相结合,实现全信息化手术,具备手术环境数据、能源管控、数字影像、设备整合和数据分析等信息化手术室。

智慧手术部手术室智慧管理平台带来集成控制服务环境,是一种人性化的建设概念和方案,就是将更多的病人信息和手术麻醉监护信息等与手术室教学转播系统进行集成,最终实现病案管理与手术视频转播为一体的信息系统。同时大大提高了医院的市场竞争能力,其中,本项目的创新点主要包括如下。

(1)数字孪生:将手术部基础设施系统、医护人员行为管理系统以及质控考核系统进行"数字孪生模型"构建,打造全生命周期的人工智能。

(2)系统集成:以信息系统和智能硬件为支撑,自动识别、自动感知、自动盘点和智能补货,实现物物互联、信息互通。

(3)人工智能的应用:智慧无人仓储、物资接驳机器人、机电物联等系统的应用,革新了手术部医疗行为的高效管控方式。

(4)组织协同创新:协同包括信息、基建、装备、总务、保卫、产业及临床等各部门及项目参建各方,统筹规划实施,联动管理。

(5)迭代优化:评价智慧配置合理性,通过数据挖掘等技术持续开发新应用;通过场景中台实现集成,推动智慧手术部解决方案的复制推广。

(6)全闭环精细化管理:首个全无人物资自动化存储运输的智慧手术部,将耗材存储、配台、运送、计费和管理等环节的精细化管理;将无菌包存储、配台、转运和回收的全闭环精细化管理。

4.3 智慧物流传输系统建设场景

随着国家对智慧医院建设的大力推进,对医疗领域基础建设加大投入及科学技术的飞速发展,越来越多的医院已将医院物流系统纳入医院基本建设中。然而,目前国内大部分医院虽然对多种物流运输种类都有所涉及,但仍停留在物流系统应用的初步阶段,已有的物流设备大都只能解决某一栋建筑或单一物品的运输,未能充分考虑建筑空间布局与不同物流传输系统间的匹配关系,暂未实现精细化设备及流程管理,导致设置的现代物流设备无法发挥最大效益。

上海市同济医院通过对不同物流传输系统比较分析,结合建筑楼宇基础条件,选择用箱式物流搭配机器人解决竖向传输问题,用气动物流搭配机器人物流解决水平向传输问题。气动物流传输院内重量较轻的标本、文件、药品等;选择箱式物流传递体量较大的药品、器械、被服等物品;结合灵活移动的机器人分布在各个医疗楼宇,辅助医废运输、环境消毒、无人仓储运输等工作,从而实现整个院区多元传输系统之间的高效配合,有效缓解医疗物资运输效率低下、人流与物流交叉的问题,实现多维度、多层次、全方面覆盖的医院智慧物流系统,推动医院运营高效、安全发展。其中,该智慧场景建设分为三个阶段完成。

1)一期建设:对医疗用房增设气动物流系统

智慧物流传输系统一期建设是对外科楼标准病区、外科楼中心供应室、手术室、甘泉楼医技科室(检验科、病理科、病区药房)及同济楼标准病区建立气动物流系统,共设34个站点,2个机房。通过气动物流传输系统,可以将小批次的检验样本、药品、手术器械和文书类物品等点对点传输,且通过室外管线和连廊,实现跨楼宇间传输。

2)二期建设:内外科楼建设智慧复合型物流系统

在对内科楼方案设计时,上海市同济医院就预留了箱式物流专用井道,包括洁物传输和污物传输两个部分。洁物传输是通过在内科楼设置箱式物流垂直通道来负责大输液和批量药品的运送。物流站点连接内科楼一楼静配中心、住院药房、三楼手术室、六楼CCU及其他各标准病区。各病区箱式物流智能化工作站点均设在该楼层护士站内,工作站集成智能交互系统、安全防护检测系统、贵重物品电子化全程追溯系统、电子化签收系统、视频智能监控系统及语音通话系统。而内科楼污物传输是通过利用内科楼手术室内部污梯,设置箱式物流垂直通道,内科楼手术室污物出口与外科楼中心供应室污物接收分别设置站点,实现内外科楼手术室污染器械的无人化回收。

同时,二期气动物流系统通过地下室气动物流机房内的换向器可以和已投入使用的一期物流系统无缝对接,实现全院区主要医疗楼宇之间的互联互通。洁物传输包括小批量药品及文书类用品,路径以内科楼一楼病区药房为始发站点,传输至内外科楼手术室等医技科室及内外科楼标准病房。同时通过机房,传送到甘泉楼及同济楼标准病房。污物传输包括内外科楼手术室小型标本,可传送至内科楼四层病理科或通过机房传送至甘泉楼检验科。同样,内外科楼、甘泉楼及同济楼病房内的检验样本也可通过气动物流传输至内科楼病理科及甘泉楼检验科。

智能机器人既可以满足传统轨道物流与中型物流物品的传输要求,又能实现解决轨道和箱式的载重与安装维护问题,满足全院内物资的传输需要。在洁物传输中,机器人传输和箱式物流共用井道技术,用机器人解决外科楼的静脉配液和药品的运输问题。在手术室中采用内部物资运输机器人,通过外科楼中心供应室内原有洁梯,将手术器械包运送至内外科楼三层手术室的目标仓库内。污物传输主要用于手术室的污染器械,在手术室污物通道内设置接驳台,医护人员将使用后的医疗用品放入周转箱中,由接驳机器人自动拿取送至中污物收集间的箱式物流内,通过箱式物流传输至一层中心供应进行去污。

3)三期建设:本部院区智慧复合型物流系统

在三期建设中,医院正对整个后勤辅助用房进行功能性整合,建设基于全院的多元智慧物流数字孪生管理平台。充分利用平台统一的流程和知识库引擎,规范运维流程,实现运维信息共享。通过终端平台,对医院的物流系统进行实时监控。可监控的内容包括药箱任务查看、药箱追溯查询、可视统计报表、路径状态分析、设备状态监控、设备故障报修及设备能耗分析,实现多元智慧物流一体化、精细化管理。

5. 结语

现代智慧医院建设趋势不可阻挡,智慧化带给医院的既是机遇也是挑战。医院管理是影响医院发展的关键点,在现行政策体系框架和现有的技术成熟度下,智慧医院的建设实践应更加关注综合医院实际需求,在规划设计时需从医生、患者、护士、管理者的需求出发,通过智慧应用的建设和运用,提供主动、精准的服务,提升医、患、护、管的医疗获得感和满意度。

参考文献

[1]张建忠,李永奎,张艳,等.智慧医院项目的建设与运维管理研究[J].建筑经济,2018,39(6):57-60.

[2]范荣国,唐其柱.运用无线移动诊疗技术构建智慧医院智能健康管理平台[J].医疗卫生装备,2016,37(11):50-53.

[3]徐若然,张毅,周博雅,等.智慧医院建设中信息平台的构建与应用研究[J].中国医院管理,2018,38(3):55-57.

[4]李华才.智慧医院建设战略定位若干问题的探讨[J].中国数字医学,2019,14(8):1.

[5]陈剑,刘运辉.数智化使能运营管理变革:从供应链到供应链生态系统[J].管理世界,2021,37(11):227:240.

[6]黄勇.智能时代医院信息化建设面临的挑战及对策[J].中国当代医药,2020,27(3):184-186.

（撰稿:上海市同济医院　韩凯）

1. 引言

  "十五"规划以来,上海市级医院经过几轮大规模基本建设,医院基础建设面貌焕然一新,较好地支撑了市级医院医、教、研活动的全面发展。当前,上海申康医院发展中心(以下简称"申康中心")所属的 23 家直属医院,后勤主要电梯/扶梯设备达 1 000 台以上。电梯作为医疗机构中的重要运输载体,普遍有着运行频度大、满载率高、乘梯人员混杂和运输货物繁多的特点。对患者而言,希望尽可能缩短排队或等候乘梯的时间;而对管理者而言,既要确保安全运行,又要缩短故障停梯时间,还要提高电梯使用效率,管理难度日益加大。如何科学经济地优化电梯的运行策略、把控维护保养的质量、提高维修及时率是一个严峻的挑战。而物联网信息技术的赋能,为其提供了先进的管理手段基础,本文将从儿童专科医院特点出发,分析用梯特点、搭建物联环境、采集状态数据、建立相关制度并总结优化效果。

2. 医院电梯系统运行管理现状

2.1 电梯运行总体情况

  上海市儿童医院(上海交通大学医学院附属儿童医院),始建于 1937 年,是一所集医疗、保健、教学、科研和康复于一体的三级甲等儿童医院,是上海医学遗传研究所、上海市儿童保健所、上海市儿童急救中心、上海市新生儿筛查中心、上海市儿童康复中心、上海市听力障碍诊治中心和上海市新生儿先天性心脏病筛查诊治中心所在地,是上海交通大学医学院的临床教学基地。目前以一院两区运行,普陀院区建筑面积 85 960 m²,开放病床 550 张,日就诊量约 4 000 人次,院区配套垂直电梯共 28 部、自动扶梯 4 部,驻场持证技术人员 2 名,基于《电梯维护保养规则》(TSG—T5002)进行周期性保养。同时,院区设立一站式维修接报服务中心与消防监控室,当电梯发生故障、困人等意外情况时,二者均可对接一线,并按流程安排实施抢修计划。

2.2 电梯管理存在的问题及用梯特点

1)电梯运行策略缺乏规范指导

新版《建筑设计资料集》(第6分册)给出了综合医院电梯配置的一般方法,但儿童专科医院电梯数量的配置、运行的策略,大多根据一般建筑或综合医院实践总结的经验来设定,因此可能会产生由于电梯种类、数量配置不合理造成整体系统调度效率低下的问题,进而给患者及其家属产生差的就医体验。

2)儿童患者陪护家属多

随着社会经济的发展,儿童的健康成长受到了家长们的关注度越来越高,"儿童生病、全家陪同"的现象愈加普遍。现行《儿童医院建设标准》中提出了儿童专科医院在电梯使用中的特殊性:一方面,儿童医院人流量较大,主要原因是陪护较多,平均每名患者有2~3人陪同,有的甚至多达4~6人;另一方面,儿童患者在诊疗的过程中往返次数多于成人,一般为成人的2~3倍。在患者数量确定的情况下,陪护数量增多可能会给院内交通,尤其是垂直交通带来影响。

3)电梯种类功能复杂

上海市儿童医院普陀院区目前共有电梯28部,其中22台为2013年一期建设的旧电梯,6台为2020年二期建设的次新电梯。数量不多但功能分类却很多,有普通乘客电梯、职工电梯、污物运送电梯、货梯、机器人用电梯及手术专用电梯等。从管理角度,特殊功能要求越高,管理难度越大。既要考虑植入功能与使用者不会对电梯本身的安全运行造成负面影响,又需要在功能确定后有持续的技术管理手段,比如污物运送电梯的使用环境较差,容易发生故障,物流机器人乘梯对整体调度效率的影响等。

4)管理部门与第三方单位易在电梯安全管理上形成真空地带

由于医院后勤管理事务繁多,一般会将一部分电梯管理工作外包给第三方公司,比如司机值班、保洁消毒、技工维保等。而这些工作通常为多人多岗,由此可能产生管理部门、管理公司以及维保公司三方的真空地带,电梯安全管理难以管到位,出现问题后争议往往较大。

5)电梯维保/维修工单流转时间较长,安全管理员的工作无明确方向性

后勤部门的电梯安全管理员虽然经过培训持证上岗,但毕竟不是电梯维保专业,由于设备运行状态无从知晓,当前更多只能通过日常无差异化的安全巡检来开展工作。此方式效率低、目标性差。此外虽然维保和急修工单最终都会汇聚给安全管理员审批,但滞后性较强,无法满足医院高节奏、高频次使用环境的安全管理需求。尤其对于困人等故障的紧急抢修,往往需要通过消控室到后勤部门,再开始人员安排,效率不够高。

3. 基于物联网搭建智慧电梯数据服务平台

针对电梯管理痛点问题,上海市儿童医院普陀院区协同第三方公司,依托物联网技术

为手段,以垂直电梯为对象,搭建了智慧电梯数据服务平台,启动了借助电梯大数据的特种设备安全管理新模式。整个建设过程分三步。

（1）如图 1 所示,安装非倾入式的数字化电梯物联网。

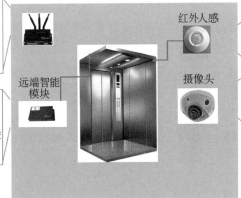

运算传输模块（机房）
· 状态信息和告警信息转发
· LTE 4G无线网络或有限宽带回传
· 故障预测
· 机房传感信息汇聚
· 独立看门狗

远端智能模块（轿顶）
· 外接传感器故障监测
· 实时运行装填采集
· 轿厢内安全屏、摄像头等信号汇聚
· 支持远程升级
· 支持多种数据传输方式

红外线人感（轿厢内）
· 监测轿厢内是否有人
· 困人确认辅助探查

传感器
· 200万像素, 23帧/s
· 支持音频输入输出
· 本地存储TF卡, 视频加密
· 支持视频实时查看和回放

红外人感
远端智能模块
摄像头

图 1　电梯物联网设备简图

电梯数字化赋能后,能主动探测并实时上报电梯的运行数据、故障数据、困人报警和乘梯人异常行为数据等,形成完整的电梯运行大数据,此数据作为电梯智慧化监管的基础。

（2）如图 2 所示,采集电梯运行状态数据,结合医院自身管理需求,构建儿童医院智慧后勤可视化管理体系,实现了远程监控、故障报警和一梯一档的信息化模式。

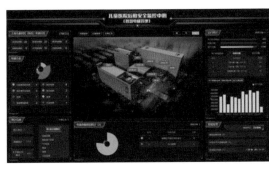
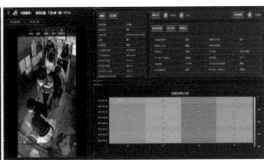

图 2　儿童医院智慧后勤可视化管理平台

电梯大数据平台建成后,所有垂直电梯有了动态电子档案,实现电梯全生命周期数字化管理。同时数据通过维保手机端、监控管理大屏端、安全管理员手机端将安全管理逻辑闭环,各方做到信息同步、处理过程同步、处理结果同步。

（3）如图 3 所示,利用院内智慧后勤数据管道的实时性和互通性优势,将电梯安全管理流程纳入系统管理平台,建立了适合我院的电梯应急处置与各方协同安全管理的新流程。

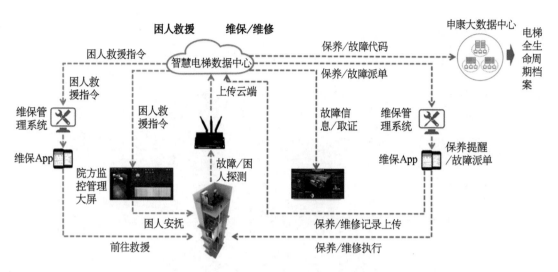

图 3　儿童医院电梯信息化管理应急处置流程

通过电梯数字化升级,我院优化了应急救援处置管理流程。例如当出现电梯困人后,物联网在 30 s 内探测并上报平台;数据中心以困人救援工单的方式同步通知维保工、后勤安全管理员、物业管理三个相关方,实现迅速联动救援。在安全监控指挥中心通过远程监控设备对轿厢内被困人员进行语音安抚和提供安全操作指导。

4. 实践与效果

项目通过一年多的试运行,医院建立了电梯大数据平台和新的配套管理制度。将特种设备的运行信息与使用人的行为进行无遗漏采集,通过平台数据建模,形成各类模型化输出。让问题能够得到分类别、分部门、分级别的响应处理,从而大大降低对人工巡检的依赖,实现电梯故障可监控、问题可溯源、管理可分类和数据可应用的科学化管理。在响应时间、响应速度、判障速度和事后统计等各方面都有了明显的便利性和客观性,为医院特种设备的安全管理和流程优化提供有力的数据基础。

4.1　建立基于物联网的快速救援/维修响应机制

电梯物联网报障比乘梯人报障在速度上、问题的描述准确性和规范性上有着质的飞跃,结合故障视频可大大提高维保工对问题的判断速度和响应速度,实现各方信息共享,达到快速救援、快速修理、安全鉴责的管理目标。2022 年全年的故障停梯总时间比 2021 年缩短了 18%。

从 2021 年年底完成电梯数字化改造后,新的信息化应急处置流程有效缩短对被困人员的救援时间、大大降低了被困人员在电梯内的焦虑、确保被困人员在轿厢内的正确操作与人身安全。有效阻止被困时手扒门,踩脚跳动、胡乱操作电梯等情况。如图 4、图 5 所示。

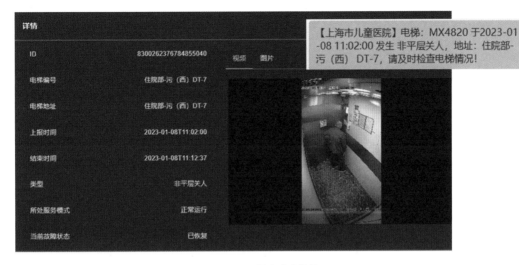

图 4　困人联动救援

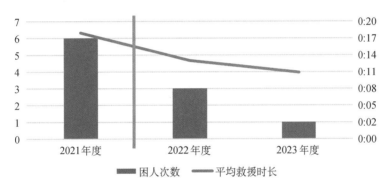

图 5　近三年电梯困人与救援时长对比

4.2　信息化分类管理,达到多部门协同参与电梯安全管理的目标

所有医院对电梯安全隐患管理的一个共同痛点就是小概率型事件,在分散的电梯里随机发生,事件的参与方又很多,管理者到达现场往往有很大的滞后性,造成事件成因取证困难,问题责任争议大。对此,我们通过智慧电梯数据服务平台和维保 App,对电梯的故障报警(包括不文明行为)进行问题成因标准化归类。例如门机故障,如图 6 所示。

每月将问题进行分类汇总,结合视频取证,通过多方安全例会进行管理,做到责任到部门、责任到人。如此,每一个电梯问题都可以转换为对一类管理制度的优化。通过不断健全管理制度,由各方协同落实电梯安全责任,不断降低电梯安全使用风险。图 7 为我院基于故障分类的安全管理处置流程。

如图 8 所示,2022 年 6 月 22 日急诊 2 号客梯,由于临时调整电梯楼层停靠策略,部分楼层设置成不停靠,但在电梯内未及时张贴不停靠楼层标识,导致乘梯人操作电梯无反应,被困电梯 2 min。发现此类困人情况后,立刻整改梯内和梯外标识,此现象没有再重复出现。

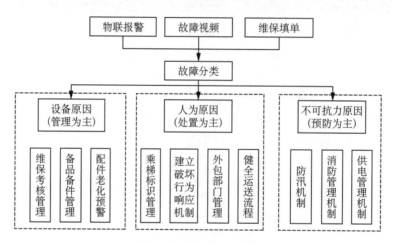

表 C.1 故障现象分类

序号	设备	装置/系统	故障现象	分类
1	电梯	门系统	异物卡阻导致开关门受阻，使电梯停止运行	非设备故障（人为原因）
			人的鲁莽行为（扒门、踹门等），使电梯停止运行	非设备故障（人为原因）
			阻挡关门时间过长，使电梯停止运行	非设备故障（人为原因）
			轿门锁紧装置（机械或电气装置）故障	设备故障
			层门锁紧装置（机械或电气装置）故障	设备故障
			门机（门电动机、传动机构、驱动与控制系统等）故障	设备故障
			门刀与滚轮碰磨间距超差	设备故障
			门保护装置（如光幕、安全触板等）故障	设备故障
			门强迫关闭（长时间开门后的低速强迫关门）功能异常	设备故障
			门导向装置（如门挂轮、门导靴）故障	设备故障
			层门关闭保持装置（如重锤、弹簧等）故障	设备故障
			其他的设备故障	设备故障

故障原因	细分原因
设备原因	正常老化
	正常使用突发故障
	保养不到位
人为原因	故意破坏（踢门、轿厢内剧烈跳动、硬物撞击）
	非故意损坏（搬运撞击、异物卡阻）
	管理原因（失电、进水、污染、电梯司机不规范操作）
不可抗力	火灾
	地震
	新冠疫情无法维保维修
	机房/井道进水

图 6 门机故障成因分类管理

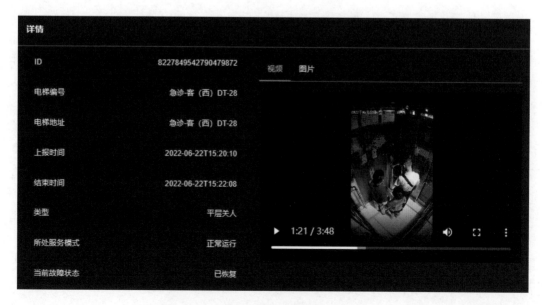

图 7 安全管理处置流程

详情		
ID	8227849542790479872	视频　图片
电梯编号	急诊-客（西）DT-28	
电梯地址	急诊-客（西）DT-28	
上报时间	2022-06-22T15:20:10	
结束时间	2022-06-22T15:22:08	
类型	平层关人	
所处服务模式	正常运行	
当前故障状态	已恢复	

▶ 1:21 / 3:48

图 8 误操作导致困人

4.3 利用大数据获取分时段楼层停靠最优解

医院住院部有 10 部直梯，门诊大厅有 6 部电梯，群控方案可以在就诊忙时提高运载效率，通过一段时间的关联电梯楼层停靠次数和运载力分析，可设计最合理的楼层停靠方案。例如忙时单、双层停靠，或者低层、高层分梯停靠。

图 9 为我院最繁忙的住院部西侧电梯的一周楼层停靠次数热力图。DT-11 在实施高层停靠后，对高层的运载分流起到极大的帮助，大约平均缩短了 20% 的候梯时长。而 DT-9 是唯一能去地下停车库的电梯，-1～13 楼全部停靠导致地库的排队等候时间很长，后续将考虑 -1～5 楼低层停靠，前往高层的乘客可在 1 楼进行中转的方案。

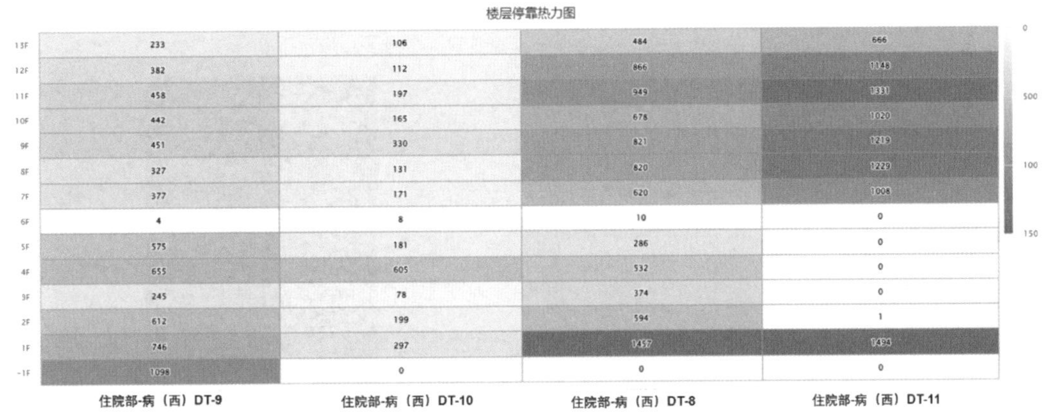

楼层停靠热力图

楼层	住院部-病（西）DT-9	住院部-病（西）DT-10	住院部-病（西）DT-8	住院部-病（西）DT-11
13F	233	106	484	666
12F	382	112	866	1043
11F	458	197	949	1311
10F	442	165	678	1020
9F	451	330	821	1219
8F	327	131	820	1220
7F	377	171	620	1008
6F	4	8	10	0
5F	575	181	286	0
4F	655	605	532	0
3F	245	78	374	0
2F	612	199	594	1
1F	746	297	1337	1235
-1F	1098	0	0	

图 9　住院部(西)电梯一周楼层停靠次数

后续我们将通过图像识别算法进行轿厢内真实人流量采集，结合在 1 楼和 -1 楼大厅排队等候的人流图像采集，测算真实候梯时长，让楼层停靠算法得以持续优化，进一步缩短就诊病人的候梯时间。

4.4 建立基于电梯大数据的按需维保体系

目前电梯保养依旧采用以 15 d 为固定周期/固定项目的传统保养模式，此方式沿用了 20 多年，已经跟不上当前医院日益严格的电梯安全管理需求了。我院将逐步推进物联网＋保险＋按需维保＋快速处置的电梯维保方案试点，让维保工的维保方式和维保重心有所倾斜，将更多精力花在更需要"重点照顾"的电梯上，而不是无差别保养。

在 2022 年的新冠肺炎疫情期间，医院因不可抗力经常实施封闭管理，电梯维保作业面临防护等级提高、维保人手短缺、安全通行关卡增加等困难。但我院并没有降低对电梯的安全管理等级，反而在电梯驾驶人员减少的情况下，采取更加严格的管控措施。我院后勤部协同维保公司开启了将电梯物联网数据运用于电梯维保的新模式试点，维保公司与作业人员通过手机端 App 实时浏览所管辖电梯的每日运行状态、故障报警、统计信息和预警信息等。工作重心优先倾向需要保养/修理的电梯,按需调整每日工作任务,分优先级处理每日的工单(图10)。并且通过远程监控以及故障视频,事先预判可能出问题电梯所需的零配件,在前往现场通关前带好必要的备品、备件,尽量做到一次通关一次解决。并且要求维保公司通过大数据进行库存管理,预发零配件到点,实施交钥匙工程。通过科学化、信息化保养,在整个2022年度,我院的电梯困人率和故障率相比2021年度实现了双降,取得了良好的成效。

医院电梯维保工作的终极目标是将更多的事后应急处置型维修利用科技化手段,转化为事前防范性保养,这样就能有效减少故障停梯率,避免用梯高峰出现客流挤兑。

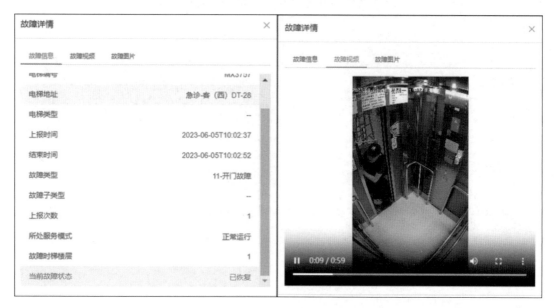

图10　可视化故障工单

5．结语

基于电梯大数据的管理平台能有效串联后勤管理部、维保公司、物业公司,以及各关联外包公司在电梯安全管理上的协同操作,建立对特种设备的科技化管理模式。有效提升了电梯维修和保养效率;大大缩短了问题溯源的周期;用实时报警与线上工单流转驱动后勤部门和维保公司对电梯突发事件应急处置的联动响应,并实现各类事件的处置过程留痕。对我院的特种设备实现了事前预防、事中联动和事后留档的高效的、集中式的创新管理模式。

在实现电梯信息化基础设施升级以及数据平台布局后,我院将确立以下研究方向:

(1)病床、氧气钢瓶、配送机器人等医院重要大型移动性资产的院内轨迹跟踪与使用管理,防止医院资产丢失,同时提高设备使用效率;

(2)保洁人员电梯消毒打卡、护理人员去向楼层监控、搬运工的规范性操作等人员行为监控与管理；

（3）计划型维保逐步转化为设备"需求"触发的预防性按需维保,有效降低故障率与忙时停梯率；

（4）通过大数据持续优化基于电梯排队等候时间的群控方案；

（5）联动门禁系统、安防系统实现医院自有人员的权限管理与非法入侵报警。

参考文献

［1］中华人民共和国国家卫生和计划生育委员会.建标 174—2016.儿童医院建设标准［S］.北京:中国计划出版社,2016.

［2］王潘.大型综合医院高层病房楼交通模式研究［D］.北京:北京建筑大学,2014.

［3］罗运湖.现代医院建筑设计［M］.北京:中国建筑工业出版社,2001.

［4］丁玎.高层住院楼电梯交通系统设计研究［D］.重庆:重庆大学,2008.

［5］姚薇,钱玲玲,唐天宇.电梯物联网技术的应用研究［J］.信息系统工程,2023(1):3.

［6］王昕,叶伟.电梯管理对电梯运行质量积极影响研究［J］.信息周刊,2018(5):1.

［7］杨勇,唐忠凤.电梯管理存在问题及电梯安全使用的思考［J］.云南科技管理,2016,29(4):2.

［8］李中华.垂直交通客流分析与电梯群控制优化研究［D］.广州:华南理工大学,2005.

（撰稿:上海市儿童医院　上海麦信数据科技有限公司　上海卫庆机电成套设备工程有限公司　杨晓东　张晔　倪雨嘉　宋逸恢　狄斌　方舒超）

医院电梯安全与运营管理的信息化建设

1. 研究背景

电梯作为医院常用特种设备,在日常运营中承担着垂直交通运输服务。我国三级甲等医院由于患者人流密集、电梯数量众多、电梯梯龄普遍较长等因素,对于电梯安全运行和日常运维提出了更高的要求。随着智慧医院的建设,依靠物联网技术、边缘计算、智能传感、云计算和人工智能等先进技术手段,在医院后勤智能化建设的基础上引入新一代的电梯数字化运维体系,将有助于解决大型医院在电梯运维方面管理的难点和痛点。

2. 现状难点

2.1 建院时间早,梯龄较长,使用负荷高,电梯故障率逐年上升

大型医院往往建院时间较早,尤其是门诊大楼电梯设备普遍较其他公用建筑投入运营时间更长、频率更高。以上海仁济医院东院为例,其于 1999 年正式建成投入使用,经过 20 多年分期建设,目前仁济东院共有 82 部电梯,全院电梯的平均梯龄达到 11 年以上,累计平均运行次数达到了 300 万次以上。电梯由于长时间的高强度运行,机械系统、电气系统都会产生不同程度磨损、腐蚀等情况。尚未改造更新前,这些长梯龄的电梯在高强度运行工况下存在较多安全隐患,例如电梯的电气线路老化易发生短路、断路引起电梯故障停运,曳引系统失灵可能导致轿厢突然掉落,电梯门系统故障可能夹伤乘梯人员。医院门诊大楼人流密集,一旦发生安全事故后果极为严重。通过电梯数字化运维体系的建设,对电梯运行状态进行 24 小时监测,从而提前介入保养或维修,降低故障率,从而保障广大患者及工作人员的乘梯安全。

2.2 医院规模大,电梯数量多,电梯品牌与技术存在差异,需要建立统一的管理平台

大型综合医院往往具有多院区、楼宇多、规模大等特点。以仁济医院为例,目前仁济医院共有 4 个院区、20 余幢大楼、129 台电梯需要运维管理。这些电梯在技术、品牌上都存在差异,即便是同一品牌的电梯,由于医院建设的时间跨度大,其技术和配件也在不断迭代。因此在日常运维中,存在着以下问题:

(1) 维保人员需要适应不同品牌电梯的维修方法,学习和记忆量大,容易导致维修效率低下;

(2) 故障警报和数据采集不统一;

(3) 没有统一地使用数据统计,无法制订有针对性的维保策略;

(4) 轿厢内部通话需要额外布线,实施复杂;

(5) 对于多院区综合型医院,现场管理人员有限,电梯状况反馈滞后。

通过电梯数字化运维体系的建设,能将不同技术与品牌的电梯接入统一平台,做到对于电梯的集中管理;通过无线五方通话,做到与电梯的实时通话,降低了实施成本;通过统一规范的数据管理,能了解各台电梯的运行工况,从而制订具有针对性的维保策略;通过人工智能技术对于电梯运行数据进行分析,能面向维保人员提供急修和保养建议,降低急修与保养的门槛。

2.3 在医院乘电梯的多数是患者和医护人员等特殊人群,如发生电梯困人故障需要第一时间沟通安抚并应急救援

医院中的电梯乘客大多为患者和医护人员等特殊人群,对于该类人群乘梯需要特殊关注,通过电梯数字化运维建设,基于物联网技术重构电梯的通信、通话体系,能做到跨院区、多院区同质化监管。当发生电梯困人故障时,医院工作人员可以通过电梯数字化系统集成的语音交互功能,第一时间通过语音提示困在轿内的人员保持镇定,并告知已通知相关人员前来救援,避免乘客产生恐慌情绪。通过电梯数字化运维中的智能化电梯监控和预警系统所采用的计算机视觉技术,能实时分析乘客的人数、姿态等,一旦检测到像乘客摔倒这样的异常情况,能直接推送医院管理人员及时处置。

3. 解决方案

3.1 物联网和云计算

通过物联网和云计算作为技术基础,在数字世界中搭建物理世界的数字孪生,围绕数字孪生建设数据服务集群,在云端对于电梯的故障数据、运行数据进行实时分析,个性化地制订和安排电梯的维保策略、为电梯排障提供正确的指导,以降低电梯故障隐患、缩短停梯时间。如图 1 所示,通过本地通信系统,将机房、层站、轿厢、轿顶、底坑和监控室六个场景点的智能设备全部接入物联网,并集成视频 AI 识别、人脸识别、语音识别呼梯等人工智能功能,从而构建全面的感知网络,并进一步支持电梯相关的数字化应用,尤其是与电

梯故障应急处置以及乘客舒适安全密切相关的预测性维护和故障实时诊断,最终实现将物理世界中的乘客(医护人员和患者)、物管人员和维保工程师连接起来,提供数字化高质量服务。

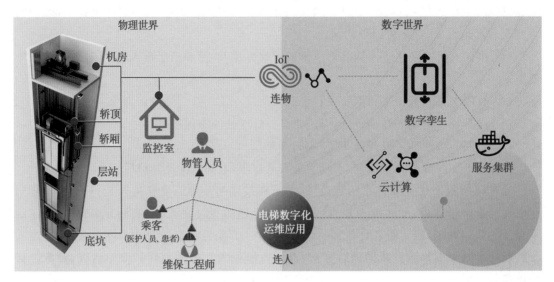

图1　智慧物联网架构

3.2　人工智能

(1)边缘侧的人工智能应用与电梯智能自检技术。

➤　集成摄像头、振动传感器等智能设备监测电梯运行情况与轿内状态,除了可以让电梯更智能以外,更是可以监测电梯运行数据和异常情况并实时上传至云平台;

➤　在夜晚待机模式下,可以对电梯核心部件进行智能自检,并将自检数据上传云平台进行分析。

(2)基于时序数据和特征分析的电梯故障实时诊断技术。

➤　基于时序数据处理和特征分析等云计算相关技术,实现对电梯异常数据和故障数据的流式计算分析;

➤　基于专家经验以及行业大数据构建的电梯故障实时诊断技术。

(3)电梯全生命周期的监测与预防性维护。

➤　应急故障处置:在云端实现故障实时诊断,大幅度提升电梯故障处置效率,减少电梯停梯时间;

➤　预测性维护:根据电梯的运行状态,监测电梯运行状态并在云端处理分析,实时生成预警信息,及时排除电梯潜在的故障风险,辅助制订电梯的按需保养计划,使电梯稳定处于健康运行状态。

图2为智能电梯检测流程示意。

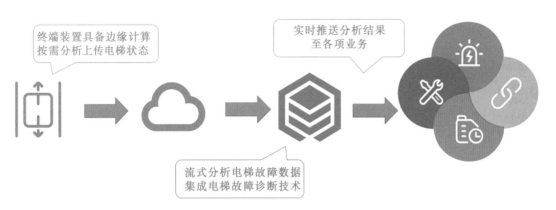

图 2　智能电梯检测流程示意

3.3　电梯运行状态实时监测

（1）对电梯运行状态的主要参数进行实时监测。通过数字化运维平台，可以实时查看电梯的运行模式、运行方向、同步楼层等信息。PC 端，可以在监控室通过大屏监控实时地查看电梯的状态，随时掌握上百台电梯的当前状态（图 3），主要信息包括：

➢　电梯实时所在楼层、运行方向、运行模式；

➢　电梯运行统计数据（驾驶舱）；

➢　信息中心中的电梯故障信息及处置进度。

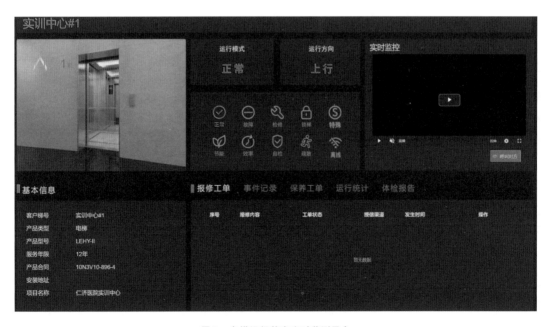

图 3　电梯运行状态实时监测平台

（2）在移动 App 端，同样可以随时随地查看电梯的实时运行状态以及相关信息，支持电梯的详细信息查看，并查看轿厢内的实时监控，处置相关突发事件（图 4）。

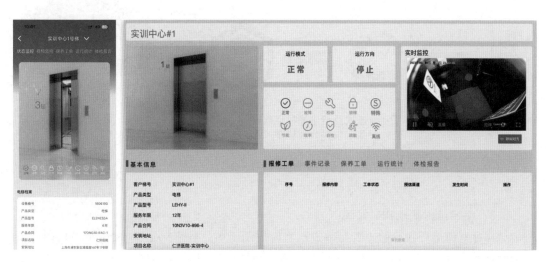

图 4　移动 App 端平台

（3）电梯运行统计。可以快速统计一段时间内电梯的运行数据，管理人员可以关注开门次数较多的楼层，对电梯提前进行预防性保养，同时评价电梯运行负荷并给出相应的预防性保养建议（图 5）。

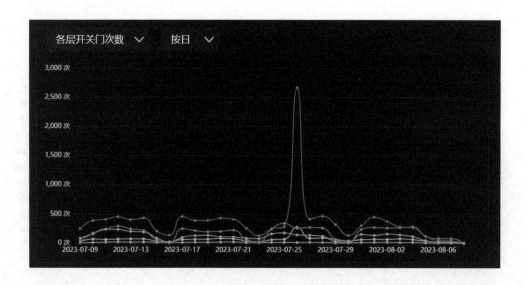

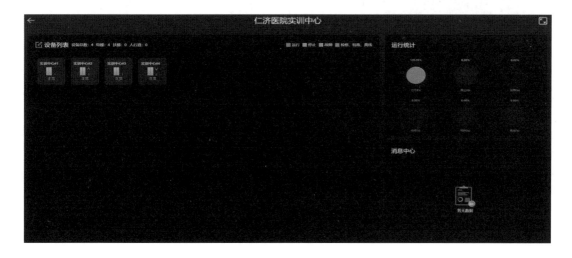

项目	数量	参考值	趋势	负荷评价
电梯启动次数	22073	17239	/	● 中
电梯运行距离	195千米	413千米	/	● 低
电梯运行时间	57小时	82小时	/	● 中
乘客总人数	13813	8951	/	● 中
开门总次数	24845	11911	/	● 高
主层站开门次数	9945	5768	/	● 高
主钢丝绳弯折次数	6324	5610	/	● 中
安全触板动作次数	19766	364	/	● 高
光幕动作次数	0	12896	/	● 低

该电梯给定时间段内，运行负荷中等，超过【64%】同类别电梯；累计运行次数已达【3180665次】，累计运行历程为【28255千米】；请注意导轨润滑的保养。

图5　电梯运行统计

3.4　多院区同质化管理平台

（1）对多个院区的电梯搭建统一管理平台、统一监控（图6），管理内容涵盖：

➢ 运行状态；

➢ 故障与检修；

➢ 功能设置。

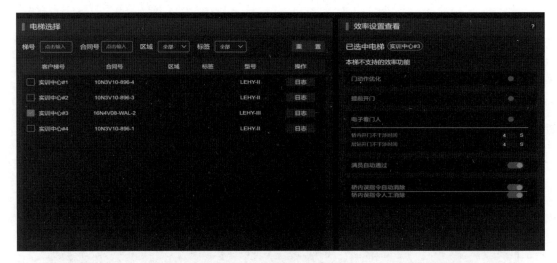

图 6　院区电梯统一管理平台

（2）远程锁梯，日程控梯管理，便于集中对电梯进行管控。

为了便于对医院内部人员管理，可以通过 App 端或监控室进行远程锁梯并查看锁梯状态，也可根据用户自定义日程进行梯控管理，大大简化了医院设备的管理流程，提升了管理效率（图 7）。

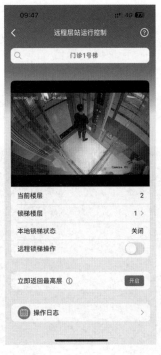
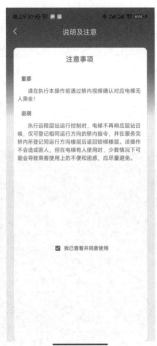
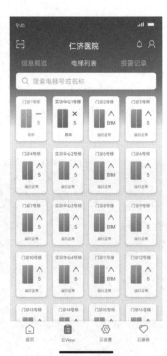

图 7　电梯远程管控

（3）人脸、语音识别梯控，实现用户权限无卡化乘梯 & 用户全程无接触乘梯（图8）。

人脸语音识别终端

人脸识别（ZCKC-CH51）
实现用户权限无卡化乘梯

使用阿里睿学习算法
阿里睿脸通（Meister）提升识别能力。

识别速度≤1s
快速识别用户，体验良好。

识别精度≥94%
根据电梯环境订制，改良识别率。

支持照片/视频防假
更好守护用户隐私。

照片储存5000张
物业管理更便利，维护更简单。

集成DigTel-II系统
实现因人而异的电梯功能联动。

语音识别（ZHKS-CF01）
实现用户全程无接触乘梯

液晶界面，呼梯提示
呼梯引导：配置液晶引导不会使用的陌生用户。
全贴合工艺：全贴合工艺，无痕边框显得屏幕更大。

24hrs误唤醒率100次→3次
增加字数：避免聊天误呼。
调整阈值：针对误唤醒语料矫正，调整识别阈值。

反馈速度1.5s→0.5s
部件识别到呼梯后立即反馈，同步将信号发送给电梯，缩短反馈时间，减少用户使用的停顿感。

正确识别率85%→95%
进行真人呼梯语料训练，实现算法优化。

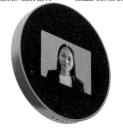
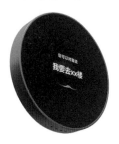

图8　人脸、语音识别梯控

（4）及时关注特殊人群的语音交互及应急救援。

通过实时轿厢视频检测轿内异常状况，当轿内出现异常状况（如人员摔倒）时（图9），实时推送相关信息。

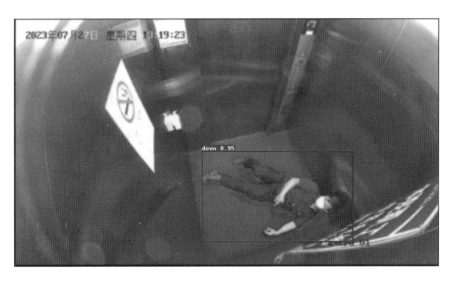

图9　轿厢视频实时检测

（4）异常状态的实时推送。

无论是发生故障、困人还是乘客摔倒时，大屏上会立刻显示出电梯的异常状态图标，并且会收到故障推送通知，移动端同一时间也会收到通知。此时，可以点击进入查看电梯的实时监控，及时、准确地了解电梯轿厢内部情况，妥善处置。

3.5 完善保养维护策略,降低电梯故障率、缩短停梯时间

通过对于电梯运行工况以及性能监测,个性化制订电梯的维保策略(图 10),包括以下几个方面。

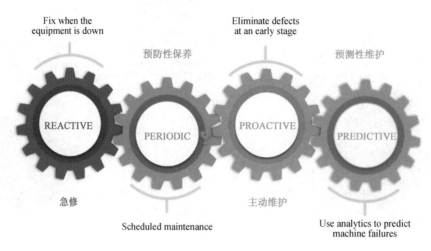

图 10 电梯维保策略

(1)急修:在云端实现故障实时诊断(图 11),大幅度提升电梯故障处置效率,减少电梯停梯时间。

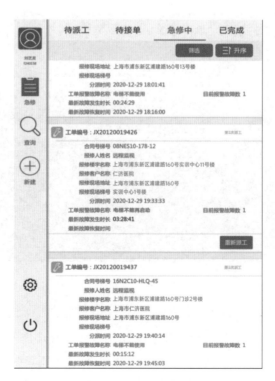

图 11 云端故障实时诊断

（2）预防性保养：针对医院电梯的运行工况（图12）制订预防性保养作业计划。

➤ 上午和下午就诊存在使用高峰；

➤ 中午由于医院暂停门诊，导致中午运行频次出现低谷；

➤ 周末及节假日的运行次数减少不明显；

➤ 工况恶劣需要加强维护。

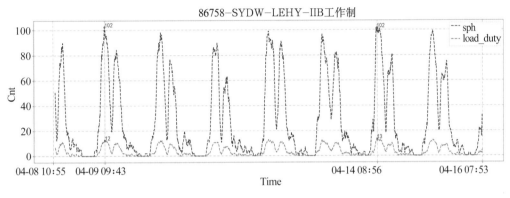

图 12　电梯运行工况

（3）主动维护：当电梯出现异常工况情况下，及时介入维护，降低电梯故障风险（图13）。

① 接收到钉钉消息

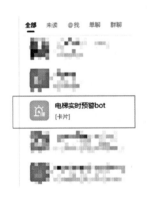

② 在单聊界面查看消息卡片

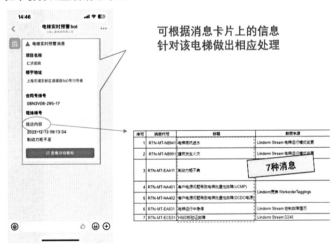

图 13　主动维护

3.6　智能化数据分析，实现预防性维保，降低用梯风险

（1）预测性维护：通过电梯性能监测，预测未来趋势，在性能达到阈值前合理规划维保作业，保障电梯正常运行。

（2）制动力矩监测：预防制动性能劣化，避免安全事故（图14）。

（3）门机阻力：预防轿厢门由于变形、积灰等原因导致的无法关闭。

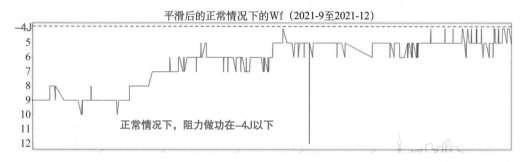

图 14　门机阻力监测

（4）保养作业规划：根据各台电梯的运行情况，制订相应的定期保养计划（图15）。

（5）预防性修理规划：根据各台电梯月度、年度的运行情况，制订相应的预防性部件更换、大修计划，结合物料系统及修理工时系统测算出各修理更换项目的费用（图16）。

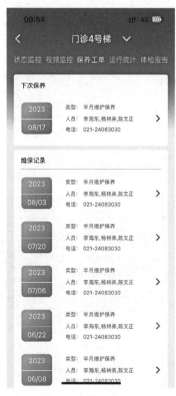

图 15　保养作业规划

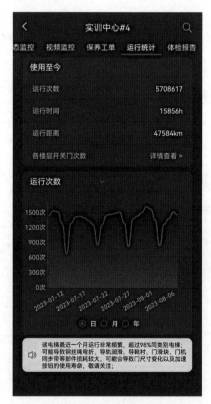

图 16　预防性修理规划

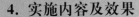

4. 实施内容及效果

仁济医院通过与上海三菱电梯深度合作和试点,针对多个院区的电梯进行了数字化运维改造,做到了对于电梯的集中运维(图 17)。运行至今,基于该套电梯数字化运维的解决方案,已为 29 台电梯提供了逾 2 800 h 的实时状态监测,236 次的预测性维护、22 次主动维护、214 次周期性保养以及 28 次的故障维修并通过语音与救援乘客进行通话安抚,切实保障了医院多个院区电梯的安全稳定运行。

4.1 实施内容

(1)电梯运行状态的监测。全天候监测了 29 台电梯的实时状态。

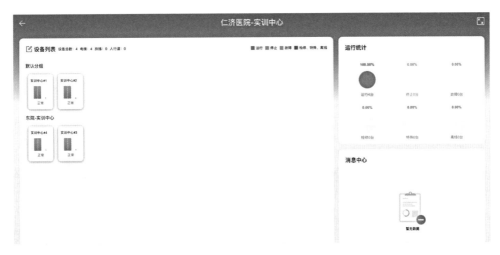

图 17 电梯运行状态全天候监测

(2)针对电梯运行情况,结合大数据分析,对于特定电梯制定预测性维护建议,如图 18 所示为针对电梯钢丝绳、门系统的预测性维护建议。

(3)可以随时查看每台电梯的月度体检报告书,全面地了解电梯运行情况和维保建议,以及对电梯故障处置进度的追踪(图 19)。

4.2 实施效果

(1)电梯运维管理层面:

➤ 保养了 3 个厂商 4 个技术平台的电梯;

➤ 涉及 4 个院区;

➤ 统一规划了 1 500 多次的维保作业。

(2)应急救援与沟通层面:

➤ 共发现 10 多次人员摔倒并采取相应措施;

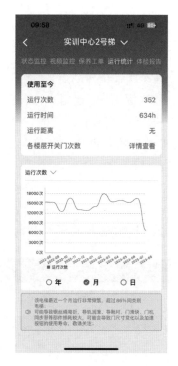

图 18　预测性维护建议

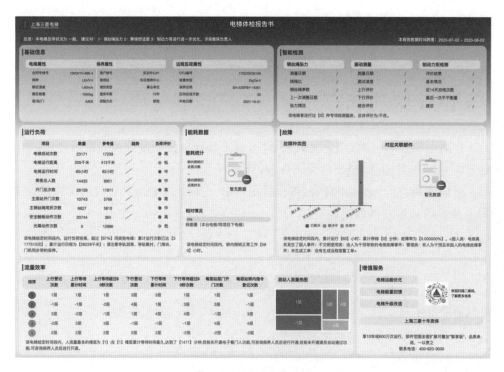

图 19　电梯月度体检报告

➢ 发生 3 次困人故障，及时通过语音进行沟通安抚。

（3）在保养维护策略层面：

➢ 排除了 100 多次的安全隐患，切实保障了电梯的正常运行；

➢ 故障率由 2.8% 下降至 1.6%。

5. 总结与展望

本文以上海仁济医院的 29 台电梯的数字化运维实践为例，通过对电梯运维的信息化建设改善了大型医院在电梯运维领域的管理困境，解决了电梯运行状态的监测、保障乘客的乘梯安全、统一管理、及时关注特殊人群的应急救援与沟通、完善保养维护策略，降低电梯故障率、缩短停梯时间等多个传统管理方式下的痛点，提升了乘客对院内电梯交通的满意度和就诊体验。

未来，电梯数字化运维将覆盖全院的全部的 129 台电梯并逐步朝着人性化、智能化的方向进一步发展，具体包括以下几个方面。

（1）智能机器人的乘梯需求。

随着机器人使用场景的普及，医院中的机器人使用场景也越发多样化，例如在以下场景中机器人都能扮演重要的角色。

➢ 物流运送机器人：定点运送药品、医疗样本、手术器械等，提高物流效率；

➢ 消毒清洁机器人：可以进行病房消毒清洁工作，减少医院感染风险；

➢ 陪护机器人：陪护特需病人转移；

➢ 安保巡逻机器人：可以进行医院日常安保巡逻，提高保安水平；

➢ 指引问询机器人：可以为患者和家属提供医院内部指引、科室查询等服务。

（2）电梯深夜自检。

当前的电梯部分性能状况可以在电梯的日常运行中自动检测。为了精准和全面地获取电梯的关键性能指标，掌握其动态变化趋势，可以通过电梯的深夜自检进行。通过电梯深夜自检，可以及时发现电梯功能、性能上可能存在的异常，以达到防患于未然、准确掌握电梯运行健康度的目的，具体内容可以包括：

➢ 电梯安全功能的自检；

➢ 电梯平层精度的自检；

➢ 电梯开关门性能的自检；

➢ 推送巡检故障信息到用户手机端。

（3）电梯预防性维保的制订。

➢ 电梯按需维保的实施；

➢ 电梯运行数据的智能化分析；

➢ 电梯预防性部件更换统计；

➢ 电梯预防性投入成本的控制。

随着人工智能、物联网和大数据等先进技术的蓬勃应用,电梯智慧化改造正逐渐从过去的实践转变为未来的趋势。可以预见,电梯运维的信息化、智能化建设不仅为电梯管理者提供了更准确、高效的运行数据分析工具,更将在电梯预测性维护、智能调度等领域展现其巨大潜力。医院电梯将实现更加智能、高效地运行,为医院提供更安全、便捷的就医环境。这种创新,不仅是电梯管理的进步,更是医院服务质量的提升,为医疗健康领域的可持续发展贡献独特的力量。

(撰稿:仁济医院　李劲　石蔚人)

0. 双碳背景下绿色医院的必然趋势

近年来,"双碳"目标成为各国政府的共同承诺。2020 年 9 月 22 日,习近平总书记在第 75 届联合国大会一般性辩论上宣布中国二氧化碳排放力争于 2030 年前达到峰值,努力争取 2060 年前实现碳中和。2021 年 9 月 21 日,习近平总书记在第 76 届联合国大会一般性辩论上再次在联合国舞台强调绿色低碳转型。

目前我国建筑能耗在全国能源消费中占比超过 20%,随着我国"碳中和、碳达峰"目标的明确,国务院及各级政府陆续出台了《国务院办公厅关于加强三级公立医院绩效考核工作的意见》《关于加强公立医院运营管理的指导意见》《国务院办公厅关于推动公立医院高质量发展的意见》等相关政策,其中"降低万元收入能耗支出"和"提升医院管理精细化、信息化、智能化水平"成为核心关键词[1]。

在"双碳"目标推进的过程中,医院作为高能耗大型公共建筑的典型代表[2],应该探索绿色医院建设与管理[3]。绿色医院是指通过节能、减排、环保等方式,实现医院可持续发展的一种医院管理理念[4]。而医院后勤智慧运维一体化平台(以下简称"平台")在节能减排管理方面发挥着关键作用。平台通过实时监测医院各个区域的能耗情况,分析和评估能源使用的效率,及时发现能源浪费和损耗,并提供合理的节能建议。同时,平台还可以通过人工智能和大数据分析,对医院的能源使用情况进行深度挖掘,实现能源的精细化管理。

1. 构建医院后勤智慧运维一体化平台的必要性及做法

1.1 构建医院后勤智慧运维一体化平台的必要性

平台可以整合医院的各类信息系统,提升医院管理的效率和精准度,同时也可以在节能环保方面发挥作用。

1）设备监测和管理

平台可以实时监测和管理医院的各种设施设备,如照明、空调、电梯、供水和供气系统等,对设备的运行状态进行实时监测,及时发现问题,并对设备进行维护和保养,及时发现设施设备的跑冒滴漏。

2）数据采集和分析

平台可以对医院各个领域的数据进行采集和分析,包括设备使用情况、能源消耗情况等,通过数据分析,可以找出能源消耗的瓶颈和问题,发现节能的潜力和机会,为节能管理提供有力的支持。

3）预测和优化

通过对采集到的数据进行分析,平台可以预测设备的运行状况和能源消耗情况,对设备进行优化,比如对空调、照明等系统进行运行策略调整,使其更加高效,减少能源消耗,减少碳排放。

4）节能措施的实施和监督

平台可以根据数据分析结果和优化结果,提出相应的节能措施,并对措施的实施和效果进行监督和评估,确保节能措施的实施效果达到预期目标。

总之,平台在医院的节能管理中发挥着至关重要的作用,通过实时监测、数据采集和分析、预测和优化以及节能措施的实施和监督,可以帮助医院实现节能目标,降低能源消耗,减少能源浪费,实现可持续发展。

1.2 构建医院后勤智慧运维一体化平台的做法

构建医院后勤智慧运维一体化平台需要采取一系列的措施和方法来推进平台建设,具体的步骤和做法如下。

（1）明确目标和需求:在构建平台之前,需要明确医院的目标和需求。例如,医院想要降低多少能源消耗?想要实现哪些能源管理目标?需要监控哪些区域和设备?等等。这些目标和需求将成为构建平台的基础,在此基础上,做好充分调研,摸清家底。

（2）选择合适的技术和设备:医院后勤智慧运维一体化平台需要使用各种技术和设备,例如,大数据分析技术、物联网技术、云计算等技术,传感器、5G、无线采集器等设备。在选择这些技术和设备时,需要根据医院的需求和实际情况进行选择,并确保它们能够互相兼容和协同工作。

（3）数据采集和分析:平台需要采集和分析医院的各种数据,例如,能源消耗、设备状态、环境条件等。这些数据需要通过传感器等设备进行采集,并通过云计算等技术进行存储和分析。同时,还要结合有关的数据分析机制,如趋势分析、对比分析等,发现能源消耗的问题和改进方案。

（4）制订合理的管理策略:平台需要制订合理的能源管理策略,例如,制订能源消耗的目标、建立能源管理指标、制订能源使用规定等。这些管理策略需要结合医院的实际情况

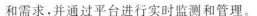

和需求,并通过平台进行实时监测和管理。

(5)推广和普及:平台的推广和普及是构建过程中非常重要的一步,需要通过各种渠道进行宣传和推广,让医院的工作人员和管理人员了解平台的作用和优势,并培训他们如何使用平台进行能源管理。

总之,构建医院后勤智慧运维一体化平台需要多方面的考虑和努力,需要集成各种技术和设备,并与医院的实际需求相结合,通过数据采集、分析和制订合理的管理策略,最终实现能源的高效利用和管理。

2. 某大型公立医院探索实践路径

以上海某公立三甲医院老院区为例,详细探讨后勤智慧运维一体化平台在绿色医院节能管理中的实践路径。该医院通过这些实践探索,为绿色医院建设和可持续发展提供了有益的参考和借鉴。

2.1 系统建设

首先,医院需要根据实际情况,确定后勤智慧运维一体化平台的建设范围和目标。比如,明确建筑楼宇、建设点位的精度(二级点位还是三级点位),然后,通过招标等方式选择适合医院的系统建设方案和供应商,并且需要充分考虑系统的兼容性、可靠性和易用性等因素。

2.2 系统部署

系统部署需要按照建设方案的要求,进行系统硬件和软件的安装和配置。其中,硬件包括服务器、数据采集设备、监测设备等;传输过程需要根据实际传输情况,选择5G、网线铺排布置等。软件包括系统对接方式、系统平台软件、监测软件等。部署完成后,需要进行系统测试和调试,确保系统的正常运行。

2.3 数据采集和监测

系统建设和部署完成后,需要进行数据采集和监测。数据采集需要选择合适的数据采集设备和传感器,并且需要将采集到的数据上传系统平台,该平台的数据实行"只监不控"。

同时要考虑采集数据的频率,参考《用能单位能源计量器具配备和管理通则》(GB 17167—2006)等有关要求,结合医院实际情况需求,对医院设施设备的运行情况进行实时监测、诊断。同时要确保检测设备的准确性和精度,保障数据采集效率的实时性。

2.4 数据分析和优化

(1)按照医院实际需求,按一定频率定期进行数据分析,需要对采集的数据进行分析和处理,出具相应的能耗分析报告,提出相应的优化建议和措施。具体来说,可以通过对设备运行数据的分析,发现设备的异常情况并及时进行修理和维护,提高设备的效率和使用寿命,从而减少能源浪费。同时,还可以根据能源消耗情况和设备运行情况进行智能化调度,优化设备的使用,提高能源利用效率。

例如:系统建成后监测到某综合楼生活水泵持续超额定电流运行,如图1所示。结合其使用年限,发现该设备的经济寿命已经到期,虽然目前没有损坏还可以使用但需要作为重点维保对象进行关注,未来将作为来年预算申报依据。

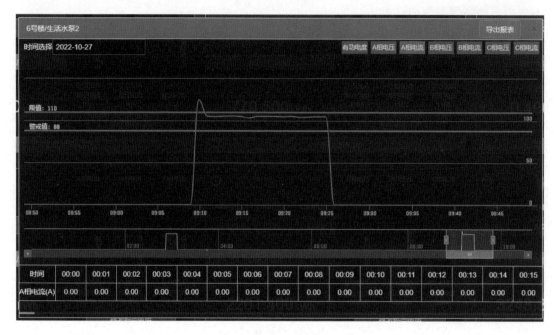

图1 某综合楼生活水泵电流运行情况

(2)根据能耗数据进行历年分项用电结构的有关分析,从用电结构上可以发现,医院空调能耗占比有明显下降。2022年医院对门急诊楼空调系统进行了大规模改造,其产生的节能效果比较明显,且可知其全年下降比例;同时,可以按照实际需求对空调系统进行分类,比如,分体空调、VRV空调、洁净空调和中央空调进行能耗的分析和比较,同时结合系统设计,按照日、月、年进行分类并可以选择横比或者纵比进行实际运行情况的分析,以此来为节能提供参考。如图2和图3所示。

2.5 实施节能措施

根据数据分析和优化结果,医院实施相应的节能措施。比如,对设备进行定期维护和清洁,更换老化设备,优化空调的运行策略等。此外,医院还进行节能改造,比如安装节能灯具、改造空调系统等,以减少能源的消耗。

医院通过平台的监测,一直推进节能项目,并且每年将节能作为专项投入,稳步推进相关节能改造工作,具体见表1。

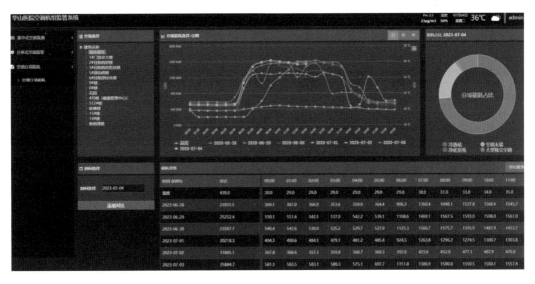

图 2　医院中央空调系统能耗分析界面

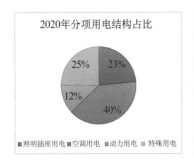

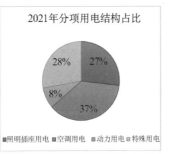

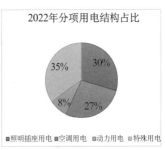

图 3　医院本部历年分项用电结构占比（等价值）

表 1　近年来医院节能改造项目情况一览表

序号	项目名称	项目内容	改造效果
1	锅炉排污自动控制系统	安装斯派莎克自动排污控制系统，该系统通过控制器控制可以定期打开排污阀冲洗管道并使锅炉水流过 TDS 感应器，经 TDS 控制器计算与设定的 TDS 值相比较，准确控制炉水 TDS 值，使其接近最大允许值	系统使锅炉每年可节省天然气约 1 万 m^3，节省费用约 4 万元
2	锅炉烟气余热回收	3 台蒸汽锅炉烟囱支管分别安装 3 套烟气余热回收装置。排烟温度从 200℃ 降至 120℃ 左右，起到节能降耗作用的同时也减少了对环境排放的危害	年节省天然气约 2.5 万 m^3，每年可节约费用约 9 万元
3	板式换热器改造	原容积式换热器使用多年，更换占地面积小、换热效率高的新式板式换热器	板式热交换器避免了容积式换热器内管道堵塞、大量热能流失的缺点，提高了热效率 7%

（续表）

序号	项目名称	项目内容	改造效果
4	冷凝水回收装置改造	加装了封闭式的 MFP14 机械泵,采用微量动力蒸汽供水,无需电源,省下水泵用电量。同时高温凝结水无长时间停留,累积满机械泵蓄水量即回收送至锅炉房,提高了冷凝水回收温度,更为节能	每年可回收冷凝水可节省水费约 4 万元;回收热值折算天然气约节省费用约 20 万元,合计每年可节省费用约 24 万元
5	中央空调负荷动态跟踪水泵智能变频控制装置	采用合同能源管理方式改造医院中央空调,对 1 号楼门急诊大楼中央空调机组安装中央空调负荷动态跟踪智能控制装置	经统计,该系统使水泵节电率达 31%,年节电量约 62 万 kW·h
6	全院公共区域节能灯具更换	将原先高能耗灯具的更换为 T5、T8 节能型灯具,目前已覆盖全院	照明系统节电 30% 以上
7	电梯照明装置 LED 灯具改造	将电梯轿厢内的照明装置进行了 LED 灯管改造	经测算,电梯照明年降耗 33% 左右
8	旋片式真空泵改造	旋片式真空泵采用高黏度耐高温的专用油作为冷却密封介质,无须使用水来做冷却介质	每年可节约水费约 1 万元
9	搭建能耗监管平台	分部门、分科室对医院主要用能建筑、用能设施实施动态监测,构建可靠性强、效率高、共享度高的医院能耗数据库,建立能耗监测、统计、公示平台	利用系统软件及时分析各个用电部位存在的问题,及时发现、解决问题,从管理上实现节能
10	中央空调自控系统	空调主机控制、空调循环系统控制、空调末端控制和空调自控系统集成	可以实现分区控制,创造舒适、健康的医疗、办公环境,降低空调能耗、延长设备运行寿命、提升物业管理水平、减少人力投入和降低维护费用
11	屋顶光伏试点建设	现场配备 64 块光伏组件采用 32 组 + 32 组并联方式连接,经光伏逆变器后输出单向交流电,为应急照明和 5G 机房提供电源	装机量为 20 kW,电池容量 72 kW·h,白天晴天发电量为 100 kW·h 左右,阴雨天为 40 kW·h 左右,用来供给 2 号楼楼道照明用电

2.6 效果评估和调整

医院需要对实施的节能措施进行效果评估,以了解节能效果是否达到预期目标。如果效果不理想,需要及时调整措施。此外,医院还需要对后勤智慧运维一体化平台进行监测和维护,保证系统的正常运行。图 4~图 6 为该医院本部历年总用电、用水、用天然气的情况。

如图 4 所示,该医院 2020—2021 年的用电趋势是逐年递增的,然而 2022 年受到本市疫情严重影响下用电总量有所下降,但其发展趋势仍旧保持上升;与之相对的,如图 5 所示,医院本部天然气年消耗总量在 2021 年却有所下降,是由于冬季期间门急诊量和办公人员的减少而导致空调供热能耗的下降,但总体趋势仍旧保持上升;如图 6 所示,医院本部年用水总量则与用电趋势基本相同,然而 2022 年的特殊疫情管控导致出入院人次减少,用水量出现

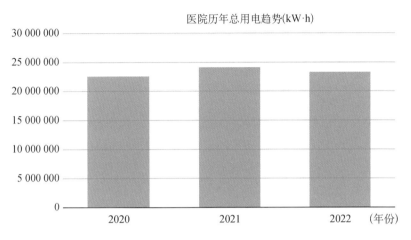

图 4　某医院本部 2020—2022 年用电情况

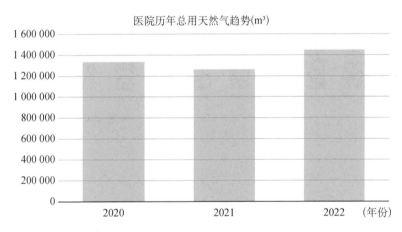

图 5　某医院本部 2020—2022 年用天然气情况

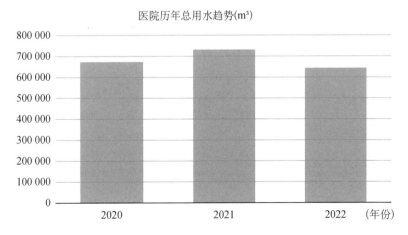

图 6　某医院本部 2020—2022 年用水情况

较为明显下降。

3. 某大型公立医院的碳排放量结果及分析

3.1 医院碳排放情况分析

结合医院现有平台相关实时数据,以 2021 年为例(考虑到自 2020 年至 2022 年完整 3 年期间均有疫情等特殊情况,其数据分布和发展规律参考价值有所下降,将选取其中相对稳定且影响最小的年份进行比较分析,以下逐月数据优先选取医院能耗账单数据,电力折标系数采用等价值),能源折标煤系数表及合理用能评价指标的依据出自《医院建筑合理用能评价导则》(T/SHWSHQ 02—2019)。图 7 为医院碳排放量的逐月趋势情况。

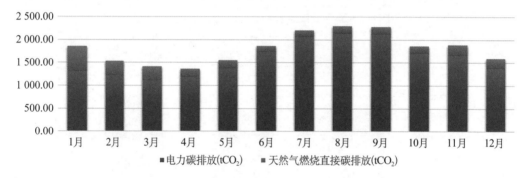

图 7 2021 年度医院碳排放逐月柱状图

从医院 2021 年度碳排放趋势来看,主要受电力消耗的影响,但在冬季期间天然气燃烧产生的直接排放也比较明显。

3.2 各建筑逐月用电情况分析

如图 8、图 9 所示,医院 2021 年度绝大多数建筑用电趋势季节性波动符合正常规律,在 7、8、9 月出现高峰且冬季略微有所提高,其中门急诊大楼和住院综合楼是主要用电建筑。

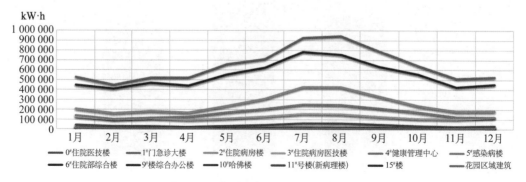

图 8 2021 年度医院各建筑逐月用电趋势

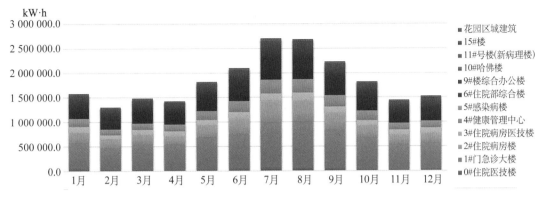

图 9　2021 年度医院各建筑逐月用电堆叠柱状图

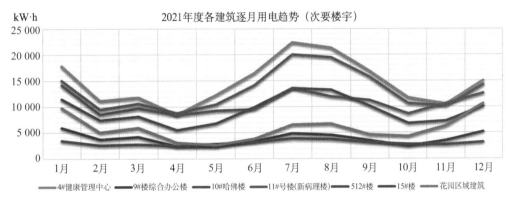

图 10　2021 年度医院各建筑逐月用电趋势

　　在排除门诊楼、病房楼等主要用电建筑图形后,其余次要用电建筑的图形趋势(图 10)也比较符合季节性波动正常规律,且相对波动幅度更为明显,由于此类建筑多采用 VRV 机组,冬季用电量也更接近夏季工况甚至更高。

4. 结语

　　后勤智慧运维一体化平台在绿色医院节能管理中具有重要作用。通过对医院设施设备的实时监测、诊断、预测和优化,可以提高设备的效率和使用寿命,减少能源浪费,降低能源消耗,从而实现绿色医院的节能管理目标。用数字化手段与管理相结合,做好碳排放及碳排查工作,精心规划、细致落实,实现健康绿色低碳医院,为实现"双碳"目标提供有力助推。

　　但是,在建设后勤智慧运维一体化平台时需要充分考虑医院的实际情况和需求,选择合适的系统建设方案和供应商,并进行系统部署、数据采集和监测、数据分析和优化、实施节能措施以及效果评估和调整等步骤,才能实现绿色医院节能管理的目标。

总的来说,绿色医院中后勤智慧运维一体化平台的应用场景不限于上述的实际应用,发展前景未来可期。随着医疗领域信息化和数字化程度的不断提高,这些平台的应用和发展将会变得越来越快,也将越来越具有前瞻性和创新性。

参考文献

[1]陈兰.双碳背景下医院后勤综合能源管理研究[J].江苏卫生事业管理.2022,9(33):1243-1247.

[2]周鑫.某办公建筑能耗调查与节能潜力分析[J].建筑节能,2012,40(2):60-62.

[3]《国家卫生计生委办公厅关于推进绿色医院建设的指导意见》(国卫办发〔2015〕37号).

[4]刘殿奎,等.绿色医院节能建设与管理指南[M].中国质检出版社,中国标准出版社,2017.

(撰稿:复旦大学附属华山医院　姚晶珊　赵毅峰　钟雷钧)

智能医废收运车是医院在医疗废物信息化管理流程中的核心硬件之一,该设备可精确记录医废全流程管理中包括医废重量、产生科室等所有数据,实现医废溯源管理,提升医废信息化管理水平。本文旨在阐述智能医废收运车在龙华医院的实际使用场景下的应用现状,验证智能收运车的可靠性和有效性,为医废信息化溯源、分析、预警管理提供可参考的经验。

1. 项目背景

1.1 政策导向

2020 年 6 月 23 日,上海市卫健委发布《关于全面推进本市医疗废物管理信息化建设的通知》,要求落实《健康上海行动(2019—2030 年)》和市卫生健康委等十部门《上海市医疗卫生机构废弃物综合治理工作方案》,推进本市医疗废物管理信息化建设,提升医疗废物管理全程化、智能化、规范化水平。

当前,上海市卫健委已经建立医废实时监管网络,院方利用蓝牙秤、视频监控、电子标签等手段基本实现医院医废回收全流程的信息化管理。在医院落实层面,医废回收人员需在传统医废车上携带蓝牙秤和扫码设备,增加了许多核对称重的环节,导致医废回收人员工作量加大,流程较为繁琐。因此,龙华医院应用智能医废收运车技术,该设备集成了扫码、称重、暂存、出入库和数据上传等功能,不仅便于员工使用,简化医废信息化的回收流程,还能进一步提升医废回收的准确性以及医废管理的智慧化水平。

1.2 项目优势

智能医废收运车是医院在医疗废物信息化管理流程中的核心硬件之一,其主要优势体现在以下三点。

1）提升医院医废管理信息化水平

智能医废收运车能改变医院在医废管理流程中存在的称重不准确误差大、过程记录不准确、统计难等问题,确保医废回收各环节数据自动记录,纠正不规范操作,对每袋医疗废物做到精准且低成本的追溯。

2）规范医废回收流程

采用智能医废收运车,可以对院内各科室、各交接人进行明确的职责及责任分工,实现收集流程的简化及规范化操作。相比较其他医废收集硬件,智能医废收运车的优势在于无须反复称重,重复读写,其搭载的两个 400 万高清摄像头及 RFID 定位功能,可支持线上定位追踪显示。

3）降低院感风险

智能医废收运车可根据医院实际情况配备随车消毒方式,分别是消毒液喷洒消毒、臭氧消毒和紫外线消毒三种功能,能有效满足在医废收送全环节的车辆消毒需求,进一步降低院感风险。

2. 项目实施

2.1 项目目标

通过配置智能医废收运车,更畅通地连接卫健委医废监管平台,为龙华医院提供实时、有效的医疗废弃物收集、转运、出入库等分类数据支撑和预警、统计、分析的智能管理,提升医废管理信息化水平。

2.2 建设思路

为了能够加强对医疗废物的监管,确保医疗废弃物来源可追溯同时降低医废管理耗材支出,通过车辆搭载的系统打印机给每一袋医疗废弃物贴上唯一性的二维码追溯标签,让医疗废弃物可寻踪溯源,实现医疗废物管理的透明、安全、高效。

车辆搭载功能可以实现医疗废弃物的全生命周期的管理,通过北斗、RFID/NFC 等功能实现对车辆的实时定位和视频监控,建立医疗废弃物从科室分类投放、收集、污物间分类贮存、收运人员交接和分类转运直至分类处置的定点、定向、全流程、可追溯及闭环式管理体系,实现医废信息实时上报和异常预警(图 1)。通过车载系统标准化的 5G 网络功能可以实现管理系统接口实时对接,灵活地部署车辆的配置方式,从而实现硬件与软件、软件与软件之间的数据互传。此外,车辆搭载全面监控院内医废转移录像机监控功能,可在系统上实时定位车辆的位置及状态,生成的采集数据可替换原有手工登记台账,切实落实医疗废物规范化管理要求,确保医废处理严格遵守《医疗废物管理条例》(国务院令第 380 号)、《医疗卫生机构医疗废物管理办法》《中华人民共和国固体废物污染环境防治法》法律法规,严格符合《危险废物焚烧污染控制标准》(GB 18484—2020)、《危险废物填埋污染控制标准》(GB 18598—2019)等,将医废事故率降到最小,实现医废管理的透明化、信息化、智能化。

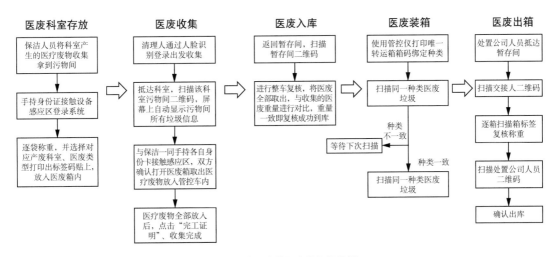

图 1　智能医废收运车收集流程图

2.3　智能医废收运车的特点

目前我院使用的是 AHSC-700L 型智能收运车,适配医废信息化管理系统,综合车辆的使用场景及特点,对比 PDA 便携式设备和蓝牙秤模式,其优势主要体现如表 1 所示。

表 1　AHSC-700L 型智能收运车特点

内容	特点
尺寸	700 L,可满足我院每日单次的收集容量需求
助力方式	无级变速电助力,相比较之前的无动力助力收集车,推动更为省力、简便。电动助力系统与医废收集系统独立运行,确保电动助力系统断电时不影响医疗废物的收集
称重模式	采用全车自动称重模式,无需其他设备辅助,只需放置箱体之上,便可以一键称重,同时打印二维码标签
数据传输	5G 网络卡支持实时上传称重数量及科室交接人信息至院端信息化管理平台,同时支持自动上传卫监监管平台
溯源	标配前后 400 万像素高清摄像头,支持实时在线定位车辆路线信息
预警	车辆非正常开门报警,车辆非正常移动报警功能
系统	车辆搭载 15.6 英寸大屏,内嵌医废管理收集端系统,无须再通过其他设备传输数据,可以实现车载情况下的所有收集、运送、存储指令

2.4　智能医废收运车业务流程功能

1) 科室条码、RFID 管理

车辆可以对各临床科室、医技科室进行条码、RFID 交接,自动连接每个科室赋 ID 以及

RFID 位置,对于张贴二维码于医废收集人员方便扫描的位置或智能医废收集车到科室自动通过 RFID 读写,自动定位接收科室位置信息(图 2)。

图 2　医废回收科室条码

2) 医废分类管理

如图 3 所示,车载系统大屏可根据废物的类别(损伤性、感染性、病理性、化学性和药物性)对医废进行分类称重,并通过条码、芯片管理对不同类别自动汇总收集时间与重量,无须各临床科室及医技科室医务人员将本科产生的医疗废物按不同类别分置于专用垃圾袋或容器内,医废转运人一步到位,使用方便。

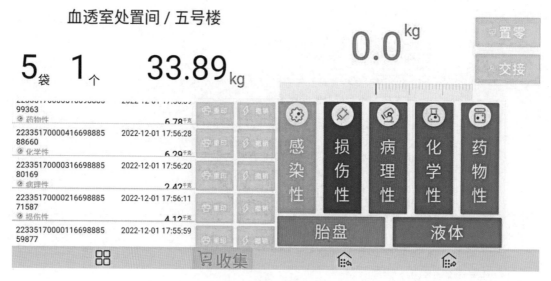

图 3　车载系统大屏展示图

3）收集管理

智能医废收运车可直接读取 RFID 科室位置信息采集,确认位置,进行医废收集来源的定位;然后对各类医废进行封装收集,通过扫描各个医废专用回收物品上的条码与科室进行关联绑定。或者通过收集人员封扎回收物品,然后放置在智能医废收集车上进行在线重量称重,随后在线打印二维码标签粘贴在回收物品上,然后用扫描枪扫描此二维码与科室和医废信息进行关联绑定,数据自动上传统计(图 4)。

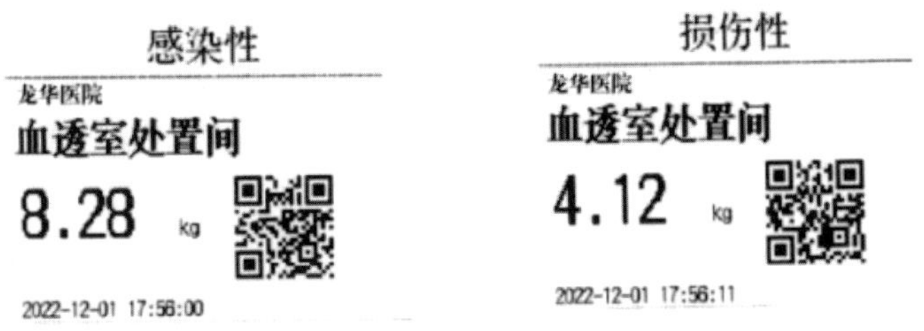

图 4　称重后自动生成的医废二维码标签

4）交接管理

医废收集人员在科室内收集医废,每袋在智能医废回收车的称重系统进行称重,并与科室医务人员进行人脸识别登录,在线确认交接工作。此过程全程摄像监控,收集完毕并在线确认完成后,集中运送到医废暂存点。暂存点通过系统统计报表核对医废数量,同时通过智能回收车称重系统或蓝牙便携秤进行重量复核确认,数据进行上传。暂存点接收医废并复核重量后根据医废分类置于周转箱暂存。在线确认,医废自动入库,系统自动统计暂存点医废库存情况。暂存点与医废处理单位交接,系统自动生成统计报表,支持尾部交接单打印。

5）数据统计分析

如图 5、图 6 所示,车载系统可提供各类数据统计报表,如该车辆全院医废日收集量统计,各科室医废日产量统计,医废分类统计,各科室医废分类统计等。

机构	日期	感染性废物		病理性废物				损伤性废物		药物性废物		化学性废物				汇总
					胎盘		其它						液体		其它		
		重量(kg)	数量	重量(kg)	数量	数量(个)	重量(kg)	数量	重量(kg)	数量	重量(kg)	数量	重量(kg)	数量	重量(kg)	数量	
龙华医院	2023-06-09	20.33	4	0	0	0	0	0	5.6	1	0	0	0	0	0	0	25.93
龙华医院	2023-06-08	89.92	14	0	0	0	0	0	23.65	4	0	0	0	0	0	0	113.57
龙华医院	2023-06-07	61.5	9	0	0	0	0	0	15.82	2	0	0	0	0	0	0	77.33

医废产生量(天)　请输入科室名称　　　时间 　2023-06-07 至 2023-06-09　　Q 搜索　C 重置　🖶 打印　↓ 导出

共 3 条　10条/页　< 1 >　前往　1 页

图 5　车载医废回收统计表

科室产生量(天) | 请输入科室收集人　　时间 📅 2023-06-01 至 2023-06-09　🔍搜索 　↻重置 　🖨打印 　⬆导出

科室	收集人	交接人	日期	感染性废物		病理性废物				损伤性废物		药物性废物		化学性废物		汇总
						胎盘		其它						液体		
				重量(kg)	数量	重量(kg)	数量(个)	重量(kg)	数量	重量(kg)	数量	重量(kg)	数量	重量(kg)	数量	
病理科	许子钢	魏颖	2023-06-09	0	0	0	0	0	0	5.6	1	0	0	0	0	5.6
第二手术室	丁胜辉	周宏	2023-06-09	20.33	4	0	0	0	0	0	0	0	0	0	0	20.33
临床检验...	林翔	汪六庆	2023-06-08	4.47	1	0	0	0	0	0	0	0	0	0	0	4.47
病理科	朱以春	魏颖	2023-06-08	1.53	1	0	0	0	0	1.34	1	0	0	0	0	2.87
神经内科	位小妹	范转平	2023-06-08	22.77	3	0	0	0	0	6.62	1	0	0	0	0	29.38
血透室	朱以春	黄蓉	2023-06-08	3.33	1	0	0	0	0	0	0	0	0	0	0	3.33
门诊五楼	林翔	潘辉芬	2023-06-08	57.83	8	0	0	0	0	15.69	2	0	0	0	0	73.52
呼吸与重...	丁胜辉	李家英	2023-06-07	11.91	1	0	0	0	0	0	0	0	0	0	0	11.91
神经内科	位小妹	范转平	2023-06-07	49.59	8	0	0	0	0	15.82	2	0	0	0	0	65.41
内镜中心	林翔	江港玲	2023-06-06	46.66	6	0	0	0	0	4.33	1	0	0	0	0	50.99

图 6　车载医废回收明细表

3. 实施成效

3.1 设备使用便捷,功能集成度更高

目前我院使用的智能医废收运车(图 7)较最初的 PDA 设备 + 蓝牙秤的模式相比,在收运流程上更加简便、高效。车辆新增动力驱动系统、车载大屏系统、自动称重系统,相对于原有的人工收集流程,可将病理性废物、感染性废物、损伤性废物、药物性废物及化学性废物五大类医疗废物进行实时信息化统计,实现医废便捷、低成本且行之有效的全过程追踪监管。智能医废收运车缩短了收集、交接、入库及出库的有效时间,交接登记完整率达100%,成本考核数据准确率100%,实时数据上传率100%。

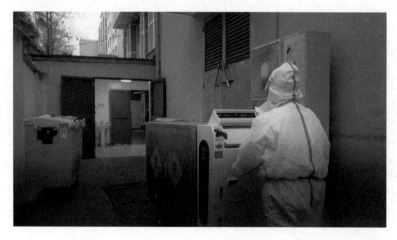

图 7　龙华医院医废转运车应用实例

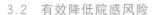

3.2 有效降低院感风险

医废收集人员只需把医疗废物直接放入车体内,就可以实现一键智能称重、标签打印和数据上报,每袋(盒)医疗废物拥有唯一的二维编码。无须再通过 PDA 手动称重再上传数据,省去了称重过程中的反复外接设备使用及纸质单据的填写和保存,人为失误概率大大降低,基于定时、定点、定人和定线的医废收运模式,最大限度减少了交叉感染风险。车辆还可定制臭氧和紫外线消毒功能,可以有效起到迅速杀灭许多细菌和病毒,有效降低医废收运车内部的污染风险,且紫外线消毒并不会改变物品表面的特性,也不会对设备的使用寿命产生影响。

3.3 智能化的预警、报警和溯源功能

从科室里提出的医疗废弃物垃圾,如果当日未装箱(或入库),车辆会自动鸣笛预警,并向信息化平台发出预警信息。车辆的物联网智能设备实时监测医疗废物暂存容量情况,发生即将满溢的事件将自动通知相关负责人进行清理,无须定时巡检满溢情况。

智能医废收运车产生的所有数据均实时上传,医院借助医疗废物信息化管理平台,可对医废的产生、收集、入库以及出库整个过程进行实时监管。

例如,对操作不规范、未能及时入库等异常情况可实现自动开盖(非规范操作下)报警,提醒相关操作人员进行干预整改;对医废的收运过程进行规范化管理,对医废交接单、登记单进行电子化的录入和统计;后勤管理人员还可以通过收运车自动上传的大数据做各项统计预测分析;当医疗废物异常流失时,能够快速追责到相关责任人。

3.4 更简化的医废交接流程

所有的医疗废弃物交接环节,只要用车载扫描枪扫描在交接时对方的二维码,就可以进行相应的医疗废弃物交接工作确认,无须在纸质交接本上进行医疗废弃物信息的手工记录、手工签字交接,解决了以往在交接时清运人手戴防护胶皮手套,在纸质交接本上登记、签名的麻烦,也解决了人为误差和身份识别困难等问题。

3.5 人性化但极严格的纠错功能

在现实中,清运工、医疗废弃物垃圾处置公司的人员,因文化程度参差不齐,年龄结构也不尽相同,在具体工作中难免会出错,这也会给院方的医疗废弃物管理带来许多困惑。对录入的错误数据,车辆系统自带纠错、补录功能:通过赋予车辆部分管理者有修改错误数据的权限,但同时严格规定了修改者必须说明修改原因、修改内容、修改结果等信息,自动修改后的结果自动上传医废信息化平台,以备查追溯。

4. 结语

当前龙华医院医废管理在部署智能医废车后,虽然取得了阶段性的成效,但其运行机

制仍不够完善。下一步将根据 2020 年 6 月 23 日,上海市卫健委发布《关于全面推进本市医疗废物管理信息化建设的通知》要求,对现有升级后的流程继续改进。其次,由于院内医废各科室的每日产生量不同,下一步将会考虑在产生量较多的科室及楼层购置智能垃圾暂存箱,实现对医疗废物真正意义上的可闭环溯源,继续优化现有医废收、转、交、运流程,将医废运输的每一个节点做到系统化、标准化,实现医废智能化全过程监管。

（撰稿:上海中医药大学附属龙华医院　方赛峰）

　　现代化智慧医院需要具备领先的医院管理水平、前沿的医疗技术研发、自动化的设备与技术和坚实可靠的后勤保障体系等。放眼全球,先进的智慧医院离不开智能高效的医院物流系统。各种物流系统影响着医院的整体医疗环境、医疗资源的合理分配以及医疗感染的风险控制,渐渐成为智慧医院建设的重要组成部分。

1. 项目背景

　　医院物流具有物品输送时段集中且输送批量大、全天有物品运输需求和物流通道资源紧张等特点。大部分医院的物流现状是人流和物流交织在一起,导致医护人员工作量大,人手短缺,医院内部交通拥挤,就医环境差,从而造成医疗安全可追溯性差,容易引起交叉感染等巨大弊端[1]。

　　浙北医学中心(湖州市中心医院)为缓解医院污物回收环境污染、空间压力大、收运低效和交叉感染等问题,决定在院内采用智能垃圾被服管道收集系统为主要运输方式的污物回收系统,以卫生、洁净的垃圾、污衣被服投放端口和密闭管道收集的方式,提升垃圾被服在运输过程中的安全性和可靠性,大大提升了医院物流管理精细化水平。该系统的落地符合国家关于医疗机构基础设施改造和设备更新的政策,成为医疗卫生领域的亮点。

2. 建设要点

2.1　系统原理、规模、配置

智能垃圾被服管道收集系统的基本工作原理分别如图1、图2所示。

1)系统工作原理

(1)垃圾/污衣分别投入对应的污物投放口,进入垃圾/污衣储存环节。

(2)当储存环节中的垃圾/污衣到达指定容积后,传感器向控制室发送

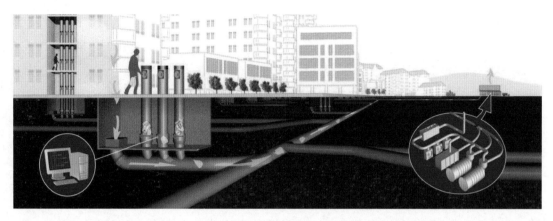

图 1　气力输送系统作业原理图

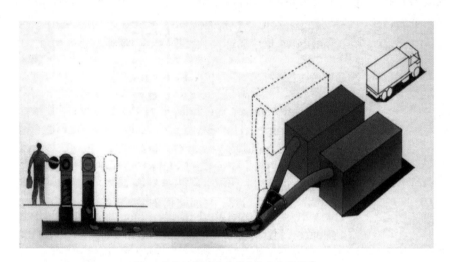

图 2　气力输送系统分类收集作业原理图

信号。

（3）启动抽风机,在输送管道内制造负压。

（4）控制中心发出指示,开启首个进气阀。进气阀打开后,向中央控制台反馈信号。

（5）垃圾/污衣输送管道内产生强力气流,将空气从首个进气阀抽送至垃圾/污衣收集站。

（6）控制中心确认输送管道已达到适当气流速度时,会向有关管段的首个排放阀发出开启的指示。该排放阀门打开后,储存在阀门上方的垃圾/污衣因重力下坠被吸进垃圾/污衣输送管道,再被气流抽送至收集站。

（7）数秒后,首个阀门完成排放所有储存的垃圾/污衣,阀门随即关闭。

（8）相隔一段时间后,控制中心向同一支管上的第二个垃圾/污衣排放阀发出开启指示,重复执行第(6)至(8)项操作程序。

（9）当首段管道的所有垃圾/污衣排放阀均完成排放程序,进气阀便会停止操作。

（10）随后,控制中心向另一根支管的第一个进气阀发出开启指示,开始执行第（5）至（8）项操作程序。

（11）在整个收集过程中,同一时间内只有一个排放阀打开,确保顺序排放各种垃圾/污衣竖槽的垃圾。

（12）垃圾经过垃圾管道输送至垃圾收集站后,固气分离装置将垃圾和气体分开,垃圾进入集装箱;气体经由除尘、除臭系统处理后达标排放。污衣经过污衣管道输送至污衣收集站后,污衣进入污衣收集器。

（13）垃圾集装箱载满后,由垃圾车外运处理。污衣从污衣收集器倾倒后可通过车辆外运集中消毒和清洗。

2）系统规模

（1）服务范围。门急诊医技楼 E 区、F 区（1F—3F）分别设置一组垃圾投放点,住院楼 B 区、C 区（1F—11F）设置一组垃圾和污衣投放点,南太湖保健中心 D 区（1F—13F）设置一组垃圾和污衣投放点,同时在室外公共区域设置 6 组室外垃圾投放口,分别设置在住院楼北侧、住院楼南侧、行政楼南侧、行政楼西侧。

（2）垃圾量。根据浙北医学中心（湖州市中心医院）床位数总计为 1 500 床,每天产生的生活垃圾量 8 t 左右,每天产生的污衣被 25 m^3 左右。

（3）系统规模。根据项目规模及垃圾量,本项目拟采用固定式 F 系统。系统主要设备包括垃圾集装箱,抽风机,污衣收集器,排放阀,进气阀,投放口,垃圾和污衣输送管道等。为节省投资规模和减少能耗,垃圾和污衣收集系统设计共享一套抽风机组和控制系统,垃圾集装箱和污衣收集器等设备由控制中心互相切换,分别进行相应的收集工作。

（4）系统主要参数如下。

① 系统类型:固定式。

② 分类:生活垃圾/污衣。

③ 垃圾输送管道额定直径:400 mm;拐弯半径 1 500 mm;

污衣输送管道额定直径:500 mm;拐弯半径 1 800 mm。

④ 垃圾管道厚度:6 mm;

污衣管道厚度:4 mm。

⑤ 垃圾弯头/三通管材质:Q235B,加硬钢（硬度 Hv450-500）或特殊合金钢（硬度 Hv600-650）（根据垃圾量和位置而选定）。

污衣弯头/三通材质:SS304。

⑥ 垃圾输送最长距离:不超过 1 500 m;

污衣输送最长距离:不超过 1 200 m。

⑦ 系统压力:垃圾收集系统不超过 30 kPa,污衣收集系统不超过 15 kPa。

⑧ 垃圾输送速度:18～24 m/s;

污衣输送速度:12～15 m/s。

3）系统配置

系统覆盖区域拟采用一套垃圾和污衣自动收集系统，院内的生活垃圾和污衣被服将分别通过垃圾和污衣管道输送到收集站内的密闭容器内，由环卫勾臂卡车或衣被运输车集中外运处理（图3）。系统主要组成包括垃圾和污衣收集站、投放设备、水平输送管网三部分，其中收集站设备主要包括抽风机、垃圾集装箱、除尘和除臭设备、空气压缩机及污衣收集器等；投放设备主要包括排放阀、进气阀、投放口等；水平管网主要包括垃圾/污衣水平输送管道、弯管和三通、检修口等。

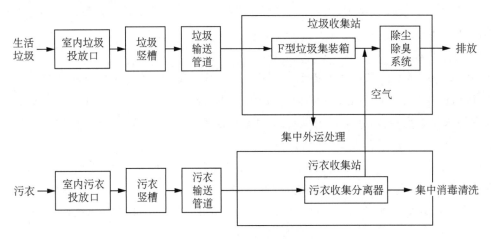

图 3　系统工艺流程图

4）方案说明

水平输送管道可安装于地下室吊顶也可在室外直埋敷设，垃圾一般采用 DN400 碳钢管，污衣采用 DN500 不锈钢管。垃圾和污衣水平输送管道如图4、图5所示。

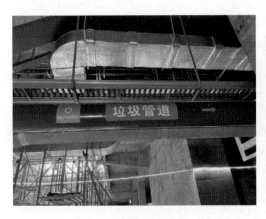

图 4　垃圾水平输送管道图

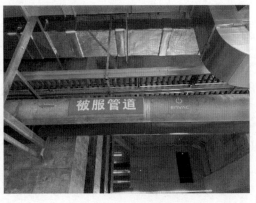

图 5　被服水平输送管道图

（1）根据医院的平面布局及功能划分，可在各医疗单元或病房分区分别设置 1 组垃圾和污衣竖槽或者 1 组垃圾竖槽，每组竖槽可选址于各楼层的污洗间/垃圾房内便于统一管理和集中投放，管井净尺寸为 1.3 m×0.8 m 或者 0.8 m×0.8 m。在每层垃圾和污衣竖槽上分别设有垃圾和污衣投放口各一只或者垃圾投放口一只，用于垃圾和污衣的集中投放。

（2）每组垃圾和污衣竖槽底部设有一间设备房，其中安装有排放阀、进气阀、储存阀等设备，用于垃圾和污衣的临时储存以及与水平管道的连接（图6、图7）。设备间占地面积约 5~6 m²。排放阀设备如图8所示。

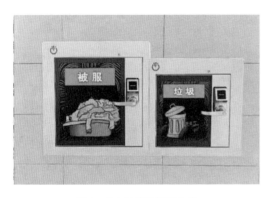

图 6　室内垃圾被服投放门

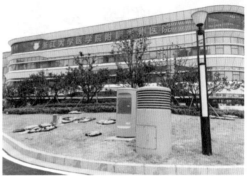

图 7　室外垃圾投放门

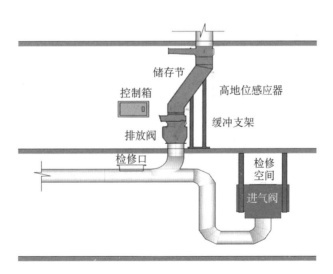

图 8　阀室设备安装完成图

（3）垃圾和污衣收集站可设于规划的垃圾房内，占地面积 200 m²，层高不小于 4 m，集中收集的生活垃圾和污衣被通过环卫卡车和衣被运输车集中外运处理。收集站内垃圾集装箱和污衣收集器设备如图9、图10所示。

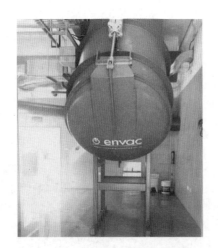 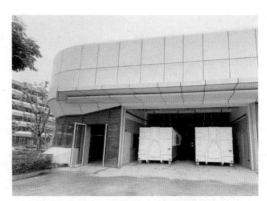

图 9　污衣收集器安装完成图　　　　　图 10　垃圾集装箱安装完成图

2.2　施工难点与解决方案

结合医院建设的实际情况,垃圾被服系统在施工中存在方方面面的难点,这些问题的解决至关重要。

1)竖向管井预留、管线综合、垃圾收集站空间预留

垃圾被服系统在方案设计前期需派专业技术人员与设计院进行沟通,需预留好竖向独立垂直管井、地下一层以及室外公共区域需要设计院进行管线综合排布,同时垃圾被服收集站需要提前预留好机房的需求尺寸。

2)结构预留,土建复核

当土建主体结构完成后,垃圾被服系统单位派人到现场,根据设计图纸对垂直井道、外墙预留洞口、垃圾被服收集站进行勘察,勘察内容包括井道位置和尺寸、外墙预留洞口的位置和尺寸、垃圾被服收集站位置和尺寸。如发现问题应及时以书面形式向院方提出修改意见,由院方将修改意见提交给建筑设计院,设计院完成修改后回复垃圾被服系统单位。

3)BIM 排布,碰撞分析

垃圾被服系统在安装前,要提前与设计院、各专业交流沟通,技术交底,用建筑信息模型(Building Information Modeling, BIM)技术提前排布,进行碰撞分析,减少施工过程的拆改,以降低成本、缩短工期。利用 BIM 技术建模对班组进行 4D 虚拟建造交底,打破传统交底方式无法形象展现具体结构三维空间形态的壁垒,更高效、便捷地向施工班组交底,提高与班组工程人员的沟通效率,达到高效建造的效果[2]。

4)联调联试

现场完成强弱电施工后,垃圾被服系统单位应派人去现场进行勘察各个点位的施工情况,并且将各个定位阀门控制信号线以及压缩空气管接到阀门控制箱内,之后进行垃圾被服系统设备的联调。垃圾被服系统完成自身系统调试后需要与医院信息系统及医院智能化系统进行联调,HIS 系统以及 BA 系统信息技术人员应按照使用约定的接口协议与垃圾

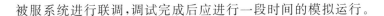
被服系统进行联调,调试完成后应进行一段时间的模拟运行。

3. 建设亮点

医用垃圾被服分类收集处理系统,是医院垃圾分类与污衣被服分类相结合的一体化解决方案。在垃圾投放过程中,储存于存储节的垃圾达到一定容量,会通过真空管道分类抽吸到对应的集装式垃圾箱,之后由环卫车在指定的时间分类运走清理。这样的设置,大大降低了垃圾清运的成本,利用垃圾密闭管理的技术,减少了细菌散播的风险,优化了医疗环境。

医院的污衣被服则通过专门的投放口投放,当存储节中的污衣被服数量达到特定容量时,系统便将污衣被服通过管道抽吸到被服收集站,通过被服收集器排放到被服收集车。对于医院被服管理而言,污衣被服的收运通过封闭的输送管道实现,与洁物运送路线相分离,避免了交叉感染的风险。

如今,加强环境污染防治和绿色生态建设已成为品质生活的重要话题,绿色医院的逐步推广建设已经成为环境保护中极为重要的环节。因此,智能化垃圾及污衣被服收集处理系统的应用将成为未来绿色"零污染"医院的一项重要也是必要的现代化设施。

4. 应用实效及预期

4.1 社会效益

垃圾真空管道收集系统是一个高效的、现代化、卫生的固废收运系统。该系统以空气为动力,经地下管网运输,将固体废弃物从建筑物运输到中央收集站。整个系统完全封闭,具有以下特点:

(1)提升整体医疗环境。真空管道收集系统垃圾时,收集与运输过程完全密闭,消除了传统垃圾清运时产生的恶臭。实现垃圾气动运输,取消或减少手推车、垃圾桶、垃圾箱房等传统的垃圾清运方式,使人流与物流分离,有效地减少二次污染,且利于保持清洁卫生的医院环境。

(2)提高运输效率。真空管道收集系统全自动运行,显著降低垃圾收集劳动强度,提高收集效益,优化环卫工人劳动环境。垃圾被输送到中央收集站后,可利用收集站的存储空间,减少了垃圾车的频繁运输,降低了气味和噪声对区域病人的影响。

(3)及时清运,全天候运行。对于人流量大的医院,垃圾的外溢会严重影响医院形象和医疗设施的使用。真空管道收集系统可通过设在投放口的感应设备显示垃圾的贮存状况及时调整清理次数,避免垃圾外溢。整个系统自动运行,不受天气环境影响,可靠性高,全天候工作。

(4)占地较小。真空管道收集系统效率高,通过管道水平和垂直的建设,高效地利用现有场地。建筑内收集管道设置在管道井内,垃圾运输管道设置在地下,可有效减少垃圾箱房等占地面积。

4.2 环境效益

采用真空垃圾收集系统,可避免传统垃圾收集和运输过程中的跑、冒、滴、漏情况;本工程属于环保工程,通过采用先进的真空垃圾收集工艺、除尘降噪工艺,可避免对周边环境造成二次污染。

4.3 经济效益

垃圾污衣被服收集项目的投资,不仅能够促进宏观经济的发展,同时可以部分解决劳动就业问题,促进地方经济的发展,对地方的社会稳定和人民生活水平的提高起到积极的作用。此外,本工程垃圾污衣被服收集工艺的先进设计、管理、营运水平可作为环保工程的示范和样板。

参考文献

[1] 王敏,刘阳萍,等.现代医院综合物流传输系统构建——以中山大学附属第一(南沙)医院建设项目为例[J].现代医院,2021,21(10).

[2] 甄萃贤,甘涛,等.医用物流传输系统总承包管理与施工关键技术[J].建筑技术开发,2022,49(04).

(撰稿:湖州中心医院　林军)

基于建筑信息模型（Building Information Modeling，BIM）的医院后勤运维管理平台，以浙江大学医学院附属妇产科医院钱江院区为载体，将医院后勤管理内容和应用系统与建筑信息模型（BIM）、地理信息系统（Geographic Information System，GIS）、无线射频识别（Radio Frequency Identification，RFID）等进行集成，实现医院后勤的可视化、数字化、智能化管理。重点介绍平台的研究背景、总体架构、应用功能等系统模块，从而为智慧医院建设提供参考。

1. 研究背景

医院后勤运维阶段是医院建筑整个生命周期中最长的阶段，是医院正常运营和服务社会的重要保障，同时也是影响医院运营效率的关键因素之一。后勤管理成本高、持续时间长，涉及范围广泛又繁杂，传统的管理模式效率低。在这种需求下势必要求医院后勤的管理改变管理理念，而采用现代化的信息技术和便捷的运维管理模式。2021 年 3 月 16 日，国家卫健委官网发布了《国家卫生健康委办公厅关于印发医院智慧管理分级评估标准体系（试行）的通知》。医院后勤智慧管理是医院管理中很重要的一部分，为进一步提升医院运营管理水平，切实落实医院智慧管理建设要求，以浙江大学附属妇产科医院钱江院区（以下简称"钱江院区"）为载体，利用信息化网络及其设备、构建基于 BIM 的医院后勤运维管理平台（以下简称"平台"）的实践初探已拉开序幕。

医院现有在建钱江院区从设计阶段开始采用 BIM 技术，实现设计施工全过程可视化、可追溯、可模拟的管理手段，能提供真实有效的建筑设备设施信息数据，为平台的搭建提供基础。

2. 平台总体构架

医院后勤运维管理平台总体架构需自上而下采用分层设计原则，依托于成熟完善的网络信息安全保障体系和数据标准化支撑体系,把整个系统划分为感知层、中间层、应用层和体验层,各层级之间数据业务互通,底层为上层提供数据及业务支撑。各个层次间界限分明、耦合度低,向下单向依赖,保证整个系统设计的先进性、系统容量的可伸缩性、功能的可扩展性和运行的稳定性等系统要求,降低系统实施复杂度。平台总体构架见图1。

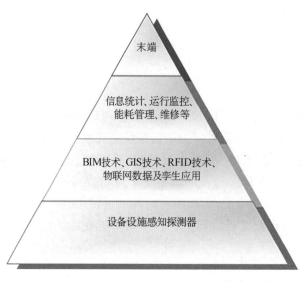

图1 平台总体构架

3. 平台基础信息管理

以各类医院后勤设备设施为管理对象,实现设备设施全生命周期内的静态、动态的可视化、数字化智慧管理。基本信息管理模块主要包括权限管理、日志维护、大屏系统(衔接院区地理区域、楼宇自控管理、设备设施运行管理与数据监测、能耗管理和智慧服务等),为医院的整体运行提供更便捷高效的信息平台。

3.1 权限管理

支持对用户的基本信息、角色、权限和所属部门等信息进行维护。登录权限管理可根据不同层次、不同操作岗位的系统登录人员进行管理,不同权限的登录人员在系统登录后所监控的数据内容不同,医院高层领导人员登录后所监控的是医院运营的宏观数据,中低层次的操作执行人员所监控的医院具体运营数据。

3.2 日志维护

可详细记录每次事件的处理过程。可对所有人员登录后所进行系统数据处理或事件处置的操作内容进行记录,必要时可取档查阅支持日志管理功能,包括操作日志类型、标题、操作人、IP 地址、请求方式、客户端类型、请求时间及创建时间等信息。

3.3 大屏系统

系统平台可通过与大屏进行结构对接,并控制大屏进行视频画面和页面显示,可对大屏进行视频分屏,可以通过大屏进行实时监控,部分界面见图 2。

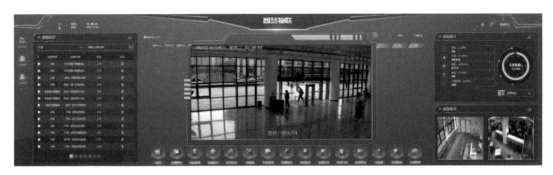

图 2 大屏实时监控画面

4. 基于 BIM 的运维智慧应用

基于医院基本建设中完善的建筑设计 BIM 和建筑施工 BIM 建立完整的建筑设备设施运维 BIM。模型软件支持 Revit、Bentley、Tekla 等多种建模软件、多格式的模型上传,支持 x,xpc,flt,xpl,fpc 等格式模型的直接加载,支持影像数据、数字高程模型数据、倾斜摄影数据的加载集成,支持基于矢量数据的批量建模;支持模型轻量化;采用数模分离,数据信息采用数据库模式管理能实现 BIM 的"跨专业、多格式"的模型数据上传及整合,并能实现模型及时更新。

模型支持建筑的 3D 浏览、漫游、建筑空间管理等三维功能。设备设施资料管理,可查询任何部位或构件的模型数据信息(几何信息和非几何信息、产品说明、维修手册和照片等)、测量和统计等,实现数据与模型的直接挂接和共享。

在模型中可动态表达设备设施的全生命周期状态,利用医院建筑设备设施管理模块的开放接口获取设备设施实时状态监测数据,与建筑设备设施 BIM 三维窗口内的末端设备(如新风、空调、送排风、变配电、集水井、锅炉、冷水机组、水泵、发电机组、净化空调、医用气体和后勤系统等)进行关联,以不同颜色、流向表示院区建筑中设备的运行状态、运行参数和空间位置,实现建筑设备设施 BIM 动态监测。当设备监测到告警,在 BIM 中进行视角切换突出显示,点击故障设备 BIM 即可定位故障设备所处的位置,并显示故障信息。

4.1 BIM 大数据的应用

随着计算机技术和网络技术的发展,BIM 与 GIS 集成已成为各界关注的技术重点。从两者所含信息来看,GIS侧重大尺度宏观环境,BIM侧重建筑内部信息,两者互补。将GIS和BIM结合,是推进学科交叉,实现智慧建设的理想思路。

4.1.1 建筑设备系统集成管理

医院各类智能化系统提供和开放协议接口,以GIS+BIM地图的方式、结合RFID技术和数字孪生技术对安防门禁系统(摄像头、门禁、出入口控制和智能停车)、消防报警系统(烟感温感、防火门、末端配电设备和疏散指示灯)、楼宇自控系统(空调、新风、送排风、给排水、冷热源、EPS/UPS和电梯等)、供电系统(变配电、备用发电机、智能照明等)、医用气体系统(氧气、空气、二氧化碳、氮气和负压吸引等)、医院物流管理(气动物流和AGV小车物流)、远程抄表管理、燃气监控及污水处理管理等系统,进行数据采集和统计、实时监控、异常预警报警、联动操作、维护提醒及维修任务派单等。

4.1.2 设备设施信息可持续管理

对钱江院区的全部设备设施信息在BIM中进行收集、统计、分类,同时支持按照分类的多级检索和汇总,建立一个完备的设备设施档案管理系统,记录了设备的采购、安装、调试、运行、启停、故障报警、维修保养、改造直至报废的整个生命周期的方方面面,以设备为核心,可以方便地检索该设备的历史数据以及当前的情况,使得该设备的情况一目了然。设备设施信息查阅管理见图3。

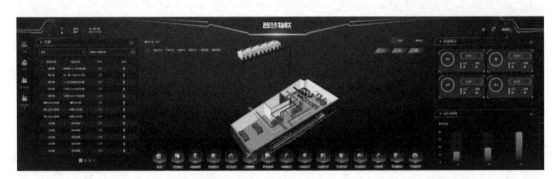

图3　BIM中设备设施信息查阅管理

4.2 建筑智慧应用

4.2.1 设备数据监控

采用GIS+BIM技术,对院区的内外部空间和基础设施进行三维仿真,构建一个驾驶舱模块,可视化展示的概览一张图,使管理者能够一揽全局,内容包含但不限于平台运行监测数据、各专业分析图表、能耗数据、运营数据以及管理所需要的其他数据。驾驶舱页面支持定制开发,并根据业务发展的需要支持提供升级服务。平台驾驶舱界面展示见图4。全方位的可视化运营展示院区内的重点设施设备的历史运行情况、业务运维情况(维修、巡检)、能源消耗情况(水、电、气)和安全保障情况,以配电间某配电柜运行情况进行举例展示,如图5所示。

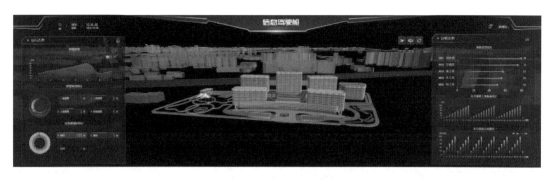

图 4　平台驾驶舱界面

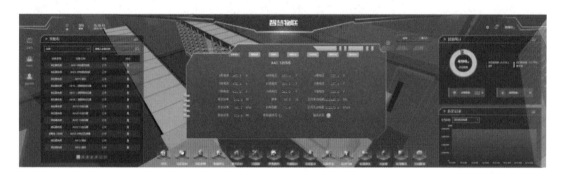

图 5　某配电柜运行情况

4.2.2　设备运行管理

1）安防消防设备运行管理接口

通过通信控制协议的开放接口，对医院的安防消防系统进行数据采集和集成，实时监测安防消防设备的运行、报警和故障数据。在医院各楼层 GIS 地图上标出各安防设备的位置和运行情况，在 BIM 中可关联安防系统，显示任意电梯的运行状态，如图 6 所示。

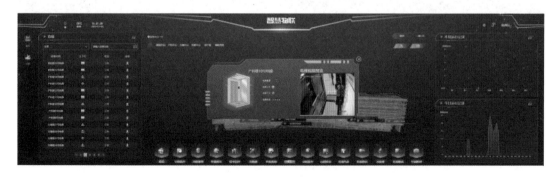

图 6　某电梯实时运行状态

2）机电设备运行管理接口

通过通信控制协议的开放接口，将院内的机电设备运行子系统（楼宇自控、供电、医用气体、医院物流和大屏显示等系统)进行数据采集和集成,实现对建筑机电设备运行状态的在线监测、采集、整理、分析和存储,并对异常情况进行实时报警,支持 GIS 电子地图、BIM、SVG 系统组态等多种显示模式;支持对监测点位数据的查询分析,支持多样化的曲线图、棒图、饼图实现历史或实时数据趋势展示。如图 7 所示为医院污水系统在线监控情况。

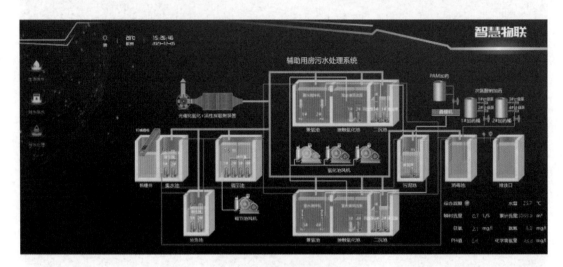

图 7　污水系统在线监控情况

4.2.3　设备报警管理

用于设备运行状态显示,实时反映建筑设备运行良好程度,图标图示绿色为运行良好,黄色为预警,红色为警示。BIM 中报警设备显示如图 8 所示。按医院要求对各类设备设施的报警进行分类分级,对报警信息按要求及职责实时推送、查看,也可实现对历史报警信息的存档和查询。系统统计报警数量、报警类别分析和警示。根据报警规则的设定,实现对异常情况的在线报警;自动生成故障报修单,实时传送给维保人员审核。

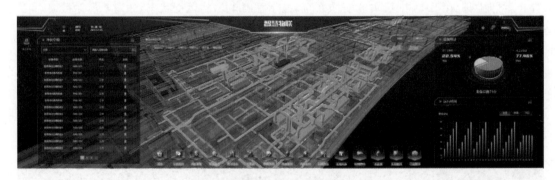

图 8　BIM 中报警设备显示

4.2.4　能耗管理

利用平台采集建筑的设备设施数据,结合楼宇自控计量系统及建筑相关运行数据,生成按区域、楼层和房间等划分的能耗数据,如图 9 所示。按照平台预设模块对能耗数据进行分析,有助于发现高耗能位置和原因,并提出针对性的能效管理方案,降低建筑能耗,打造绿色医院。

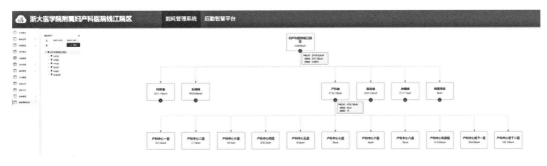

图 9　楼层用电能耗统计

4.2.5　设备巡查和保养

首先根据周期性巡检工作要求,对院内各类设施设备进行巡查任务的管理;巡检管理支持手机 App 操作,可用手机 App 扫描二维码,记录巡检人员所在地理位置和时间信息、推送当前应执行的任务目标,并记录任务执行情况、反馈任务完工等功能。除此以外,巡检人员也可以在 web 端下载巡检任务,前往现场执行任务,并记录巡检结果,反馈巡检信息等;巡检管理包括以下功能:巡检区域管理、巡检内容管理、巡检路线管理、巡检班次管理、巡检计划管理、巡检作业执行和巡检报表查询统计等。

建立设备设施的定期维护计划,通过计划的合理安排和有效实施,将被动的设备服务转变为主动服务,将无序的维修转变为有序的计划工作,从而提高服务水平,延长了设备的使用寿命,降低了维护成本。通过手机 App 可以实现移动化、实时化的维护工作,帮助工作人员提高工作效率和工作质量。

保证医院设备的高效率、低故障率安全运行。保养管理包括以下功能:保养内容管理、保养计划管理、保养任务管理、保养任务执行和保养报表管理等功能。

4.2.6　备件管理

对医院在维修过程中可能会产生的配件信息进行统一归类管理,包括了备件的分类管理和备件信息管理,包括以下功能:备件类别管理、备件信息维护、备件入库管理、备件出库管理、备件调拨、备件盘点管理及备件库存查询统计。

4.3　服务智慧应用

4.3.1　维修服务

提供电话被动报修处置流程、自动报警处置流程、设备主动报修处置流程三类处置流程系统,并支持集中报修、网络报修两种模式。维修服务操作具备手机 App 功能。

集中报修模式:平台可以受理、分派、处理随机发生的运维服务事件,并进行登记、调度、集中监控。针对存在的问题,医疗、教研、行政和后勤等各业务部门可采用电话报修。平台通过电话号码(内部电话、手机、固定电话)自动读取所在部门名称、报修位置等信息。

网络报修模式:由现场发现人员或大楼巡检人员根据出现的问题,在网上进行报修登记,由各级内勤受理,并进行任务分派和监控。维修服务系统具备工单登记、工单受理、工单派工、工单完工、工单评估、工单查询和维修报表等管理功能。

4.3.2 维修监督

后勤维修服务监控模块主要为监控已经进入报修流程的工单流转情况,全程监控各类维修事件的状态和进度。系统对维修单的统计将采用方便直观的方式,可以按工单生成的时间先后顺序排列,也可以按工单的当前状态统计划分,包括未执行、执行中、执行完成,这样运维服务人员可以简单直观地对工单进行管理,提高对工单的处理效率,方便对工单当前流转情况的监控。对当天未完成的任务,系统根据事件级别在显示屏进行报警提示。

5. 结语

随着社会的快速发展,现代信息技术的不断迭代,人民对更好的生活水平的追求不断提高,对医院就医服务的要求也随之提高,后勤管理也必须紧随医院改革的脚步前进,开拓创新,有效利用大数据和人工智能提升效率和社会效用。钱江院区基于 BIM 的医院后勤运维平台不仅是后勤管理的一种方法,也为医院提供一个信息交汇的枢纽,通过将原有医院多部门的后勤管理工作内容进行整合,进而消除医院总务、基建、安保、信息、医疗及行政等部门的沟通屏障,降低医院设备设施运行成本,有效做到高效、智慧管理。

(撰稿:浙江大学医学院附属妇产科医院　徐洋洋　袁骏凯　汤琦　孙一帆)

1. 项目背景

医院后勤运维管理是一项复杂的系统工程，是医、教、研的基础和保障，医院后勤管理水平关系医院整体的正常运转和安全，直接影响医院的社会和经济效益。

随着浙江大学医学院附属口腔医院（以下简称"浙大口腔医院"）业务的发展和变革，医院对后勤运维管理提出了新的需求。在业务方面，随着医疗技术的不断发展，医院需要引入更多的医疗设备和器材，后勤运维管理需要对设备器材的维护进行探索优化；在管理方面，因传统的管理方式信息量大、专业性强、系统孤立等问题，使得日常的后勤保障服务和风险规避难度较大，因此需要对后勤的管理模式进行变革。

为了解决浙大口腔医院当前在后勤运维管理上存在的问题，考虑选用 BIM 技术进行后勤运维数智化转型。此外，通过持续探索"后勤一站式"服务模式，加强后勤"服务—运维—保障"一体化建设，以提高后勤服务保障的质量，实现后勤服务的便捷化与协同化，形成整个大后勤体系的精细化管理。

2. 技术分析

BIM 数字孪生技术在国内外医院中的应用正在逐渐普及。在国外，BIM 数字孪生技术已经被广泛应用于医院的规划、设计、施工和运维等阶段。例如，美国克利夫兰医学中心、加州大学旧金山医学中心和瑞典卡罗林斯卡大学医院等；在国内，越来越多的医院开始认识到 BIM 在医院后勤运维管理上的重要性，并有部分医院进行了实践。

通过将 BIM 数字孪生技术与设备管理相结合，可将医院后勤系统的所有设备和设施进行虚拟化、实时监控设备和设施的运行状态、预测可能出现的故障和问题，并提前采取相应的措施进行维修和维护，从而实现设备设施的全面感知，并生成全生命周期管理档案；通过将 BIM 数字孪生技术与当前后勤管理流程进行结合，可覆盖后勤的维修、巡检、保养、运送等物业服务，以及告警监测、日常巡更等安全管理，和能耗的实时监测、统计分析与流程再造，提高后勤运维管理的服务水平；通过将 BIM 数字孪生技术与大数据相结合，可对后勤的服务、能耗、安全、人员及成本等各方面进行智能分析，发现目前存在的问题和隐患，并通过数据来优化和完善现行管理方式。

3. 项目实践

3.1 建设思路

浙大口腔医院旨在建设基于 BIM 的数智可视一体化管理平台，在实景精细化建模的基础上，实现医院内各类设备资源的物联化管理，突破物理空间限制，连接医院里的人员、事件、物品和空间数据，构建可视化、动态化、数据化和整合化的高效管理模式，做到医院管理、运维、服务等多维度的全面提升，实现业务侧赋能，精细化管理、高质量发展。

3.2 建设内容

3.2.1 智能设备物联对接

浙大口腔医院对全院的机电系统与设备进行了一系列的详细调研。通过深入了解和评估各种设备的特性和自身实际需求，采取系统开发与系统对接两种方式，对接了医院的 19 个系统，总计 5 596 个设备。

在系统开发方面，医院采取了加装物联监测设备的策略，能够实时收集并查看设备的静态数据（设备属性信息）和动态数据（设备运行信息）。在系统对接方面，浙大口腔医院通过接口对接技术，将原有的智能化系统数据进行了接入，实现了数据的共享和联动。如图 1 所示为医院系统设备的物联对接情况，通过系统开发与对接相结合的方式，浙大口腔医院能够更好地满足临床和管理需求，实现对全院设备的全面监控和管理。

3.2.2 数字孪生模型建设

浙大口腔医院在设备建模方面，通过全景照片、视频、无人机的方式采集信息，将照片作为输入数据源，结合图像处理软件，准确、精细地复原出建模主体的真实纹理与几何特性，再将信息进行归档汇总。在空间建模方面，通过 Revit 软件对建筑布局、空间分布等进行校核，结合全景照片及核查资料，导出空间信息属性表，对空间所属区域、空间使用状态等信息进行展示。在本项目的实施过程中，整体建模精度为 LOD400+，建模面积逾 50 000 m^2，建筑构件达 20 000 多个，机电专业 21 个，机电设备 5 596 台。

全面准确的数据采集汇总保证了浙大口腔医院数字孪生模型的空间布局一致性，保证了系统的完整性与合理性，保证了模型的信息化与数字化，为基于 BIM 的数智可视一体化管理平台的建设奠定了基础。

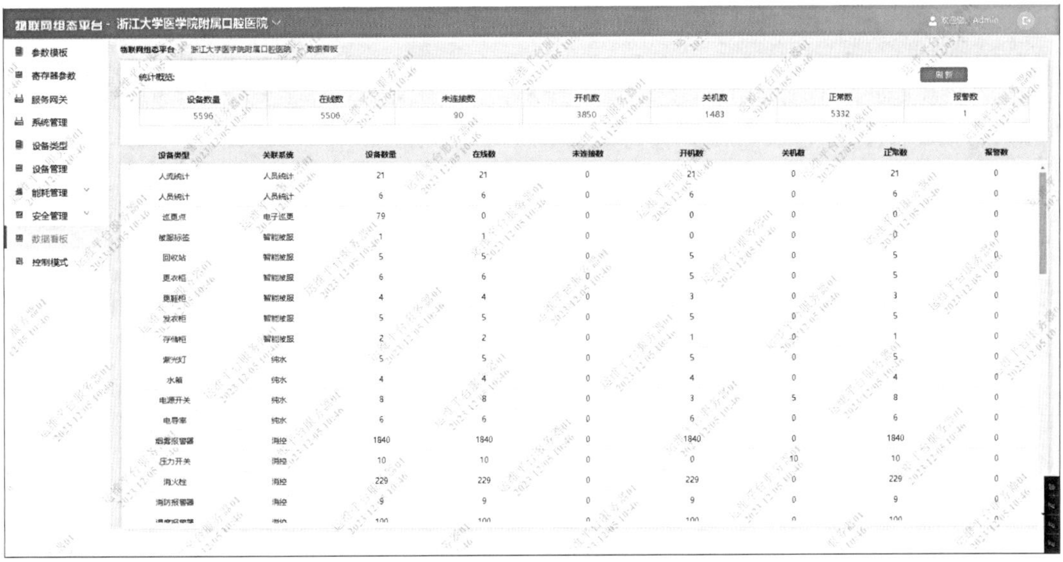

图 1　浙大口腔医院系统设备物联对接情况

3.2.3　基于 BIM 的医院后勤运维管理平台建设

浙大口腔医院完成物联设备对接和数字孪生模型建设后,将医院后勤运维管理所需功能模块整合到平台中,包括后勤运维管理中设备、能耗、安全、工单、空间、资产和人员等方面的业务。

在设备管理方面将可接入的机电设备纳入平台集中管理,改变了现有各系统低效独立的运行管理状态;能源管理方面实现了能耗数据的实时采集,并提供节能策略建议;在安全方面实现了医院全院的告警管理与电子化日常巡更;在物业方面将维修、巡检、保养和运送等业务进行线上流程再造,打造了一站式运维中心;对空间、资产、人员模块的管理则是通过数字化手段实现了可视化、动态化、数据化与整合化的高效管理模式,方便管理者实时、全面、直观地掌握各种信息,提高管理效率、降低运维成本。

4. 效益分析

4.1　设备控制节能成效

在设备控制方面,通过物联对接实现了平台与建筑各机电子系统的异构融合。通过监测设备的实时参数,便于管理员直观地了解设备的整体运行情况。管理员可以在设备管理模块中,按单个设备或多个设备的组合(即"控制组")进行管理。如图 2 所示为浙大口腔医院管理人员通过模型远程控制空调设备的运行。

在设备控制节能方面,浙大口腔医院启用了场景联动控制的节能策略,涉及 34 条控制规则,包含了空调、照明等设备节能优化。通过自动化控制,成功地实现了对 1 200 多个空调、照明设备的智能化管理。例如,将一楼门诊大厅的智能化设备进行了设备编组,可通过

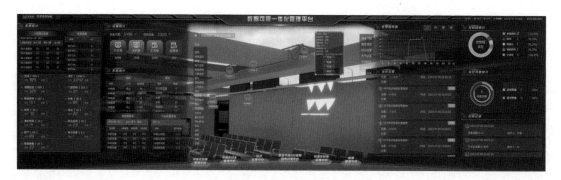

图 2　空调设备远程控制

手机移动端进行统一地开启、关闭，也可根据时间范围、室外温度、人流量等情况进行自动地开启、关闭。如图 3 所示为浙大口腔医院在 2023 年 7—9 月份空调和照明设备的总运行时长趋势，运行时长分别减少了约 8% 和 15%。

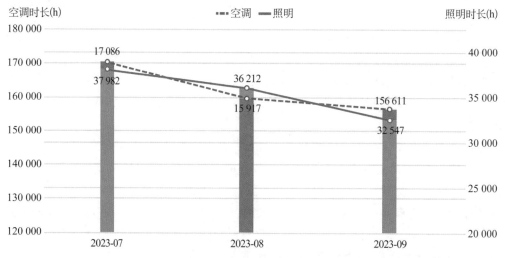

图 3　浙大口腔医院 7—9 月份空调和照明设备总运行时长趋势图

4.2　医院安全管理成效

在安全监管方面，浙大口腔医院实现了安全管理系统、消防管理系统、视频监控系统等的联动控制，打造了联动预警体系。通过视频监控系统在医院出现安全消防事件时自动弹出监控画面并录制备案，实现了消防与安防信息的共享和有效利用，为及时发现火灾、监视火情、人员疏散和应急处置等提供了有效手段。后勤工程部对医院日常运行中的 47 项告警情况进行了严格监管。如图 4 所示，通过使用平台，后勤工程部成功预警并处理了 57 534 条告警信息。这些信息涵盖了医院设施设备的各个方面，包括电力、空调、照明、消控和纯水等。

在实行电子巡更模式后，浙大口腔医院后勤工程部共计自动派发了 200 多条巡更任务。

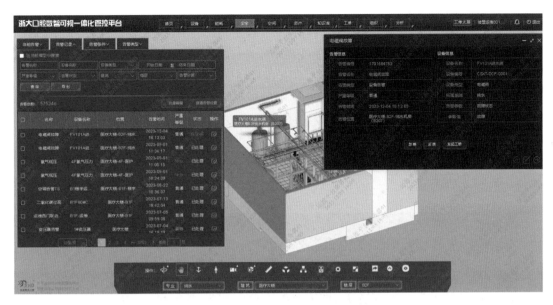

图 4　浙大口腔医院告警记录及模型告警联动预警

这些任务通过平台自动分配,确保了巡更人员能够及时、准确地完成各自的工作。同时,巡更点位的打卡数据能够自动上传并汇总记录,这不仅提高了工作效率,也确保了数据的准确性和可追溯性。如表 1 所示,以医院晚上七点的日常巡更任务为例,与传统手动登记的巡更方式相比,电子巡更模式下巡更人员 30 min 以内便完成了全院 86 个巡更点的检查任务,效率提高了 30%。这不仅减少了人工干预和错误,而且提高了巡更工作的质量和安全性。

表 1　巡更数据对比表

巡更数据对比				
巡更方式	巡更时间	巡更时长/min	巡更点位/个	巡更完成度
传统巡更	2023-08-21　19:00—19:38	38	无法追踪	无法确认
电子巡更	2023-11-28　19:00—19:27	27	(86/86)	100%

4.3　后勤物业服务成效

在后勤物业服务方面,浙大口腔医院采取了一站式运维中心的模式,通过工单全流程管理来赋能和提升业务水平。这种运维中心是一个集中的服务平台,负责接收、分配、跟踪和完成各种设备维修、巡检和运送等任务。据统计,自设立一站式运维中心以来,医院已经完成了 591 条设备维修业务工单,181 条设备巡检业务工单,以及 2 276 条运送业务工单。这种集中化的工单管理方式使得医院能够快速响应并处理各种运维任务,提高了工作效率和客户满意度。

浙大口腔医院后勤执行人员的月度 KPI 指标完成情况的计算是一项重要的工作。原先这项工作需要通过人工方式进行数据的统计与指标的核查,这不仅耗时而且容易出错。

当前医院已经实现了通过平台自动计算 KPI 指标完成情况的功能。通过平台的智能化管理，医院可以轻松地获取维修工的工作数据，如工作量情况、工作完成度、完成及时率、累计工时和平均分等。这些数据都可以通过图表进行直观的展示，如图 5 所示。根据图中的数据，医院可以直接计算出执行人员的月度 KPI 指标完成情况。这种自动计算的方式不仅大大提高了数据统计的效率和准确性，而且为医院提供了更加客观、公正的评估标准。平台通过实时监控和分析执行人员的工作数据，能够及时发现问题并提醒管理人员采取相应的措施。此外，平台还支持对历史数据的分析，帮助医院了解执行人员的工作趋势和成长情况。这些应用不仅提高了医院的管理效率和质量，也为执行人员提供了更加公正、透明的评价机制。

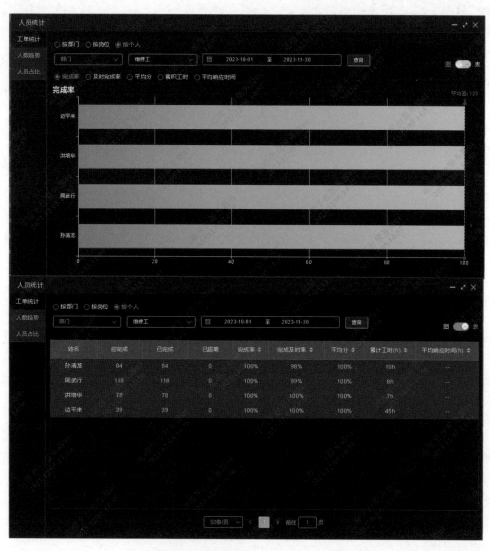

图 5　浙大口腔医院维修工 10—11 月工单数据

4.4 运维管理成果效益分析

在平台使用之前，浙大口腔医院的能耗数据统计需要管理人员花费大量时间来汇总和制作能耗表进行统计分析，这个过程烦琐且耗时，容易出现数据错误或者延迟。平台使用后，浙大口腔医院能够实时监测水、电能耗数据。管理人员可以通过平台快速导出能耗报表数据，使用至今共导出报表 230 多份作为分析依据，并且还能自动生成详细的分析报告。这使得能耗数据的统计和分析变得更加高效和方便。

平台数据汇总后根据医院运维中的重点内容、异常情况和数据分析，在每日、每周、每月和每年等不同时间周期内，结合大语言模型，以智能分析报告的形式记录在册，对应每日的报告，会详细列出各项运维工作的完成情况、异常情况以及需要关注的问题。通过这些信息，管理人员可以快速了解当天的运维重点和可能出现的风险点，从而作出及时、准确的决策；每周报告则是对一周工作的总结和展望，会对过去一周的运维工作进行梳理，总结出本周的工作重点和问题，同时也会根据下一周的计划提前告知可能的工作重点；每月报告则更加注重对数据的分析和预测，会结合本月的工作数据和运营情况，利用大数据技术进行深入分析，预测下一个月的运维趋势和可能的风险点；每年的报告则是全面回顾和规划，会结合全年的运维数据和业务发展情况，对医院未来的运维进行预测和规划，提出具有参考价值的建议和策略。如图 6 所示为浙大口腔医院 10 月份的智能分析报告，便于管理人员准确掌握运维概况，了解当前的运维工作重点。

5. 平台特色亮点

平台实现了可视化模型与建筑运维数据的深度结合。前端采用了双引擎的模式，既支持网页端 BIM 轻量化模型的在线浏览，也支持大屏驾驶舱对精细化模型和场景的展示，支持在三维模型中漫游并查看建筑运维数据。

平台支持视频监控与孪生模型一体化决策辅助模式。实现医院建筑三维全景可视化、资源管理可视化、人员监测可视化和环境监测可视化等多种功能，用以提升医院管理者的指挥决策效率。

平台通过智能分析实现优化方案导出，将实时监测设备汇总的数据进行智能分析，以此来帮助项目团队更好地了解建筑物的性能和运营状况。能够预测建筑物运行的能源效率、生命周期成本以及设备维护需求等，并且可以通过分析的情况智能提出优化方案并导出成本报表，实现运营状况异常后的问题快速定位以及优化。

6. 结语

运用 BIM 数字孪生技术进行医院后勤运维管理的数字化转型，建设数智可视一体化管理平台，通过智能化的节能控制模式、高效的能耗分析策略、三维可视化的管理方式，可以使医院运维管理达到更好的社会效益和更低的运营成本。

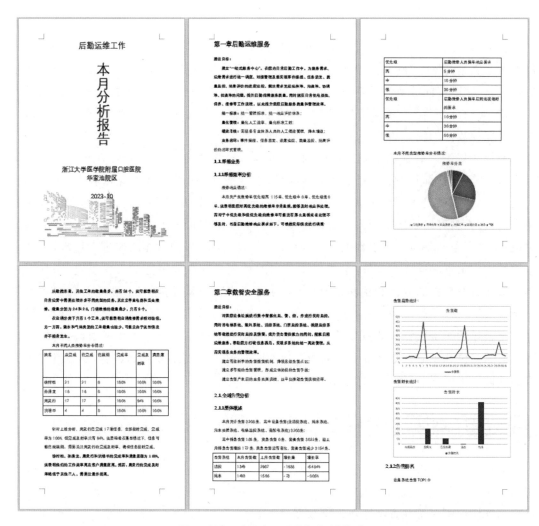

图6　浙大口腔医院10月份智能分析报告

但从 BIM 数字孪生技术的运用而言,需要一定的技术水平和经验,对于一些技术水平较低或经验不足的医院后勤团队来说,可能会存在一定的学习曲线,需要进行持续的平台磨合与培训。但是从宏观意义上来说,医院数字化是目前国家卫生信息化发展的重点之一,也是国内医院现代化建设的新兴热点,并且通过医院后勤运维管理的数字化,更能体现医院后勤管理能力的提升与管理技术水平的提升。将智能化、可视化、数字化技术运用到医院后勤运维管理中,体现了管理者对医院建筑及后勤管理的先进理念,为科学化、高效化管理树立了一个标杆,对进一步推进业界对数字化管理的理解和认识,发挥了积极的参考和借鉴作用。

（撰稿:浙江大学医学院附属口腔医院　姚碧文　邵明亮　陈健　陈威　张睿;杭州彼盟建筑科技管理有限公司　于飞　范迪文　孙建华）